U0866625

骨科微创手术系列丛书

骨科微创手术学

Minimally Invasive Surgery in Orthopedics

膝 | Knee Handbook

主编 〔美〕贾尔斯·R·斯库代里
〔美〕阿尔弗雷德·J·特里亚
主译 马信龙

天津出版传媒集团
天津科技翻译出版有限公司

著作权合同登记号:图字 02-2013-12

图书在版编目(CIP)数据

骨科微创手术学. 膝 / (美)斯库代里(Scuderi,G. R.),(美)特里亚(Tria,A. J.)主编;马信龙等译. —天津:天津科技翻译出版有限公司,2014. 7
(骨科微创手术系列丛书)
书名原文:Minimally Invasive Surgery in Orthopedics: Knee Handbook
ISBN 978-7-5433-3384-0

Ⅰ. ①骨…　Ⅱ. ①斯… ②特… ③马…　Ⅲ. ①膝关节-显微外科学　Ⅳ. ①R68

中国版本图书馆 CIP 数据核字(2014)第 088841 号

授权单位: Springer-Verlag GmbH
出　　版: 天津科技翻译出版有限公司
出 版 人: 刘 庆
地　　址: 天津市南开区白堤路 244 号
邮政编码: 300192
电　　话: 022-87894896
传　　真: 022-87895650
网　　址: www. tsttpc. com
印　　刷: 天津新华印刷三厂
发　　行: 全国新华书店
版本记录: 787 × 1092　16 开本　12. 75 印张　220 千字
2014 年 7 月第 1 版　2014 年 7 月第 1 次印刷
定价:58. 00 元

(如发现印装问题,可与出版社调换)

译校者名单

主　译	马信龙			
副主译	许卫国	李世民	阚世廉	叶伟胜
	孙景城	雪　原	郝永宏	
译校者	（按姓名汉语拼音排序）			
	白春宏	蔡　琳	蔡　迎	曹树明
	陈　思	郭　林	韩　超	郝春燕
	郝永宏	阚世廉	李　晖	李明新
	李世民	刘林涛	刘子媛	刘兆杰
	刘忠玉	马信龙	孟晓辉	苗　军
	潘　涛	石敬贤	石　青	苏啸天
	孙景城	田　鹏	万春友	王敬博
	魏学磊	吴英华	解敏坤	徐建华
	徐　康	许卫国	雪　原	闫　旭
	杨　阳	杨　忠	叶伟胜	殷中罡
	尹　路	袁　永	詹海华	张　波
	张　超	张继东	张建兵	张　涛
	赵　栋	周慧芳	朱少文	

编者名单

Rodney K. Alan, MD Attending Surgeon, Department of Surgery, Saint Peter's University Hospital, New Brunswick, NJ, USA

Richard A. Berger, MD Assistant Professor, Department of Orthopaedic Surgery, Rush-Presbyterian-St. Luke's Medical Center, Chicago, IL, USA

Eddie Bibbiani, MD Attending Surgeon, Centro Chirurgia Protesica, Istituto Ortopedico "R. Galeazzi,", Milan, Italy

Peter Bonutti, MD Founder and CEO, Associate Clinical Professor, Bonutti Clinic, Effingham, IL, USA

Department of Orthopaedics, University of Arkansas, Little Rock, AR, USA

Nicolò Castelnuovo, MD Attending Surgeon, Centro Chirurgia Protesica, Istituto Ortopedico "R. Galeazzi,", Milan, Italy

F. d'Amario, MD Attending Surgeon, Centro Chirurgia Protesica, Istituto Ortopedico "R. Galeazzi,", Milan, Italy

Steven B. Haas, MD, MPH Chief of Knee Service, Associate Professor, Department of Orthopedic Surgery, Hospital for Special Surgery, New York, NY, USA

Weill Medical College of Cornell University, New York, NY, USA

Richard H. Hallock, MD CEO, The Orthopedic Institute of Pennsylvania, Camp Hill, PA, USA

Jodi F. Hartman, MS President, Orthopaedic Research & Reporting, Ltd., Gahanna, OH, USA

Peter F. Heeckt, MD Chief Medical Officer, Smith & Nephew, Inc, Memphis, TN, USA

Mohanjit Kochhar, MD Attending Surgeon, North Middlesex University Hospital, London, UK

Jess H. Lonner, MD Director, Knee Replacement Surgery, Director, Orthopaedic Research, Booth Bartolozzi Balderston Orthopaedics, Pennsylvania Hospital, Philadelphia, PA, USA

Samuel J. Macdessi, MBBS (Hons), FRACS Staff, Sydney Knee Specialists, Edgecliff, Australia

Sabine Mai, MD Attending Orthopaedic Surgeon, Kassel Orthopaedic Center, Kassel, Germany

Mary Ann Manitta, RN Clinical Nurse, Department of Orthopedics, Hospital for Special Surgery, New York, NY, USA

Mark W. Pagnano, MD Associate Professor, Department of Orthopaedic Surgery, Mayo Clinic College of Medicine, Mayo Clinic, Rochester, MN, USA

John A. Repicci, DDS, MD Private Practice, Joint Reconstruction Orthopedic Center, Buffalo, NY, USA

Sergio Romagnoli, MD Attending Surgeon, Centro Chirurgia Protesica, Istituto Ortopedico "R. Galeazzi,", Milan, Italy

Aaron G. Rosenberg, MD Professor, Department of Orthopaedic Surgery, Rush Medical College, Rush-Presbyterian-St. Luke's Medical Center, Chicago, IL, USA

Paul L. Saenger, MD Private Practice, Blue Ridge Bone & Joint Clinic, PA, Asheville, NC, USA

Giles R. Scuderi, MD, FACS Director, Attending Orthopedic Surgeon, Assistant Clinical Professor of Orthopedic Surgery, Insall Scott Kelly Institute for Orthopaedics and Sports Medicine, New York, NY, USA

North Shore-LIJ Health System, Great Neck, NY, USA

Albert Einstein College of Medicine, New York, NY, USA

Werner Siebert, MD Professor of Orthopaedic Surgery and Chairman, Kassel Orthopaedic Center, Kassel, Germany

James B. Stiehl, MD Clinical Associate Professor, Department of Orthopaedic Surgery, Medical College of Wisconsin, Milwaukee, WI, USA

S. David Stulberg, MD Clinical Professor, Department of Orthopaedic Surgery, Feinberg School of Medicine, Northwestern University, Chicago, IL, USA

Alfred J. Tria Jr., MD Department of Orthopaedic Surgery, UMDNJ-Robert Wood Johnson Hospital, One Robert Wood Johnson Place New Brunswick, NJ, USA

Department of Orthopedic Surgery, Robert Wood Johnson Medical School, Piscataway, NJ, USA

Francesco Verde, MD Attending Surgeon, Centro Chirurgia Protesica, Istituto Ortopedico "R. Galeazzi,", Milan, Italy

译者前言

目前,骨科微创手术在国内外均受到广大骨科医生和患者的欢迎。这是因为微创手术随着技术的成熟和器械的发展更新,越来越能达到与传统开放性手术完全相同的治疗效果。它既能减少骨科手术患者的痛苦,又能大大节省患者的住院时间和治疗花费,显然对国家经济建设和医保支出都有好处。特别是对手术患者的损伤轻微,从而术后并发症也明显下降。越来越多的骨科医生都在学习和开展微创手术,它已经成为一项不可或缺的临床技术。

近期,世界最著名的出版公司之一——施普林格公司出版了骨科微创手术学(Minimally Invasive Surgery in Orthopedics)系列专著,包括脊柱、上肢、髋、膝和足踝五本(其中《微创全髋关节置换手术》一书已经由天津科技翻译出版有限公司引进出版)。此系列几乎涵盖了当前骨科领域的全部微创手术。有鉴于此,天津医院骨科组织骨科医师将其翻译为中文版,无论对促进我国骨科临床微创技术应用还是推动我国骨科临床微创手术发展,都必然起到重要作用。

值此中文版出版之际,我们谨表欣慰和祝贺。

主译

目　录

第 1 章 微创单髁膝关节置换术：骨量保留技术

John A. Repicci，Jodi F. Hartman

在本手术创始人看来，微创（minimally invasive，MIS）单髁膝关节置换术（unicondylar knee arthroplasty，UKA）和全膝关节置换术（total knee arthroplasty，TKA）对于治疗膝关节骨性关节炎（osteoarthritis，OA）有各自的明确适应证及特殊作用。TKA 是晚期骨性关节炎的首选治疗措施，MIS UKA 是不能替代 TKA 的。这一观点得到 Thornhill 和 Scott 的支持，他们认为 UKA 应被列为“骨性关节炎患者外科治疗的可选项目系列”[1]。对于较早的非晚期 OA 病例，MIS UKA 作为后期 TKA 的一种补充，二者可能是相互协调发挥作用的。可以把这些假体一起视为“膝关节假体系列”[2]。

由于 TKA 生存期有限以及生育高峰（1946 ~ 1964 年）出生人口的老化，TKA 尚需要有一种辅助手术来处理较早的非晚期 OA 的治疗，从而延长膝关节假体的生存期。由于膝关节假体使用寿命有限，单一假体不能覆盖多数患者所需生存期的全部范围。依据本手术创始人连续置换的理念，在进行 TKA 之前的早几年先进行诸如 MIS UKA 之类的手术作为 TKA 的补充手术，将会担负起大约 10 年的功能，从而在未来需要行膝关节置换术时延长整个膝关节假体系列的生存期[2,3]。

微创单髁膝关节置换方案

这种连续置换理念的独有特征是本手术创始人于 1992 年提出的 MIS UKA 方案[4]。这一方案明显有别于仅仅使用小切口或实施微创手术入路，相反，它是将下列微创理念组合成一个独特的手术方案。

关节镜的辅助应用

这种多元的 MIS 方案在进行关节置换术之前，首先要进行关节镜检查评估，包括对对侧关节腔内的关节软骨和半月板进行评价。对侧半月板只采用传统的手术方法无法暴露。如果对侧关节腔患有晚期 OA 或对侧半月板不完整，可能要舍弃预先计划的 MIS UKA，代之以 TKA。

完整的半月板能够扩大膝关节承重面面积并增强其稳定性，因而确认对侧半月板完整且功能正常对于成功的 UKA 十分关键[5-11]。由于胫股接触面比 TKA 设计的低，因此 UKA 的设计结构容许有一定程度的冷变形，但对侧半月板缺如将会导致胫股接触的不足。如果不管对侧半月板是否缺如仍进行 UKA，那么持续进展的骨性关节炎可能会加快未治疗一侧的退变速度，从而导致 UKA 假体的早期失效[12]。尽管近年来通过消除过度矫正降低了 UKA 失败的发生率[1,6,12-25]，但是如果对侧半月板不完整且交叉韧带未正确平衡，应继续关注对侧关节腔退变与 UKA 早期失败。

避免髌骨脱位的微创手术入路

必须明确微创手术入路与“小切口”是不同的，后者只是切口小而且可能导致软组织的严重变形。微创手术入路要求保留未来修复可能需要的所有组织，包括髌上囊、股四头肌腱、髌骨和胫骨内侧平台。UKA 体系中唯一能满足这些标准的是微创保留骨量 UKA 技术。UKA 和微创手术入路相结合，能够降低术后发病率，减轻疼痛，缩短康复时间而不需要正式的物理治疗，并在入院当日就能实施手术且住院时间短[4,26-31]。同传统开放性 UKA 相比，MIS UKA 术后恢复快且出院早[29,30,32]。此外，现已证实微创手术入路同大切口相比可靠性相当，而且在正确植入位置或长期生存率方面也不受损[26,29,32]。MIS UKA 术后疼痛的减轻和康复时间的缩短主要是由于保留了股四头肌腱而非小切口本身[32]。

采用嵌入型胫骨假体的 UKA 表面重建设计

本手术创始人提出的 MIS UKA 方案的另一关键特色是采用了嵌入型胫骨假体的 UKA 表面重建设计。在 UKA 改行 TKA 中一个值得注意的问题是胫骨内侧缺失[33,34]。使用全聚乙烯嵌入型胫骨假体需要切除的骨量极少，并且保留了胫骨内侧髁，因此优于更厚且需要切除更多骨量的模块化锯切胫骨假体。由于 UKA 保留骨量技术的微创特性，改行 UKA 可被视为延期的初次 TKA。其他 UKA 骨切除多的另一个原因是，放置夹具通常需要充分暴露。最后，由于许多锯切胫骨假体的设计要用钉或针进行固定，因此在改行 TKA 时取出植入物又会使胫骨进一步受损，而且还可能用作植骨，使用专门定制的装置，或者要使用金属的胫骨楔形垫片来稳定胫骨[33-37]。

不用麻醉剂而用局部止痛麻醉药处理疼痛

由于采用了结构化疼痛管理程序，倡导的 MIS UKA 在门诊就可以进行。脊髓麻醉或全身麻醉可用于全部病例。在手术过程中，30mg（65 岁以上患者 15mg）酮咯酸氨丁三醇肌内或静脉注射，肾功能正常的患者 5 小时后重复给药。所有切开组织均用长效局麻药浸润麻醉以进一步减轻疼痛。此外，疼痛管理程序还包括：患者教育，避免使用中枢抑制性麻醉剂，以及术后前 3 天每隔 4 小时预先口服 400mg 布洛芬和 500mg 对乙酰氨基酚/5mg 重酒石酸氢可酮。

采用这种多途径疼痛管理程序可使患者在复苏室完全清醒且膝盖局部无疼痛感。由于疼痛消失，患者能够进行直腿抬高训练，并能积极参与术后康复过程。使用止痛麻醉药而避免使用麻醉剂缩短了恢复和康复时间，并使 MIS UKA 能在门诊实施。

患者选择

无论对传统的还是 MIS 的 UKA，选择合适的患者都是影响手术成功的重要因素。按照创始人的选择标准，符合下列条件的患者列入 MIS UKA 候选范围：年龄在 50 ~ 90 岁之间，被诊断为 OA 且非手术治疗失败，表现为严重影响生活质量的负重性疼痛，且负重 X 线片提示关节内间隙完全消失。术前评估包括：通过 X 线片明确病理改变并确定 OA 的程度，通过查体测定疼痛、功能和畸形的程度，通过患者自述日常活动受限程度以及能否满足职业和功能需求，这也是选择 UKA 治疗的重要因素[17,38]。尽管这些术前评估有助于筛选 UKA 潜在的候选患者，但最终能否实施 UKA 只有在手术时评估了对侧关节腔和半月板的状况之后才能决定。

完善的 X 线分析在患者选择过程中具有决定性意义。除了获得负重前后位、侧位及髌股 X 线片，还需例行使用 Ahlback 分类法对关节内 OA 的病程进行分级[39]。内侧疾病会造成解剖位上胫股对线平均 6°的内翻[40]。适合行 UKA 的条件是，在负重 X 线片上 OA 必须局限于单一胫股关节腔。Sisto 等认为，OA 只局限于需行置换术的受累关节毋庸置疑是 UKA 成功的关键[41]。假如对侧关节承重面的关节软骨尚能满足需要，对侧关节有轻度退行性改变是允许的，不会对 UKA 的结果造成不利影响[15,20,21,42,43]。非手术关节股骨髁上如果有大骨赘，可能提示双关节或三关节疾病，则属于 UKA 的禁忌证[1,20,44]。

由于关节线在负重体位会升高几毫米，所以大多数关节内 OA 患者都表现有髌股关节的改变，这不被认为是 UKA 的禁忌证[20,21,42]。但是如果 Merchant 位显示有硬化伴髌股关节外侧间隙明显缺失，则不应选择 UKA[40]。

尽管选定行 UKA 的大多数患者显示为 Ahlback 2 期（关节线缺失）或 3 期（轻度骨磨损），但 Ahlback 4 期（中度骨磨损）的一些选定病例也可考虑行这种手术[40]。因为这种疾病的进展在其早期，所以 Ahlback 1 期的患者应都排除在外。Ahlback 5 期的患者为伴有大块骨磨损的晚期 OA，因此更适合以 TKA 治疗[40]。

对于考虑接受 UKA 治疗的 Ahlback 2、3、4 期患者，其膝关节活动范围必须达到 10°～90°[2,3]。膝关节失稳，例如前交叉韧带（ACL）受损，是内侧 UKA 的相对禁忌证[1-3,23,43,45-47]，但却是外侧 UKA 的绝对禁忌证[2,3]。类风湿性关节炎、广泛缺血性坏死、以及近期或活动期感染都是绝对禁忌证[2,3]。只要符合绝对适应证，某些相对禁忌证（包括肥胖和活动量大）并不会对 UKA 的生存期造成显著影响[22,25,47]。

其他一些外科医生坚持严格的选择标准[18,48-50]，特别强调绝对适应证和禁忌证，而手术创始人则认为可以宽泛对待[3,31]，重视患者的选择而非仅依靠明确的标准。根据连续置换理念，MIS UKA 可用于治疗希望避免或推迟 TKA 手术的单间隙 OA 患者。如果今后需要进行 TKA，可以把 UKA 改成一期 TKA，延续使用到患者的终生。

在手术创始人 25 年的 MIS UKA 手术生涯中，单侧 OA 患者多乐于接受关节炎的姑息性治疗而延迟或避免接受 TKA。当面临 UKA 和 TKA 之间的选择时，患者倾向于选择创伤小的方法[3,31]。在 Hawker 等进行的一项评估有关关节置换术的需要和意愿的研究中，不足 15% 的严重关节炎患者明确希望进行关节置换术。这说明在评估关节置换术的必要性和适用性时，必须同时考虑患者意愿和手术适应证[51]。大多数单间隙 OA 患者被疼痛所困扰，但仍有休闲或专业的兴趣爱好，而相对于 TKA，UKA 既能缓解症状，又允许他们继续从事所喜爱的活动，因而更为患者所乐于接受。

术前讨论和患者知情同意

全面的术前讨论是这一治疗过程不可缺少的组成部分。必须向患者解释连续置换理念，使其了解大多数膝关节假体（包括 UKA 和一期 TKA 假体在内）的生存期都有限。如果选择 MIS UKA，患者必须被告知这一操作只是用于治疗膝关节 OA 的连续膝关节置换体系的第一步。这对于年轻、体重重或活动量大的患者尤为重要，必须告知他们根据临床经验，UKA 的平均有效时间少于 10 年[31,52,53]。而对于年龄大或活动量小的患者，其 UKA 的有效时间可能超过 10 年[31,52]。最后需告知患者，无论是 UKA 还是 TKA，最合适的治疗手段都将在手术时视情况而定。因为对晚期 OA 有实施 TKA 的可能性，所有计划手术的患者都应当签署 UKA 和 TKA 的知情同意书[1,54]。

微创保存骨量 UKA 手术技术

早期文献对微创保存骨量 UKA 手术技术均有涉及[2,4,40,55]。对于关节内植入而言，关节内 OA 被认为是 UKA 最常见的适应证。这一手术的目的是替换胫股关节并平衡受力，使体重均等分散于被替换的关节及对侧的关节。

患者术前准备

无论是使用全身麻醉、脊髓麻醉还是局部麻醉，麻醉人员都必须意识到，对于门诊或短期住院恢复的患者而言，必须使其在术后 2～4 小时内能够行走。患者按标准规程进行术前准备，置于仰卧位，以压力设定为 300mmHg（1mmHg≈0.133kPa）的动脉止血带固定大腿根部保护肢体。使用标准手术台，保持足屈曲位。MIS 手术需要将膝关节重新定位，使其处于最佳视野，因为在低或高度屈曲时某些结构更易于观察。因为膝关节的屈曲活动度需达到0°～120°，所以膝关节及远端肢体无需覆盖。

诊断性关节镜

在进行 MIS UKA 之前，必须通过内侧入路用关节镜明确单间隙 OA 的术前诊断。除了要明确对侧关节未受累，还必须检查对侧半月板的状况，这在开放手术中通过屈曲间隙是难以看到的。此外，还应注意关节内损害的程度和前交叉韧带的状况。

仅在 OA 局限于单一胫股关节且对侧半月板具有功能的情况才可以实施 UKA。如果病情进一步进展，术者必须做好实施 TKA 的准备，而这种可能应当在术前告知患者并征得患者同意。

切除股骨后髁以暴露视野

为进行 MIS UKA，在髌骨内上缘至近段胫骨做一长 7～10cm 的手术切口，包含关节镜入路。围绕整个切口做皮下切开，形成 2～5cm的皮瓣以增加皮肤可动度及扩大视野。

从髌骨上极至胫骨行内侧髌旁囊关节切开术。横切 2cm 松解股内斜肌肌腱，进一步扩大视野。如需进一步暴露股骨髁，可以矢状锯切割 2～3cm 内侧髌旁骨赘。这一内侧髌旁囊关节切开术因其不会损伤伸肌结构或造成髌骨脱位而成为 MIS 外科技术的基础。通过避免髌骨脱位，髌上囊保持完整且能够在膝关节屈曲至 90°时展开至所需长度的 4 倍[40,5,56]。相反，在传统开放性 TKA 或 UKA 手术中，髌骨被翻转时造成髌上囊损伤，需要进行大量的物理治疗来恢复这一医源性损伤。

由于内侧关节 OA 是一种伸展间隙的病变（图 1.1），不伴有屈曲间隙的缺失，所以需要在屈曲间隙做出约10mm的间隙来容纳假

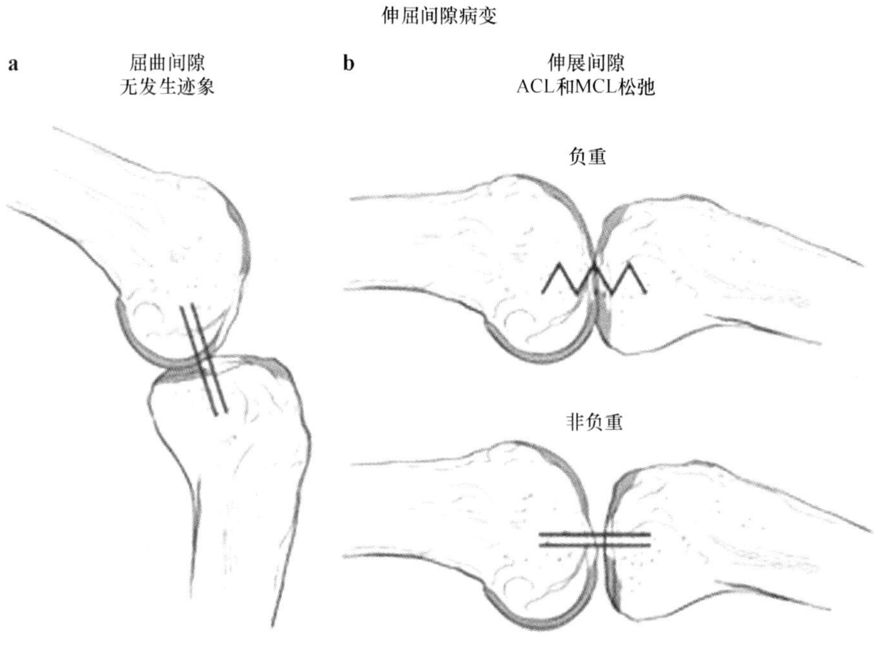

图 1.1 膝内侧室骨关节炎是发生于伸展间隙的疾病。(a) 屈曲间隙无关节表面缺损。(b) 相反，在伸展间隙有大约 5mm 的关节表面缺损。内侧室关节间隙的狭窄可由 X 线评估证实，它是包括前交叉韧带（ACL）和内侧副韧带（MCL）松弛、胫骨外翻、内翻畸形等多种发生于伸展间隙的膝内侧室骨关节炎临床症状的原因，而屈曲间隙未发生畸形。

体。第一步先切除5～8mm的股骨后髁。关节缺损位于股骨远端和胫前区。膝关节屈曲90°时定位一受保护的关节软骨区域，这一区域促使股骨至胫骨的回转，可成为重建时的最佳参考点（图1.2）。将弯曲的牵张钉钉入股骨及胫骨水平用来放置关节牵张器以扩大胫骨平台视野。在胫骨后方邻近胫骨后边缘处以高速钻钻入正常软骨5mm，在屈曲间隙，形成嵌入假体所需的另外4～5mm空隙。在胫骨前区，相对于关节软骨缺失或硬化骨形成的位置，通过将钻头钻进一半的深度（3mm）来保留胫骨内侧髁。连通的钻孔成为一条导槽（图1.3）。

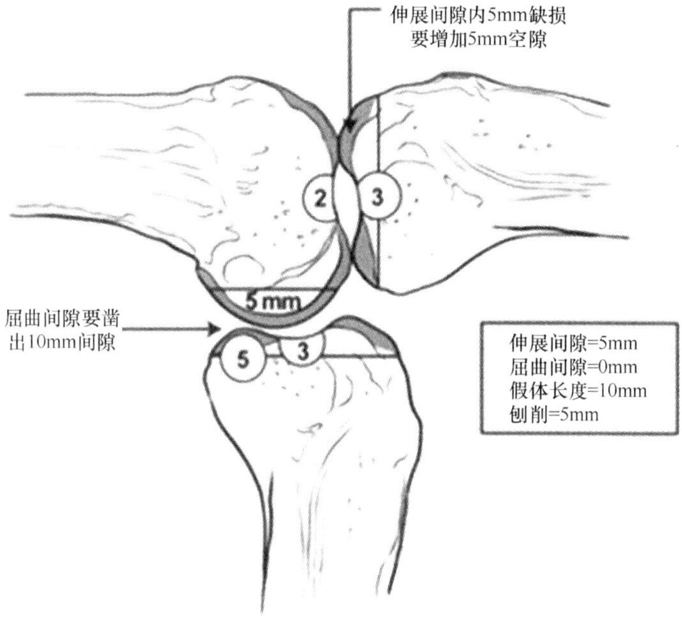

图1.2　图中示出一些内部标识的制作方法。这些标识有助于必要的股骨和胫骨切除。

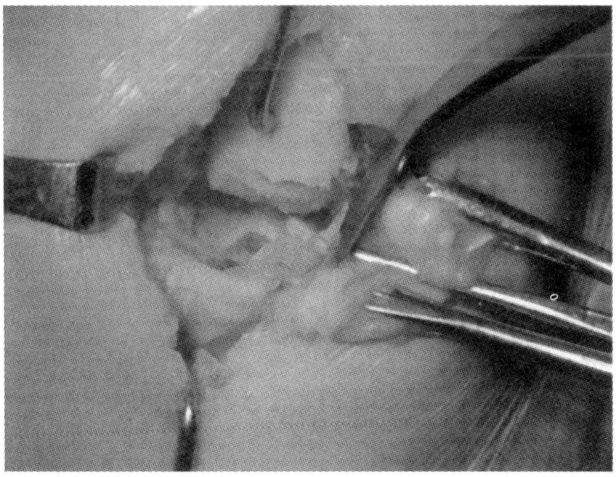

图1.3　为胫骨假体置入制作导槽。（见彩图）

在胫骨切除术中，保留2～3mm的周围边缘十分关键，这有助于保持假体稳定。整个胫骨切除术为全聚乙烯镶嵌型胫骨假体制作了一个平台。在胫骨前水平以交叉线标记出股骨重量转化的固有位置。然后配装镶嵌型胫骨假体并进行必要的调整。

保留硬化骨层能为胫骨组件提供了一个牢固的平台并将胫骨内侧丢失降至最少，而这种骨丢失是UKA翻修的一个主要原因[33,34]。保留内侧胫骨支柱的重要性类似于全髋关节置换术中保留髋臼后缘，否则会对未来的重建造成严重影响。使用具有镶嵌型胫骨假体设计的UKA重建术要优于使用锯切切除术的其他UKA，因锯切将会损失掉胫骨内侧髁这一重要的硬化骨层，即内侧胫骨支柱（图1.4）。

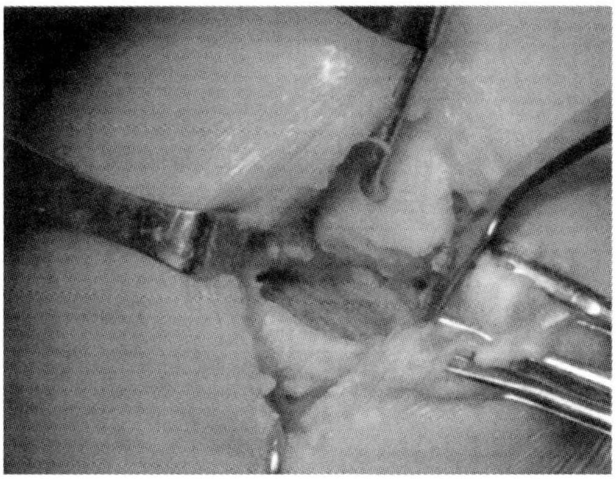

图1.4 胫骨的最终处理。聚乙烯锯切胫骨假体需要更多侵袭性的骨量切除，而全聚乙烯镶嵌式胫骨假体只需切除有限的骨量，能够保留胫骨内侧支柱。(见彩图)

股骨的处理和切除

首先用5.5mm钻头在股骨伸展间隙的表面钻出一个深约3mm的孔以作为深度标准(图1.2和图1.5)。然后在先前锯切和股骨远端表面的连接处再钻一个深5mm的孔，用于在屈曲和伸展间隙中间（屈曲45°位置）放置弯曲的股骨假体。钻出4个深度为3mm的导孔，并将大骨块切除至导孔的深度（图1.6)。这种股骨切除术既能为假体置入留出足够的空间，又能防止沉降发生。

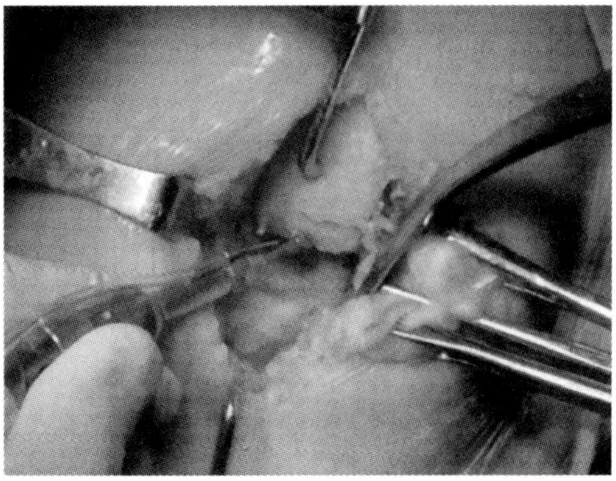

图1.5 股骨的处理和切除。(见彩图)

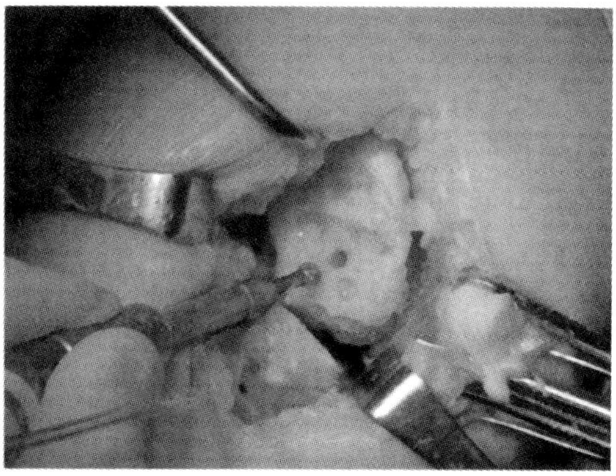

图1.6 钻出导孔，以便于股骨切除。(见彩图)

股骨与胫骨的对线

在膝关节全屈和全伸时用亚甲蓝标记出硬化的胫骨及股骨髁上相对应的位置，以明确胫骨假体与股骨假体的转动中心（或接触点），以及股骨假体所要求的中心点（图1.7)。具有大中心槽的股骨导孔可以使假体的布局可视化，有助于做出股骨中心钻孔。用矢状锯或侧切钻头参照亚甲蓝标记为股骨假体柄做出一条倒置插槽。用插入器放置股骨假体试模。

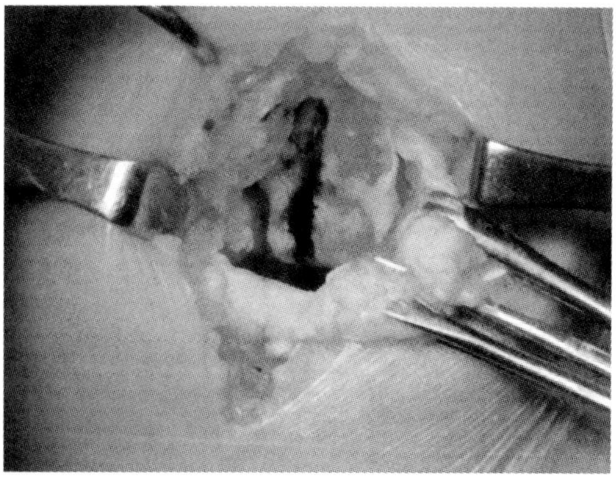

图1.7 股骨与胫骨的对线。(见彩图)

试复位和局部麻醉剂注射

试复位用于评估屈曲115°时的运动范围以及评价软组织的平衡程度。不能全伸或全屈说明胫骨或股骨的准备不充分。插入适当大小的植入物而且对线正确应当使韧带平衡。但是如果仅在伸展间隙韧带紧张，则可通过进一步切除远端股骨来调整张力。如果韧带在屈曲和伸展间隙都过于紧张，则需要进一步切除胫骨，如上文所述，以 1mm 增量逐步加大切除量，直至获得合适的张力。

在获得满意的活动范围和软组织平衡后，移除试模，彻底清洗关节，确保术野干燥。这一阶段的股骨和胫骨准备都是可视的。在假体插入之前，对所有切开的组织实施浸润麻醉（0.25% 丁哌卡因和 0.5% 肾上腺素混合液）以减轻术后疼痛和出血（图 1.8）。

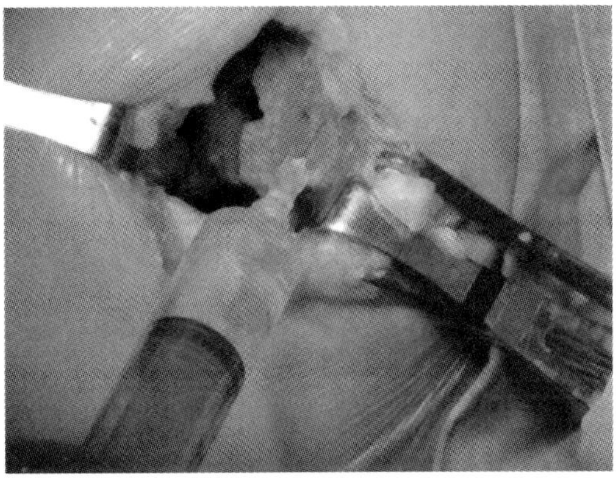

图 1.8　局部麻醉剂注射。（见彩图）

假体插入和最终处理

用生理盐水和抗生素溶液脉冲冲洗后，用纱布擦干骨面，使用骨水泥插入所有假体（图 1.9）。可将海绵置于髌上囊、股骨髁后以及股骨和胫骨表面，使术野干燥且有助于去除骨水泥。在插入胫骨假体后放置股骨假体之前，用窄的神经拉钩去除后隐窝及胫骨假体周围多余的骨水泥。在插入股骨假体后用锐口牙刮匙去除假体周围多余的骨水泥。在所有假体植入后测定活动范围，以评价屈曲伸展间隙。骨水泥硬化期间膝关节要位于全伸位。在骨水泥表层硬化之后去除所有多余的骨赘。必要时还应进行髌骨塑形或切迹成形术。最后用无菌生理盐水彻底冲洗。

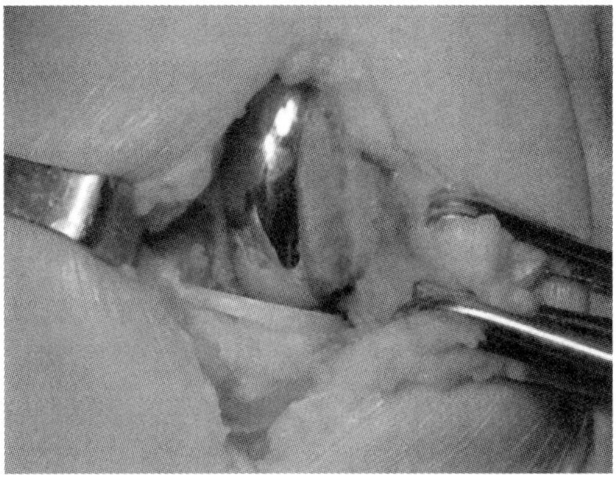

图 1.9　置入 UKA 翻修假体。（见彩图）

松解止血带，电凝止血。在对侧关节腔放置引流管。用 0 号 Vicryl 缝线（Ethiconco company，Somerville，NY）缝合关节囊。用 0 号 Prolene 皮下缝线和无菌敷料闭合皮肤伤口。加上外周冷敷套圈、空气压缩装置和固定夹板，即可离开手术间。

将微创并保留骨量的 UKA 转换为 TKA 的手术技术

移除 UKA 假体

Repicci Ⅱ单髁膝关节系统（Biomet Inc.，Warsaw，IN）用于延长自然膝关节的使用寿命，而且能保留骨量。进行 UKA 手术后大约 10 年，OA 可能进展累及股骨外侧髁，此时将可能有必要改行 TKA。UKA 独特的微创特性，以及下述的 UKA 假体系统移除技术，都会使骨量的损失降至最低。由于这次切除和初次 TKA 相当，因而改行 TKA 可视为延期进行的初次 TKA。

患者准备和术野暴露

按照常规 TKA 进行麻醉和患者的术前准备。在之前的 UKA 切口处采用标准内侧髌旁入路。分离股四头肌肌腱至髌上囊顶点。用 4 道 0 号 Vicryl 缝线结扎，以免股四头肌撕裂。用标准内侧髌旁入路暴露术野。切除髌骨下表面，以便能在软组织暴露最少的条件下完成术野可视化。

股骨准备

切除股骨假体内侧面过度生长的骨质。在股骨远端钻一个用于插入标准髓内导杆的孔，然后将标准TKA股骨远端切除导套固定到位。此时还不应移除股骨假体。用标准的密齿锯片在9mm水平位切除远端股骨。切除假体周围所有可见骨质，小心破除假体柄周围的骨质（图1.10）。用小锯片剥除假体周围所有可见剩余骨质。再用骨凿去除锯片未除净的多余骨质。

股骨假体厚3mm，设定的股骨导轨为9mm，因此当股骨假体高于股骨远端切面5～6mm时，5～6mm的假体柄和桩被暴露出来（图1.11）。用小锯片去除假体后方和柄上剩余的骨质。锯片放置在股骨髁后表面的后方，以保证充分暴露骨界面。

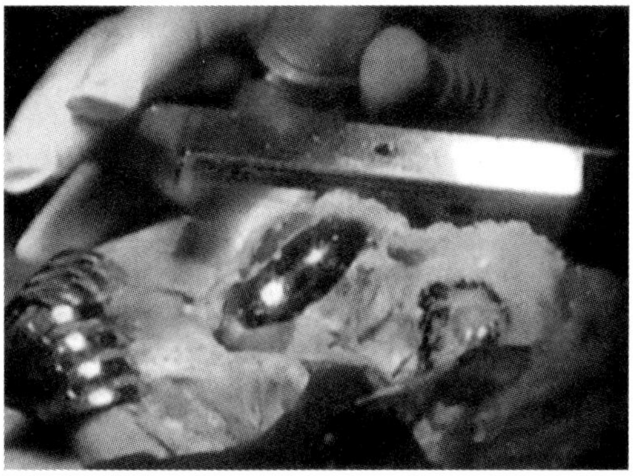

图1.10 UKA改行延期初次TKA时股骨的处理。9mm处切除远端股骨，小心去除股骨假体周围所有可见骨质，以及假体柄上附着的骨质。（见彩图）

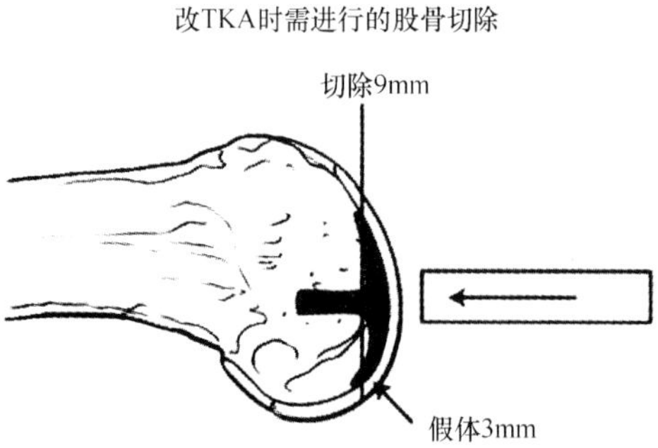

图1.11 图中示出改行TKA时所需的股骨切除与UKA股骨假体厚度相关。

此时，任何试图移除股骨假体的尝试都面临发生骨折或严重损伤股骨髁的风险。因此要用锤子将假体表面敲进股骨远端，使假体桩像打孔器一样被敲进骨头内，假体柄会像骨凿一样破坏骨与骨水泥的界面而不损伤股骨髁和其他骨质（图1.12）。然后就可以将股骨假体抓紧并移除，而不会损伤骨质及股骨髁。

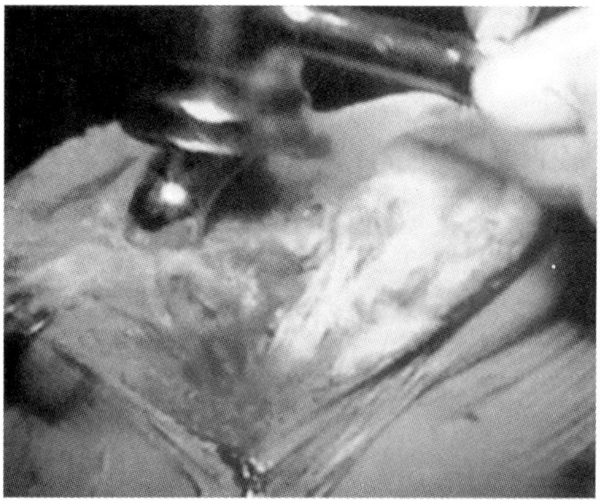

图1.12 移除UKA股骨假体时将假体桩用作打孔器，将假体柄用作骨凿。这一方法可以在不伤害股骨髁及不损失骨量的条件下破坏骨与骨水泥的界面。（见彩图）

胫骨准备

全聚乙烯镶嵌型胫骨假体厚6.5mm。切除10mm时将标准TKA胫骨切除导轨设定为10mm。不需要移除假体。只需在其下方进行切削，即可保留胫骨内侧柱，并留出足够的骨量来支撑TKA（图1.13）。这一步应当在最后切除股骨之前进行，以便为插入股骨远端切除导套留出足够的空间。

最后股骨准备

由于股骨髁后方缺损，故以Whiteside前后轴线作为参考来放置股骨远端切除导套。使用标准锯切来加工出必要的远端表面。和进行标准TKA一样，去除股骨后方骨赘是十分重要的。

到此，UKA假体系统已在骨损失最小的条件下被移除，且股骨和胫骨的术前准备均已完成（图 1.14）。接下来只需按照标准程序插入所需的 TKA 假体即可。

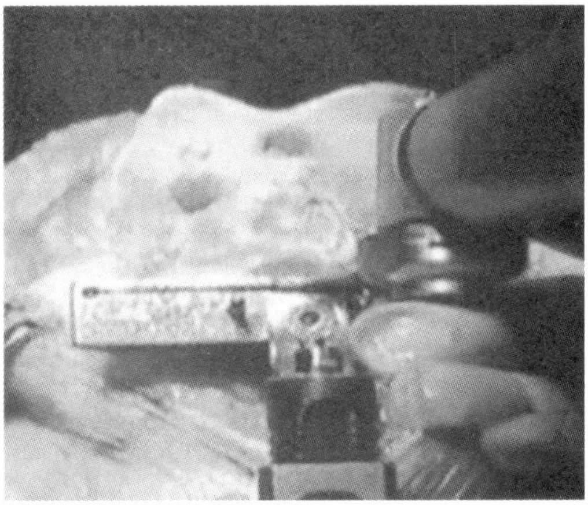

图 1.13　移除 UKA 胫骨假体时的胫骨切除术。（见彩图）

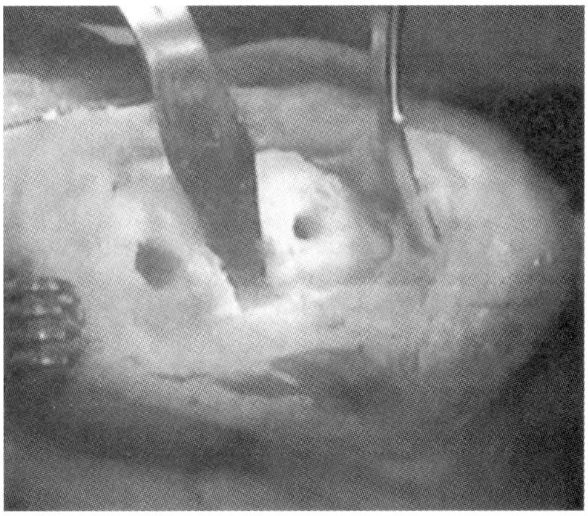

图 1.14　完成插入 TKA 假体所需的胫骨和股骨术前准备。因其在去除 UKA 假体中骨量损失最小，这一翻修过程可视为延期的初次 TKA。（见彩图）

结果

这种采用内侧镶嵌处理的 MIS UKA 技术曾被用于对 136 名 Ahlback 分期为 2、3、4 期的 OA 患者的回顾性研究[31]。所有病例采用的都是表面翻修 UKA 设计，即 Repicci II 单髁膝关节系统。所有患者术后 4 小时内使用轮椅代步，绝大多数（98%）于术后 23 小时内出院。8 年内 TKA 的总翻修率为 7%。需要翻修的 8 例患者使用了初次 TKA 设计，使用膝关节协会的临床量表进行随访评估，25% 为良好，75% 为非常好。以上结果证明 MIS UKA 这一技术的安全且有效，能缩短恢复和康复时间，并在需要时容易改行 TKA。

结论

本手术创始人的多元化的 MIS UKA 方案将对生理学、生活方式和后期的治疗选择所产生的影响最小。术前严格的临床和影像学评估，以及诊断性关节镜的进一步证实，有助于排除那些更适于 TKA 治疗的晚期 OA 患者，从而降低了发病率，并延长 MIS UKA 的生存期。采用 MIS 外科手术避免了髌骨脱位和不必要的软组织切开，从而避免了生理学方面的影响，降低了发病率并加快了康复。与其他 UKA 相比，表面翻修 UKA 减少了切除的骨量，因此不会对后期的治疗选择造成限制。因此，这种 MIS UKA 技术适用于更广泛的患者群体，包括年轻人、体重重的或活动量大的患者。MIS UKA 同结构化疼痛管理相结合，可以在门诊进行手术，患者在术后 4 小时内即获得独立行动能力。快速康复及早期恢复日常活动满足了患者希望对生活方式影响最小的愿望，从而提高了患者的满意度。

MIS UKA 的长期生存率具有可变性，且受多种因素的影响，包括：置换关节时 OA 的状况、胫骨支撑量以及聚乙烯变形和磨损等材料限制。但是除了使用 MIS 方法外，影响 UKA 生存期最重要的一个因素是精确的外科技术，因此完善的教学培训对于确保成功实施 UKA 所需的外科技术是十分关键的。虽然 UKA 同 MIS 方法的结合能降低发病率及缩短康复时间，显得十分诱人，但这也为本已要求苛刻的手术过程增加了易变因素。合理放置假体及精确移除会缩小视野的表面骨水泥十分必要。虽然技术要求高，临床易变性大，但掌握了这项技术，结合多元化 MIS 方案的骨保留 UKA 将成为一项令单髁膝

OA 患者高度满意的治疗选择，而且这项技术在骨科医生膝关节假体设备的使用中具有独特的地位。

（徐 康 译 叶伟胜 李世民 校）

参考文献

1. Thornhill TS, Scot RD. Unicompartmental total knee arthroplasty. Orthop Clin North Am 1989;20(2): 245–256
2. Repicci JA, Hartman JF. Minimally invasive unicondylar knee arthroplasty for the treatment of unicompartmental osteoarthritis: an outpatient arthritic bypass procedure. Orthop Clin N Am (2004;35:201–216
3. Repicci JA, Hartman JF. Unicondylar knee replacement: he American experience. In: Fu FH, Browner BD, editors. *Management of osteoarthritis of the knee: an international consensus,* 1st edition. Rosemont, IL: American Academy of Orthopaedic Surgeons, 2003, pp 62–79
4. Repicci JA, Eberle RW. Minimally invasive surgical technique for unicondylar knee arthroplasty. J South Orthop Assoc 1999;8(1):20–27
5. Finthian DC, Kelly MA, Mo VC. Material properties and structure-function relationships in the menisci. Clin Orthop Relat Res 1990 Mar;(252):19–31
6. Grelsamer RP. Current concepts review. Unicompartmental osteorthrosis of the knee. J Bone Joint Surg Am 1995;77(2):278–292
7. Ihn JC, Kim SJ, Park IH. In vitro study of contact area and pressure distribution in the human knee after partial and total meniscectomy. Int Orthop 1993;17(4): 214–218
8. Johnson RJ, Kettelkamp DB, Clark W, et al. Factors affecting late results after meniscectomy. J Bone Joing Surg Am 1974;56(4):719–729
9. Kurosawa H, Fukubayashi T, Nakajima H. Load-bearing mode of the knee joint: physical behavior of the knee joint with or without menisci. Clin Orthop Relat Res 1980 Jun;(149):283–290
10. Shrive NG, O'Connor JJ, Goodfellow JW. Load-bearing in the knee joint. Clin Orthop relat Res 1978 Mar-Apr;(131):279–287
11. Walker PS, Erkman MJ. The role of the menisci in force transmission across the eknee. Clin Orthop Relat Res 1975;(109):84–192
12. Marmour L. Results of single compartment arthroplasty with acrylic cement fixation. A minimum follow-up of two years. Clin Orthop Relat Res 1977 Jan-Feb;(122): 181–188
13. Bohm I, Landsiedl F. Revision surgery after failed nicompartmental knee arthroplasty. A study of 35 cases. J Arthroplasty 2000;15(8):982–989
14. Goodfellow JW, Kershaw CJ, Benson MK et al. The Oxford knee for unicompartmental osteoarthritis. The first 103 cases. J Bone Joint Surg Br 1988;70(5): 692–701
15. Goodfellow JW, Tibrewal SB, Sherman KP, et al. Unicompartmental Oxford meniscal knee arthroplasty. J Arthroplasty 1987;2(1):1–9
16. Kennedy WR, White RP. Unicompartmental arthroplasty of the knee. Postoperative alignment and its influence on overall results. Clin Orthop Relat Ares 1987 Aug;(221):278–285
17. Kozinn SC, Scott R. Unicondylar knee arthroplasty. J Bone Joint Surg Am 1989;71(1):145–150
18. Laskin RS. Unicompartmental tibiofemoral resurfacing arthroplasty. J Bone Joint Surg Am 1978:60(2): 182–185
19. Marmor L. Marmor modular knee in unicompartmental diseases. Minimum four year follow-up. J Bone Joint Surg Am 1979;61(3):347–353
20. Marmor L. Unicompartmental knee arthroplasty. Ten-to 13-year follow-up study. Clin Orthop Relat Res 1988 Jan;(226):14–20
21. Murray DW, Goodfellow JW, O'Connor JJ. The Oxford medial unicompartmental arthroplasty: a ten-year survival study. J Bone Joint Surg Br 1998;80(6): 983–989
22. Squire MW, Callaghan JJ, Goetz DD, et al. Unicompartmental knee replacement. A minimum 15 year follow-up study. Clin Orthop Relat Res 1999 Oct;(367):61–72
23. Stockelman RE, Pohl KP. The long-term efficacy of unicompartmental arthroplasty of the knee. Clin Orthop Relat Res 1991 Oct;(271):88–95
24. Swank M, Stulberg SD, Jiganti J, et al. The natural history of unicompartmental arthroplasty. An eight-year follow-up study with survival analysis. Clin Orthop Relat Res 1993 Jan;(286):130–142
25. Tabor OB, Jr. Tabor OB. Unicompartmental arthroplasty: a long-term follow-up study. J Arthroplasty 1998;13(4):373–379
26. Brown A. The Oxford unicompartmental knee replacement for osteoarthritis. Issues Emerg Health Technol 2001;23:1–4
27. Deshmukh RV, Scott RD. Unicompartmental knee arthroplasty: long-term results. Clin Orthop Relat Res 2001 Nov;(392):272–278
28. Keys GW. Reduced invasive approach for Oxford II medial unicompartmental knee replacement—a preliminary study. Knee 1999; 6(3):193–196
29. Murray DW. Unicompartmental knee replacement: now or never? Orthopedics 2000;23(9):979–980
30. Price A, Webb J, Topf H, et al. Oxford unicompartmental knee replacement with a minimally invasive technique. J Bone Joint Surg Br 2000;82(Suppl 1):24
31. Romanowski MR, Repicci JA. Minimally invasive unicondylar arthroplasty. Eight-year follow-up. Am J Knee Surg 2002;15(1):17–22
32. Price AJ, Webb J, Topf H, Dodd CA, Goodfellow JW, Murray DW. Rapid recovery after Oxford unicompartmental arthroplasty through a short incision. J Arthroplasty 2001;16(8):970–976
33. Brreett WP, Scot RD. Revision of failed unicondylar unicompartmental knee arthroplasty. J Bone Joint Surg Am 1987;69(9):1328–1335

34. Padgett DE, Stern SH, Insall JN. Revision total knee arthroplasty for failed unicompartmental replacement. J Bone Joing Surg Am 1991;73(2):186–90
35. Insall J, Dethmers DA. Revision of total knee arthroplasty. Clin Orthop Relat Res 1982 Oct;(170):123–130
36. Rand JA, Bryan RS. Results of revision total knee arthroplasties using condylar prostheses. A review of fifty knees. J Bone Joing Surg Am 1988;70(5):738–745
37. Kozinn SC, Scott RD. Surgical treatment of unicompartmental degenerative arthritis of the knee. Rheum Dis Clin North Am 1988;14(3):545–564
38. Ahlback S. Osteoarthritis of the knee. A radiographic investigation. Acta Radiol Diagn 1968;277(Suppl): 7–72
39. Romanowski MR, Repicci JA. Unicondylar knee surgery: development of the minimally invasive surgical approach. In: Scuderi GR, Tria AJ, Jr, editor. *MIS of the hip and knee: a clinical perspective.* New York: Springer, 2004. pp 123–151
40. Sisto DJ, Blazina ME, Heskiaoff D, et al. Unicompartmental arthroplasty for osteoarthrosis of the knee. Clin Orthop Relat Res 1993 May;(286):149–153
41. Carr A, Keyes G, Miller R, et al. Medial unicompartmental arthroplasty. A survival study of the Oxford meniscal knee. Clin Orthp Relat Res 1993 Oct;(295): 149–153
42. Jackson RW. Surgical treatment. Osteotomy and unicompartmental arthroplasty. Am J Knee Surg 1998; 11(1):55–57
43. Marmor L. Unicompartmental arthroplasty of the knee with a minimum ten-year follow-up period. Clin Orthop Relat Res 1988 Mar;(228):171–177
44. Cartier P, Sanouiller JL, Grelsamer RP. Unicompartmental knee arthroplasty surgery: 10-year minimum follow-up period. J Arthroplasty 1996; 11(7):782–788
45. Christensen NO. Unicompartmental prosthesis for gonarthrosis. A nine-year series of 575 knees from a Swedish hospital. Clin Orthop Relat Res 1991 Dec;(273):165–169
46. Voss F, Scheinkop MB, Galante JO, et al. Miller-Galante unicompartmental knee arthroplasty at 2- to 5-year follow-up evaluations. J Arthroplasty 1995; 10(6):764–771
47. Berger RA, Nedef DD, Barden RM, et al. Unicompartmental knee arthroplasty. Clinical experience at 6- to 10-year follow-up. Clin Orthop Relat Res 1999 Oct;(367):50–60
48. Bert JM. 10-year survivorship of metal-backed, unicompartmental arthroplasty. J Arthroplasty 1998; 13(8):901–905
49. Capra SW, R., Fehring TK. Unicondylar arthroplasty. A survivorship analysis. J Arthroplasaty 1992; 7(3):247–251
50. Hawker GA, Wright JG, Coyte PC, et al. Determining the need for hip and knee arthroplasty: the role of clinical severity and patients' preferences. Med Care 2001;39:206–216
51. Knutson K, Leold S, Robertsson O, et al. The Swedish knee arthroplasty register. A nation-wide study of 30,003 knees 1976–1992. Acta Orthop Scand 1994;65:375–386
52. Scott RD, Cobb AG, McQueary FG, et al. Unicompartmental knee arthroplasty. Eight- to 12-year follow-up evaluation with survivorship analysis. Clin Orthop Relat Res 1991 Oct;(271):96–100
53. Keblish, PA. The case for unicompartmental knee arthroplasty. Orthopedics 1994;17:853–855
54. Repicci JA, Hartman JF. Minimally invasive surgery for unicondylar knee arthroplasty: the bone-sparing technique. In: Scuderi GR, Tria AJ, Jr, Berger RA, editors. *MIS techniques in orthopedics.* New York: Springer Science+Business Media, Inc., 2006. pp. 193–213
55. Kapandji IA. *The physiology of the joints,* 5th edition, volume 2. New York: Churchill Livingstone, 1987

第 2 章 微创单髁膝关节置换术：髓内技术

Richard A. Berger，Alfred J. Tria Jr.

微创（MIS）单髁膝关节置换术（UKA）由 John Repicci 于 20 世纪 90 年代早期首创[1]。然而单髁膝关节置换术已经有较长的历史了，可以追溯到 20 世纪 70 年代早期[3-6]，这项手术技术及方式是通过模仿全膝关节置换术（TKA）而来的。手术结果与 TKA 有所不同，许多外科医生已经摒弃了这种手术方式。MIS 手术方式提出了一种新的手术实施方案，并且通过强调 TKA 与 UKA 之间的区别来帮助提高手术效果。MIS 的手术技术及原则使外科医生必须考虑将 UKA 作为一种单独的手术方式。

术前计划

患者的术前评估应当包括病史、体格检查和 X 线检查。术前评估对于选择适合该术式的患者及判断其是否满足该术式所强调的限制条件来说很关键。患者应确认膝关节一个单室为疼痛的原发源。体格检查应当结合病史。压痛应当局限在一个胫股隔间并且髌股检查应当为阴性。后交叉韧带和侧韧带应有单独止点并保持完整。有文献提出，前交叉韧带（ACL）应该保持完整[7]，然而笔者接受“植入固定支承 UKA 时允许 ACL 有一定松弛”的观点。如果植入活动支承装置，则 ACL 需要保持完整或者膝关节要有足够的前后稳定性，从而不需要 ACL 起作用。任何已有的内翻或外翻畸形都不必完全矫正到正中位；但在有固定畸形的情况下完成手术更为困难。屈曲活动度应当大于 105°。

站立位 X 线片是主要的影像学检查（图 2.1）。虽然最好能获得髋关节、膝关节和踝关节的全景影像，但并非绝对必要。14 英寸

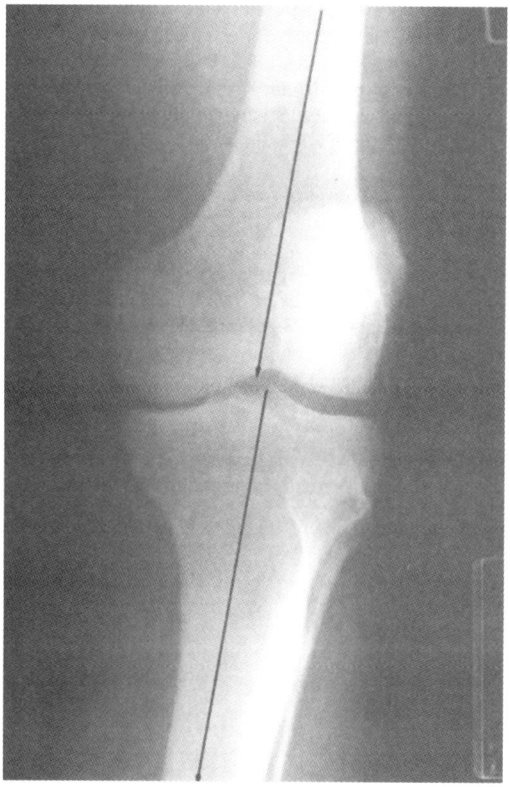

图 2.1 左膝站立前后位 X 线片。（From Choi YJ，Tanavalee A，Chan A，et al. Unicondylar knee arthroplasty：Surgical approach and early results of the minimally invasive surgical approach，in Scuderi GR，Tria AJ Jr，（eds.），MIS of the Hip and the Knee：A Clinical Perspective. New York，Springer，2004，with kind permission of Springer Science + Business Media）

×17 英寸（1 英寸≈2.54cm）的标准暗盒就可以测量股骨和胫骨的解剖轴线，足够用于制订手术过程的术前计划。膝关节屈曲前后位像有助于排除对侧髁的所有损伤。髌骨 Merchant 轴位可以对膝关节该部位进行评估并能证实该处无排列不齐。X 线侧位像可以进一步判断髌股关节，测量胫骨平台的倾斜程度（图 2.2）。胫骨倾斜度可在 0°～15°之间变化，术中可以改变倾斜度来调整屈曲与伸展间隙之间的平衡。

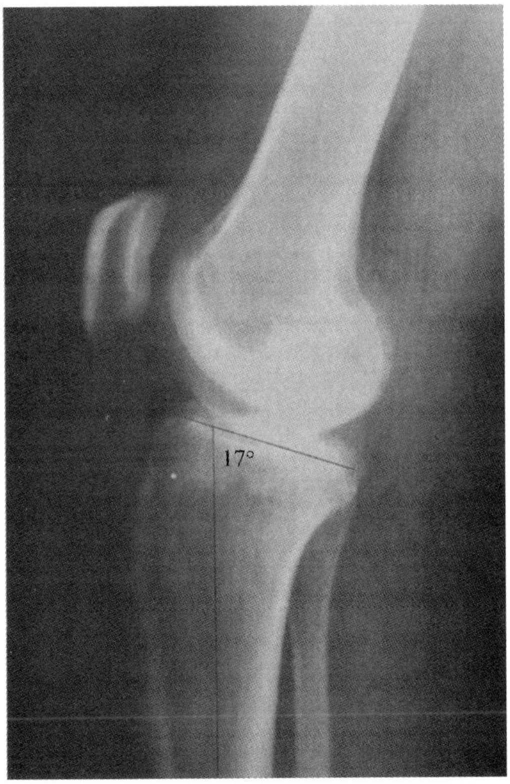

图 2.2　膝关节侧位 X 线片显示膝关节倾斜 17°。（From Choi YJ, Tanavalee A, Chan A, et al. Unicondylar knee arthroplasty: Surgical approach and early results of the minimally invasive surgical approach, in Scuderi GR, Tria AJ Jr, (eds.), MIS of the Hip and the Knee: A Clinical Perspective. New York, Springer, 2004, with kind permission of Springer Science + Business Media）

X 线片是手术的重要参考标准。内翻畸形不能超过 10°；外翻畸形不能超过 15°；屈曲挛缩不能超过 10°。内翻或外翻畸形通过被动应力恢复到正常位置是最理想的。除去以上这些限制外，还需要对不适合 UKA 的畸形进行软组织松解和矫正。应当确保胫骨在股骨下及对面的胫股间隙内移位最小，而且髌股间隙受累及最小（图 2.3）。移位表明对侧股骨髁有退化性改变，同时这也会对临床结果产生负面影响。笔者发现全部患者中大约有10%～15%能够满足 UKA 的手术要求，然而 Stern 和 Insall 却指出只有 6% 的患者满足手术要求[8]。随着微创 TKA 手术率的增加，这一比例正在降低。最好严格遵守该手术的限制条件，因为这样才能保证接受手术的病例有较高的成功率。

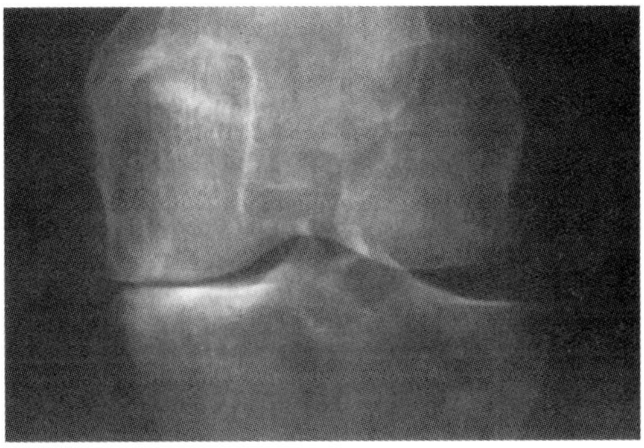

图 2.3　膝关节站立前后位 X 线片显示与股骨外侧髁相接触的胫骨外侧棘的移位。（From Choi YJ, Tanavalee A, Chan A, et al. Unicondylar knee arthroplasty: Surgical approach and early results of the minimally invasive surgical approach, in Scuderi GR, Tria AJ Jr, (eds.), MIS of the Hip and the Knee: A Clinical Perspective. New York, Springer, 2004, with kind permission of Springer Science + Business Media）

当患者叙述存在不稳定因素时，MRI 对于股骨髁缺血性坏死的评价以及证实对侧半月板完整性方面有一定的帮助，但并不作为一项常规检查。

放射性核素检查有助于确定一侧相当于另一侧间隙的受累及程度，但同样也不作为一项常规诊断性检查。

手术技术（髓内入路）

该手术可在硬膜外麻醉、脊髓麻醉或全身麻醉下实施。股神经阻滞已经成为较为流行的麻醉方式，但笔者对此有所保留，因为股神经阻滞偶尔会导致运动阻滞，这将会抑制患者术后即刻在主动活动范围内活动膝关节的能力。重要的是，麻醉组要明确患者术后2～4小时内就要下地行走和开始物理治疗，麻醉师必须协调配合手术，使手术当天出院回家成为可能。

手术过程中通常需要动脉止血带；但这并不是必须配备的。MIS切口的局限性使得必须不断在膝关节上重新定位，因此术者应当准备定位装置，而且笔者曾发现使用下肢固定装置会使暴露变得更为容易（图2.4）。

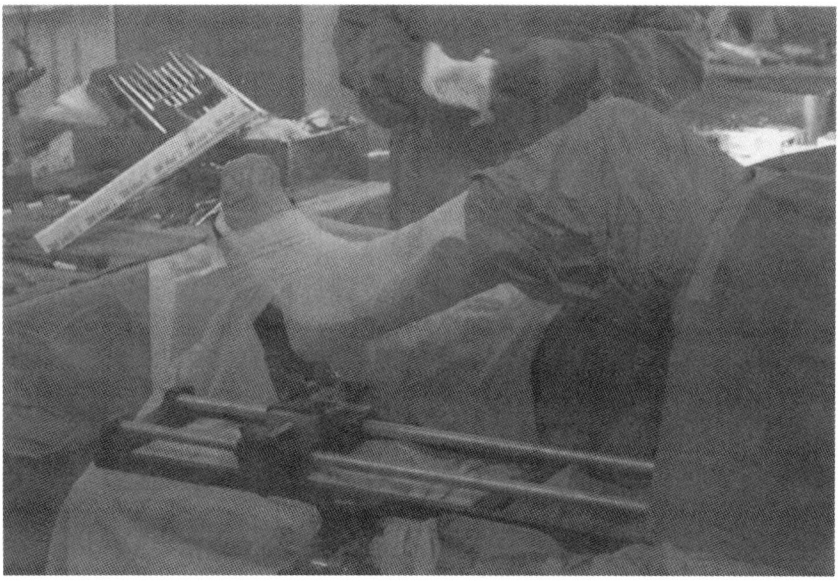

图2.4 下肢托（Innovative Medical Products，Inc.，Plainville，Connecticut）允许膝关节进行屈曲和伸展以及内旋和外提。（From Choi YJ，Tanavalee A，Chan A，et al. Unicondylar knee arthroplasty：Surgical approach and early results of the minimally invasive surgical approach，in Scuderi GR，Tria AJ Jr，（eds.），MIS of the Hip and the Knee：A Clinical Perspective. New York，Springer，2004，with kind permission of Springer Science + Business Media）

手术切口可以做在上方的髌骨内侧或外侧切口（取决于要置换的是哪侧间隙），位于胫骨关节线远端，典型长度为7～10cm。切口不能位于关节线的中段，否则会限制股骨髁的显露。行膝内翻的关节切开术应采用垂直切口，最初笔者还在股内肌下的关节囊上做了一个1～2cm的横向短切口（图2.5）。当术者的手术经验有限或膝关节状态紧张难以显露时，扩展关节囊对手术会有很大帮助。手术经验丰富后，则不需要关节囊扩展。横向切口不同于下股肌入路，该切口位于膝关节关节囊上的股内肌和胫骨关节线中间处。在胫骨侧松解深部的内侧副韧带来扩大关节的显露。进行对线矫正时不进行此松解。从这一步开始，UKA和TKA的手术方式出现不同。需要谨记的是，该手术只在关节的一侧实施。手术的目的是置换关节的一侧以及平衡作用力，使关节成形术的一侧与对侧肢体承担相等的重量。若松解内侧韧带复合体，对侧就有可能超负荷，会出现疼痛和手术失败的结果。

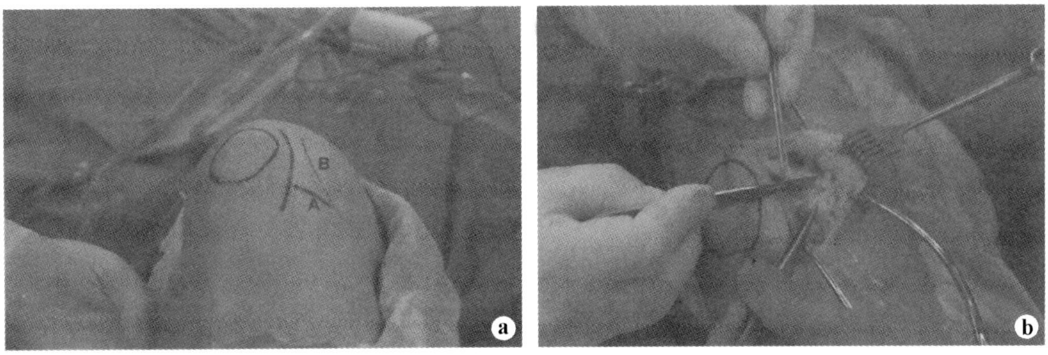

图2.5　(a) 内侧切口从髌骨上缘延伸至胫骨关节线的正下方（a）。B 是股骨内侧髁边缘的轮廓。(b) 内侧关节切开术包含关节囊上的“T”形切口（用刀尖切开）。(From Scuderi GR, Tria AJ Jr, MIS of the Hip and the Knee: A Clinical Perspective. New York, Springer, 2004, with kind permission of Springer Science + Business Media.)

在外侧进行 UKA 时，不需要“T”形延长。垂直切口向下延伸到胫骨平台，髂胫束(ITB) 从 Gerdy's 结节锐性松解并从后方提起(图 2.6)。关节切开术切口沿垂直方向闭合，留下的髂胫束在胫骨干骺端形成瘢痕。

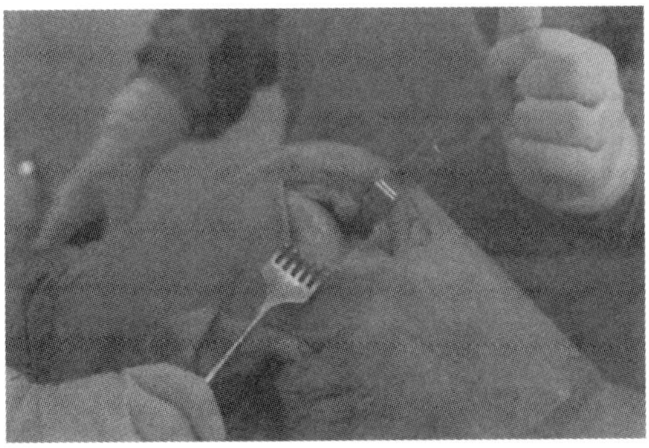

图2.6　右膝侧面观示出，髂胫束松解，并向后回缩后的前方胫骨关节线。(From Choi YJ, Tanavalee A, Chan A, et al. Unicondylar knee arthroplasty: Surgical approach and early results of the minimally invasive surgical approach, in Scuderi GR, Tria AJ Jr, (eds.), MIS of the Hip and the Knee: A Clinical Perspective. New York, Springer, 2004, with kind permission of Springer Science + Business Media)

无论采用分离切口或股肌下手术入路，术中均不外翻髌骨，而且股内肌也不受损坏。正是由于该术式保留了周围软组织结构及伸肌结构的完整性，使其成为一种微创手术。

在完成关节切开术的过程中，从股骨髁到胫骨平台的边缘骨赘都需要清除。所有的关节腔都需要检查。膝关节关节腔受到局限性关节炎的影响并非少见。术前评估要详细全面，以排除改行 TKA 的可能性。关节镜检查虽不是必需的检查，但要确认某一特殊病例对侧的解剖结构是否异常，有时可以行该项检查。手术过程中加入这项检查要小心，以免会增加相关感染率。

髓内技术的手术入口定位在髁间切迹的正上方(图2.7)。为了减少脂肪栓塞和便于

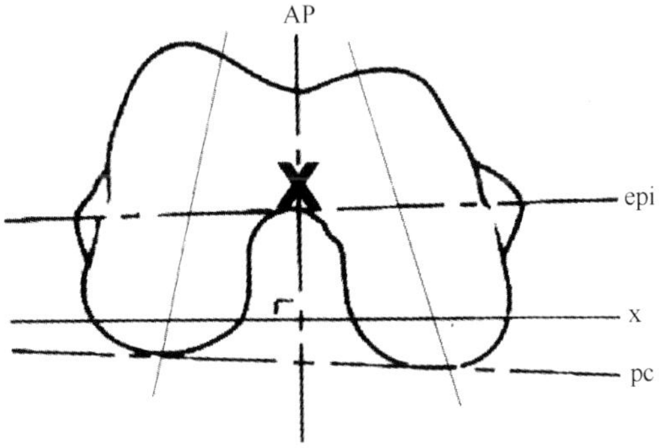

图2.7　髓内开孔位于髁间切迹的正上方（用字母 X 标记出）。(Adapted from Choi YJ, Tanavalee A, Chan A, et al. Unicondylar knee arthroplasty: Surgical approach and early results of the minimally invasive surgical approach, in Scuderi GR, Tria AJ Jr, (eds.), MIS of the Hip and the Knee: A Clinical Perspective. New York, Springer, 2004, with kind permission of Springer Science + Business Media)

器械进入，髓腔内容物要抽吸干净。股骨远端切开的深度对膝关节伸展间隙及股骨远端的解剖外翻均有影响（图2.8）。切口的倾斜角度决定了全伸直位植入组件与胫骨平台平面是否垂直（图2.9）。这个角度可以通过测量站立位X线片上膝关节的解剖轴线与机械受力轴线之间的角度差进行准确测定。在临床中，笔者个人选用的切口角度为：膝关节内翻为4°，膝关节外翻为6°。

膝关节屈曲挛缩可通过内侧UKA进行矫正，而不能用外侧置换术。如果膝关节内翻中存在屈曲挛缩，而且远端股骨解剖外翻小于或等于5°，应切除标准的管量，以便用假体不差一毫米地进行置换。如果内翻膝关节中远端股骨外翻大于或等于6°，要从股骨远端额外多切除2mm，以便减小过度外翻并增加膝关节全伸的空间。增加膝关节全伸空间有助于矫正屈曲挛缩，并能使术者减少胫骨切割的相应深度。较深的股骨切除可使胫骨侧节省2mm的骨量，远端股骨的总切除量为

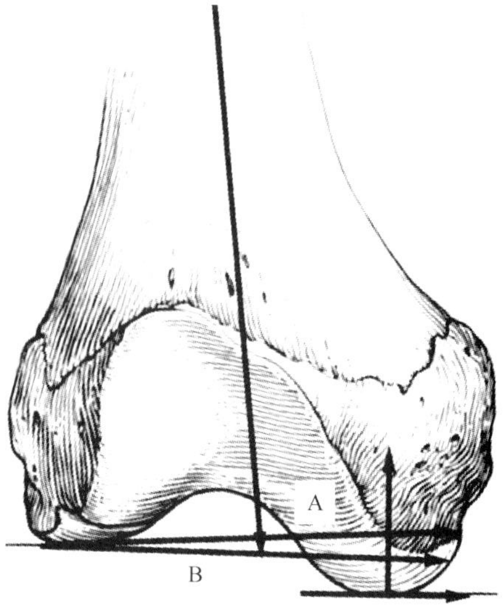

图2.8 股骨内髁的两条切割线显示，较深的切割线（A）比B切割线引起的外翻小（A为3°，B为5°）。较深的切割线还能为全伸位留出更大的空间。（From Tria AJ，Klein KS. An Illustrated Guide to the knee. New York，Churchill Livingstone，1992，with permission of Elsevier，Inc.）

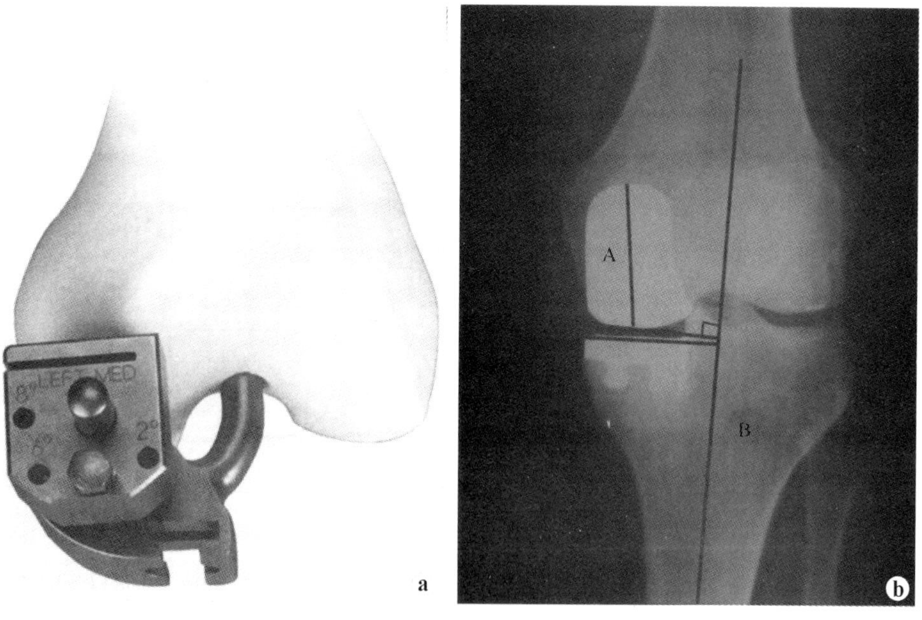

图2.9 （a）利用髓内导向器可以进行2°、4°、6°或8°的远端切割。此设置可以调节股骨组件相对于胫骨平台切割面的角度。它并不能调节膝关节总体的内翻或外翻，因为它只切割一侧髁。（b）股骨组件的“倾斜”角度是指股骨组件的长轴（线A）与胫骨干轴线（线B）所形成的角度。（a，From Berger RA，Tria AJ Jr，Minimally invasive surgery for unicondylar knee arthroplasty：the intramedullary technique，in Scuderi GR，Tria AJ Jr，Berger RA（eds.），MIS Techniques in Orthopedics，2006，with kind permission of Springer Science + Business Media）

8mm。像 TKA 一样，这项切除并不会抬高股骨关节线。大多数 TKA 植入假体时需要切除最少 9mm 的股骨，因此这一改变并不会对改行 TKA 产生负面影响。

膝关节外翻中可接受的最大畸形角度为 15°，而且远端股骨的切割可以一毫米不差地进行假体置换。采用标准的表面翻修术只能稍微减少这种畸形，因为假体和骨水泥环要比所去除的骨稍厚一些。因为在全伸位股骨外髁比股骨内髁突出小，所以外侧的屈曲挛缩不易矫正。股骨外髁较深的切割只能加大远端股骨的外翻畸形，并不能明显改变膝关节伸展间隙。

股骨远端切割完成之后，就能较容易地接着进行胫骨的术前准备，因为它打开了屈曲 90°的空间使股骨的修整切割更为容易。胫骨切割使用的是髓外器械（图 2.10）。在 MIS 手术过程中，如果不将髌骨外翻，很难在胫骨侧使用髓内器械。胫骨切割可以从前向后形成一定角度。大多数系统为向后倾斜成角 5°～7°以便反转。这种倾斜切割也会影响膝关节的屈曲和伸屈平衡。这种平衡不同于 TKA 手术。在 UKA 手术中，膝关节屈曲间隙通常大于伸展间隙，因为几乎所有的膝关节关节炎都表现有屈曲挛缩。当膝关节屈曲挛缩增大到 10°时，伸展间隙将变得更窄。如果术前胫骨 X 线片显示胫骨切割倾斜度比其解剖倾斜度有所降低，则前端的切割可以更深一些以便在后端维持相同的屈曲间隙时为伸展留出更大的空间（图 2.11）。如果远端股骨外翻小于或等于 5°，屈曲挛缩矫正可以选用该术式。

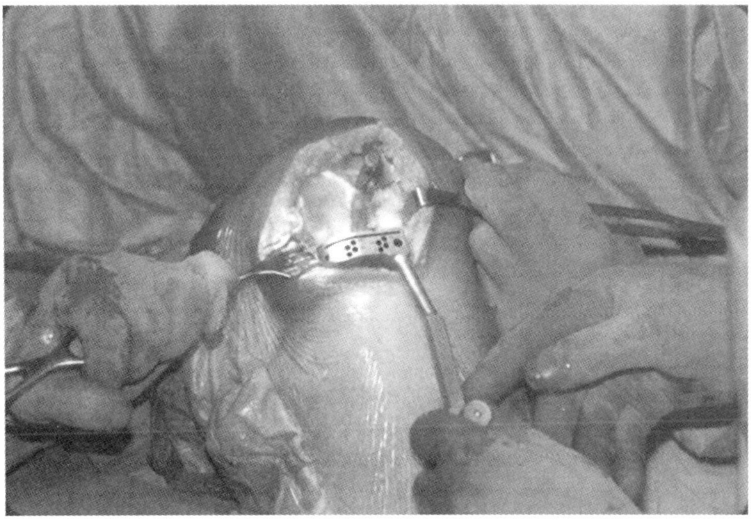

图 2.10　在髓外导向器导向下完成胫骨的切割。(From Berger RA, Tria AJ Jr, Minimally invasive surgery for unicondylar knee arthroplasty: the intramedullary technique, in Scuderi GR, Tria AJ Jr, Berger RA (eds.), MIS Techniques in Orthopedics, 2006, with kind permission of Springer Science + Business Media)

胫骨切割完成后，剩下的股骨切割可以使用大小合适的锯来完成。髓内牵开器可以用来牵开髌骨（图 2.12）。股骨滑道应当比原来的股骨髁表面稍小一点，并在膝关节屈曲 90°时与胫骨平台垂直，位于术侧髁的内外中点处。如果在膝关节屈曲 90°时股骨髁有明显偏斜，股骨假体植入时要与胫骨切割面垂直（与胫骨长轴平行）。这样植入假体能使股骨滑道伸出进入股骨髁间切迹内（图 2.13）。

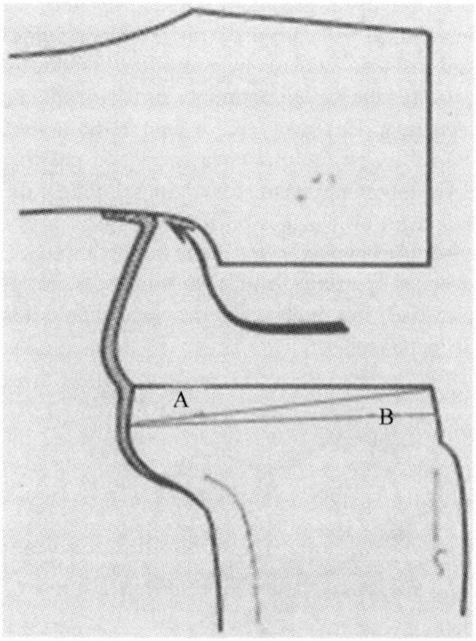

图2.11 可以通过改变胫骨切割的倾斜角来矫正屈曲伸展的失衡。屈曲间隙通常大于伸展间隙。可以降低切割线 A 的前部，降到线 B，使屈伸间隙相等。(From Berger RA, Tria AJ Jr, Minimally invasive surgery for unicondylar knee arthroplasty: the intramedullary technique, in Scuderi GR, Tria AJ Jr, Berger RA (eds.), MIS Techniques in Orthopedics, 2006, with kind permission of Springer Science + Business Media)

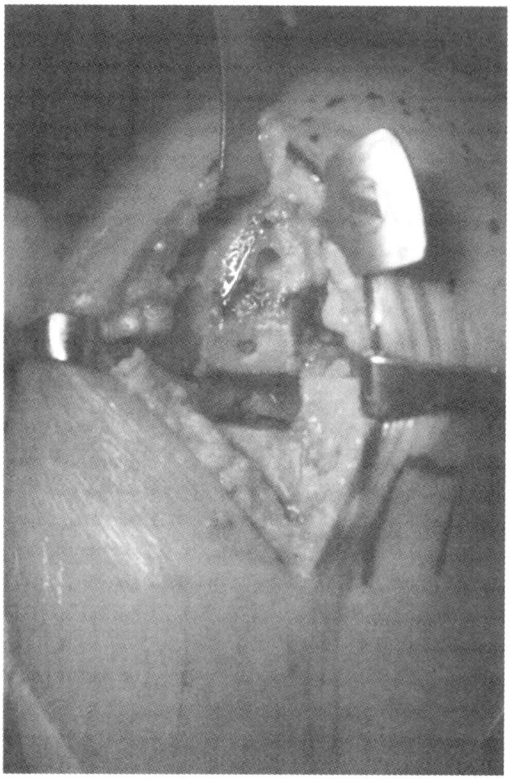

图2.12 用髓内牵开器可使关节视野更清楚(用“Z”标记)。

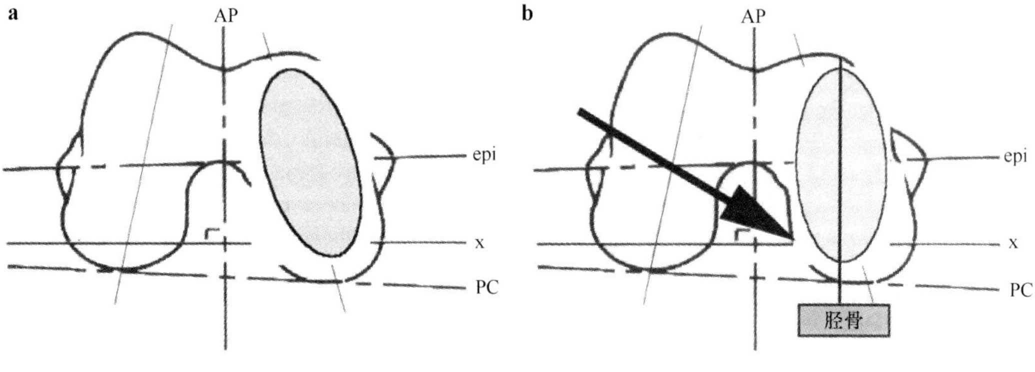

图2.13 (a) 如果股骨假体和股骨关节切割面一致，髁间偏斜可能会太大，后期定位会导致后来应力集中在聚乙烯胫骨植入物边缘。(b) 即使可能导致股骨表面上的非解剖定位以及假体稍微伸出进入髁间切迹内，股骨组件也应垂直于胫骨插入物。

胫骨托应覆盖整个切割表面直达骨皮质边缘，但不得伸出到胫骨的内侧或外侧。假体不要嵌入胫骨，而且不能处于任何角度的内翻位。假体嵌入技术依赖于软骨下骨表面的支撑，如果在胫骨术前准备中软骨下骨表面受损，随后一定会出现假体下陷。内翻倾斜会导致假体早期松动，术中应当避免。

切割完成后，还需要在放置好试验假体之后测量屈曲-伸展间隙。理想情况下，在屈曲和伸展体位均应有 2mm 的松弛度（图 2.14）。最好不要使关节过紧并且宁可松弛度大一点而不要过小。膝关节过紧会导致聚乙烯早期失效，并使传导到对侧的压力增大。膝

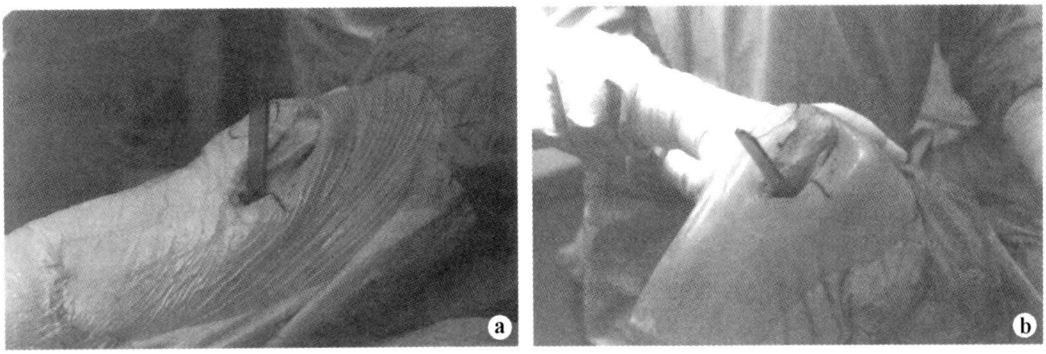

图 2.14　（a）压舌板为 2mm 厚，说明膝关节全伸位的松弛度合适。（b）压舌板表明屈曲 90°的松弛度合适且与其匹配。（From Choi YJ，Tanavalee A，Chan A，et al. Unicondylar knee arthroplasty：Surgical approach and early results of the minimally invasive surgical approach，in Scuderi GR，Tria AJ Jr，（eds.），MIS of the Hip and the Knee：A Clinical Perspective. New York，Springer，2004，with kind permission of Springer Science ＋ Business Media）

关节总的内翻或外翻角度取决于三个独立的因素：胫骨的切割深度，胫骨聚乙烯的厚度，以及股骨切割的深度。胫骨可以准确地垂直切割，股骨远端可以按外翻 4°切割；但是嵌入的聚乙烯过厚时，膝关节会变成大于或等于 6°的外翻，尽管骨切割面已正确对准，仍会发生矫正过度。在 TKA 过程中，改变胫骨插入件的厚度会影响膝关节全伸位和 90°屈曲位的间隙，但不会影响膝关节的内翻或外翻，内外翻仍保持不变。

如果 UKA 间隙开得不对称，则要更改胫骨切割面。一般来说，膝关节伸展间隙比屈曲间隙小。这可以先在胫骨前表面切割得稍微深一些并减小倾斜角度来加以矫正。另外，在 TKA 中，伸展间隙很容易通过多切除一些远端股骨来使其增大。在 UKA 中，增加股骨的切割深度会改变远端股骨的外翻，而且因为其前后表面有所增加也会加大假体的尺寸。这将导致新的股骨假体与骨的接触不良，而且容易出现早期松动。因此，最好的方法就是通过改变胫骨端来改变关节间隙。如果伸展间隙大于屈曲间隙，通常意味着胫骨切割倾斜度太浅，还需要增加其倾斜度。

检查假体是否稳定、关节活动范围及屈曲-伸展平衡之后，将最终假体用骨水泥固定就位。UKA 的非骨水泥固定并非很成功，因此笔者不推荐该方法。如果胫骨假体为组件式设计，可以先用骨水泥固定好金属托，这样可使膝关节后面显露得更清楚，并使股骨假体的骨水泥固定能有更大空间。全聚乙烯插入件比假体厚。然而，较厚的聚乙烯会阻挡固定时的视野；并且，如果全厚度聚乙烯假体发生失败，更换时要破坏原有的胫骨。组件式胫骨金属托可以进行聚乙烯假体的更换而不损伤胫骨，而且，后方磨损在 UKA 手术中也不成为问题。先固定胫骨金属托，再固定股骨滑道，最后插入聚乙烯假体。

在确保有效止血及关闭切口后松开止血带。关闭切口时采用标准术式，要特别注意确保股内侧肌与髌骨的重新附着良好，这有助于膝关节术后早期快速达到应有的活动范围。

关闭切口时，后关节囊及周围组织可使用麻醉剂浸润，这有助于术后的早期理疗。

结果

目前使用MIS手术的报道还很少。Berger的报道[9]给出了采用开放性关节切开术标准术式进行治疗的达10年随访结果，生存率为98%。患者的平均年龄为68岁，且手术适应证非常严格。他的第二项报道将随访时间延长至13年，生存率为95.7%[10]。Price报道了采用缩短切口进行UKA的早期随访结果，效果良好[11]。他对牛津40例采用MIS切口的UKA和20例采用标准切口的UKA患者进行了对比。MIS UKA的平均恢复率是标准术式的两倍。在术后X线片上用11项变量对假体植入的准确性进行评估，结果发现它与开放式UKA相同。Price的结论是恢复越快，致残率越低。其最终结果并不比UKA差。Repicci报道了136例接受MIS手术的膝关节随访8年的结果[2]。有10例（7%）进行了翻修，其中手术失误3例，止痛效果不佳1例，疾病进展5例，骨折1例。因手术失误所致的翻修发生于术后6~25个月。因疾病进展所致的翻修发生于术后37~90个月。Repicc认为，MIS UKA是一种“能减轻疼痛、恢复肢体力线、改善功能、致残率低且不影响后期行TKA”的早期关节成形术术式。

此手术创始人已经完成了385例Miller-Galante UKA手术（Zimmer，Warsaw，IN）。57例患者在第一年（2000年）实施了UKA手术。对41例（72%）患者进行了长达2年及2年以上的随访[12]。其中男性17例，女性24例，有6例患者实施了双侧手术，4例双侧同时进行，2例6~8周内分期进行手术。总共47个膝关节，45个为内翻畸形，2个为外翻畸形。平均年龄68岁，年龄跨度为42~93岁。其中10例（30%）患者年龄小于60岁，8例（20%）患者年龄超过75岁。平均体重189磅（1磅≈0.454kg）。活动度从术前的120°缓解到术后的132°。有一例患者因术后9个月时出现髌骨半脱位而改行TKA手术。翻修手术于上次TKA手术14个月后实施。1例患者因初次手术5年后髌股关节炎进展加重而改行TKA手术。1例患者术后2周出现了胫骨平台无移位骨折，骨折愈合过程中未进行干预。所有患者术后3周内都可达到全活动度。术后6年内47例患者中的2例进行了翻修，总体翻修率为4%。

自2000年以来，在全部的385例实施UKA手术的患者中，有7例患者实施了翻修手术。其中5例患者的翻修原因为髌股关节炎进展加重，1例患者的原因为之前出现髌骨半脱位，还有1例是因为股骨假体出现了松动。股骨假体移植失败是因为假体过大而影响髌股关节。然而，以上这些结果都是早期的结果，多数失败的病例出现在术后2~5年内。

结论

自20世纪90年代后期以来，UKA手术结果已经稳定地得到改善。MIS技术使得手术效果更为理想，并且帮助手术者将TKA术式与UKA术式区分开来。髓内固定十分适用于MIS技术。随着假体设计和手术技术的不断改进，MIS UKA术后头10~15年内的效果已经和TKA十分近似，并且使得患者接受TKA之前能有另外一种选择，既能保证更好的活动度又能提高生活质量，而不用担心后期的TKA手术效果问题。

（徐 康 译　叶伟胜 李世民 校）

参考文献

1. Repicci JA, Eberle RW. Minimally invasive surgical technique for unicondylar knee arthroplasty. J South Orthop Assoc 8(1):20–27, 1999
2. Romanowski MR, Repicci JA. Minimally invasive unicondylar arthroplasty, eight year follow-up. J Knee Surg 15(1):17–22, 2002
3. Marmor L. Marmor modular knee in unicompartmen-

tal disease. Minimum four-year follow-up. J Bone Joint Surg Am 61 A(3):347–353, 1979
4. Insall J, Walker P. Unicondylar knee replacement. Clin Orthop Relat Res ; (120):83–85, 1976 Oct
5. Laskin RS Unicompartment tibiofemoral resurfacing arthroplasty. J Bone Joint Surg Am 60A:182–185, 1978
6. Goodfellow J, O'connor J. The mechanics of the knee and prosthesis design. J Bone Joint Surg Br 60B:358–369, 1978
7. Goodfellow JW, Kershaw CJ, Benson MK, O'Connor JJ. The Oxford knee for unicompartmental osteoarthritis. The first 103 cases. J Bone Joint Surg Br 70:692–701, 1988
8. Stern SH, Becker MW, Insall J. Unicompartmental knee arthroplasty. An evaluation of selection criteria. Clin Orthop Relat Res 286:143–148, 1993
9. Berger RA, Nedeff DD, Barden RN, Sheinkop MN, Jacobs JJ, Rosenberg AG, Galante JO. Unicompartmental knee arthroplasty. Clin Orthop Relat Res 367:50–60, 1999
10. Berger RA, Meneghini RM, Jacobs JJ, Sheinkop MB, Della Valle CJ, Rosenberg AG, Galante JO. Results of unicompartmental knee arthroplasty at a minimum of ten years of follow-up. J Bone Joint Surg Am 87:999–1006, 2005
11. Price AJ, Webb J, Topf H, Dodd CAF, Goodfellow JW, Murray DW, Oxford Hip and Knee Group. Rapid recovery after Oxford unicompartmental arthroplasty through a short incision. J Arthroplasty 16:970–976, 2001
12. Gesell MW, Tria AJ, Jr. MIS unicondylar knee arthroplasty: surgical approach and early results. Clin Orthop Relat Res 428:53–60, 2004
13. Choi YJ, Tanavalee A, Chan A, et al. Unicondylar knee arthroplasty: Surgical approach and early results of the minimally invasive surgical approach, in Scuderi GR, Tria AJ Jr, (eds.), MIS of the Hip and the Knee: A Clinical Perspective. New York, Springer, 2004

第3章 单髁膝关节置换术的髓外张力测量技术

Paul L. Saenger

髓外张量仪（张力测量仪）和外科技术的发展使切割导向装置的定位更加简易、准确，有利于M/G单间室假体的植入，同时还减少了这种有限重建术的术后并发症。单间室膝关节置换术试图通过仅在术侧间室内植入假体来恢复下肢对线和关节软组织的平衡，从而减轻疼痛，改善功能。包括触片、移动支撑装置或固定式关节假体等在内的所有这些单间室移植物，无论植入多么成功都会影响恢复效果。

植入假体的外科技术多种多样。植入用的仪器系统需要进行直觉评估，与股骨、胫骨的切割无直接联系。采用这种技术时植入物必须经过有效的改型装配。首先对股骨和胫骨进行切割，然后按给定的体积和宽度选择植入设备，以便达到最佳配合和屈伸间隙。切割骨不是按给定的植入物预先确定的，而是一些近似值。由于是近似值，所以在选择植入物尺寸时不受限制。

骨切割与随后插入的植入物之间的这种关系使植入物的特定几何形状正好能填充已形成的屈伸间隙，因此要记住，这是能否达到所期望的角度和软组织平衡的关键。目前的仪器可以保证预定的骨切割是相对于膝关节矫正后的体位来定位的。骨切割是针对给定植入物的尺寸而做的，二者直接相关。本文所述的髓外张力测量技术采用的是直接连锁专利仪器，要依据胫骨和胫骨来选择。先了解预定植入物在屈伸位的尺寸，然后用切割导向器做出相应的空间，即屈伸间隙，以适应特定的复合型植入物。

张量仪

张量仪是一种可调节的插入式定位装置，与胫骨和股骨的切割表面相结合，在伸展位置于股骨和胫骨之间，同时要使关节面保持在矫正后位置上。这样就可以按特定的宽度和倾斜度加工为给定植入物设置的空间，然后再设置表面切割导向器。两个切割面的关系是针对预定的软组织张力和下肢对线矫正量确定的（图3.1）。

对猜测可能造成的不平衡需要进行修改或补偿预先确定屈伸间隙则可以避免这一点，使随后肉眼修改的需求降低。应用对线仪器，先测量再切割，可以消除误差及二次切骨的复杂性。

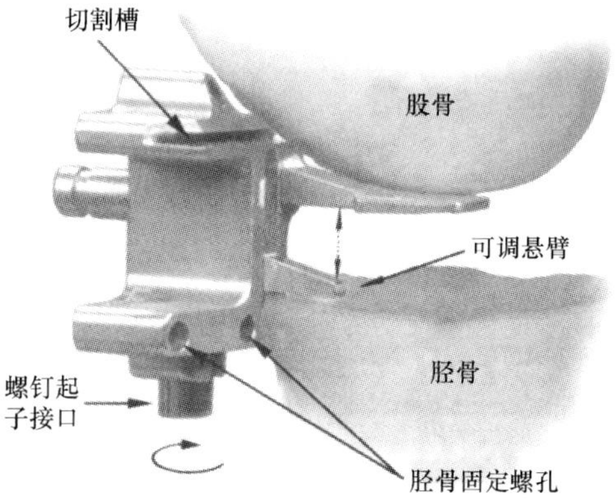

图3.1 张力测量仪。

微创手术

开发髓外张量系统的主要目的是降低与

这种有限重建术相关的发病率。任何外科手术的侵害都远不止切口长短这一个方面。就膝关节重建来说，股四头肌的切断程度、髓腔的侵入量[1,2]或止血带的使用，都会增加术后发病率。微创手术的目的就是要避免或限制这些因素。张量技术只需要 4 ~ 7cm 的小切口，适度切割股内侧斜肌，不侵入髓腔，而且不使用止血带。

本章介绍的器械和植入物，可能很快就被新的型号所取代。然而，将人造植入物附着于宿主骨上以便解剖重建关节表面的概念和应用将保留下去。此植入手术比以往手术更准确，创伤更小。Zimmer M/G 单髁植入物及相关的髓外张量仪和技术很好地迎合了时代的发展。

植入物

单髁膝关节重建术采用的股骨和胫骨植入物酷似宿主关节面的原有几何形状，并用骨水泥将仿生植入物固定到切割后的骨上，显示了优良可靠的效果[3-8]。多个系列现已证明，M/G 单髁假体在中老年人群中可以拥有至少 10 年寿命，其成功率等于或优于全膝关节置换术[9-11]。该假体包括一个双凸的铬钴股骨组件，此组件背面有三个面，用来匹配股骨上切割后的三个面。股骨上计划好的切割决定着植入物的位置和方向。胫骨植入物有单块式和组件式，宽度分为 8mm、10mm、12mm、14mm 不等，也用骨水泥固定于胫骨上计划可好的切割面（图 3.2）。

先测量，再切割

在植入物植入前，要保证关节和下肢维持在经过特殊矫正的姿势，且做好骨的定向处理。

张量技术用一个间隙填充张力仪作为可调节的扩张装置放置在股骨和胫骨之间，以维持伸展位经过矫正的对线和组织平衡。为此，要用固定螺钉固定好股骨和胫骨的

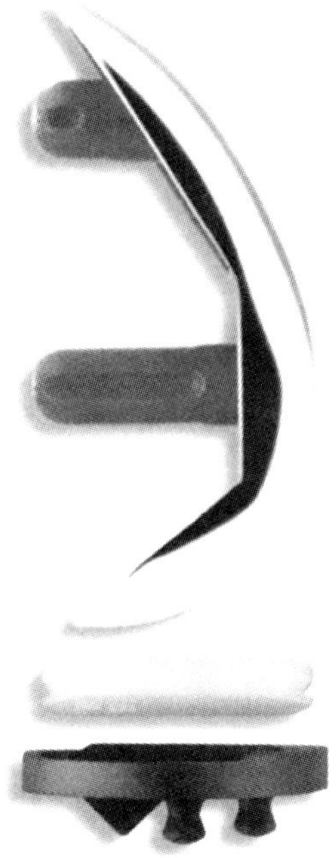

图 3.2　M/G 单髁假体。

切割组件，以便创造一个与植入物预定宽度相等的间隙。切割面的定向可以精确控制。这些切割面在冠状面上彼此平行。矢状面上，胫骨的斜率可调至 3°、5°或 7°。确保切割面之间的关系最佳，否则容易改变（图 3.3a，b）。

矫正量多少？

某些情况下，单间室病变并不产生关节间隙的明显畸形，因此对线及组织平衡保持完好。在这种情况下，维持现有的动态几何关系是本手术的基本目标。更多情况是，单间室疾病中出现关节和半月板软骨的偏心性缺损，膝关节呈内翻或外翻。这种关节内缺损会影响韧带的稳定性。通过恢复关节内间隙，可以使韧带恢复到紧张状态。假设没有任何软组织挛缩，用同等大小的植入物替代失去的骨与软骨，就可以很好地恢复软组织张力以及下肢机械轴线与解剖轴线的对线。

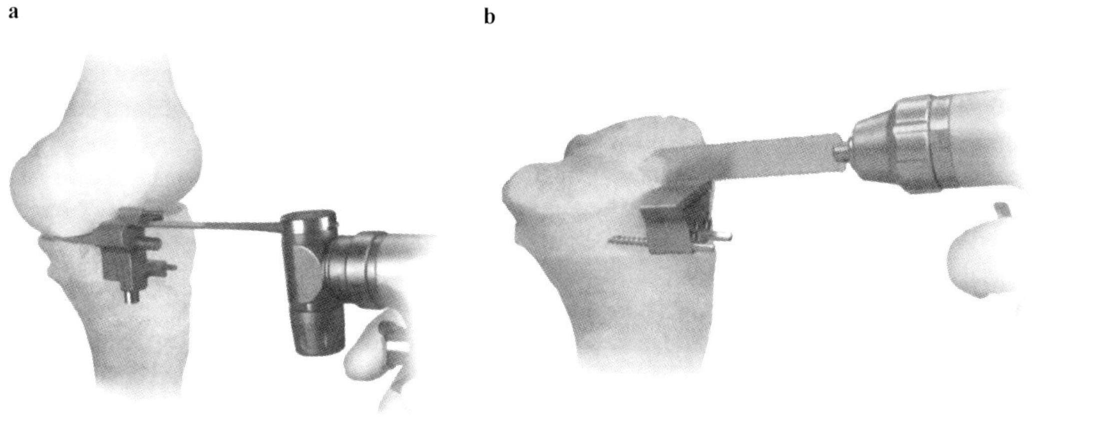

图3.3 （a）用胫骨固定螺钉固定张量仪，使张量仪充当股骨远端切割组件。（b）然后支撑并定位胫骨切割组件。

下肢的对线和软组织的平衡也是全膝关节置换术成功与否的重要环节。然而必须认识到，全膝关节置换术中下肢的对线完全取决于切割角度。而单髁膝关节置换术并非如此。例如，全膝关节置换中，胫骨切割于0°，股骨切割于6°，那么股胫角为6°。改变塑料垫片的厚度只会影响软组织的张力，而不会影响下肢的对线角度。

UKA与TKA不同，改变插入物的厚度不仅会影响软组织的张力，还会影响患肢的对线。其对线角度改变的原理类似于胫骨高位截骨术（HTO）中楔形切除或插入。然而，它与胫骨高位截骨也有不同，单髁植入发生于关节内，一旦软组织张紧后植入物过厚会造成关节过度填塞。假体过宽会产生关节内压力，不仅会损害植入物而且会损害术侧间室[12]。所以避免在关节屈伸运动弧内过度填塞关节非常重要。

下肢的机械轴线是一条通过髋关节、膝关节和踝关节中心的直线。此系统假定，0°机械轴为参考点而不是目标点。一般认为，膝关节由于缺少内侧关节软骨而内翻，可能是相对于0°机械轴的某种内翻，甚至先于下肢对线的病理改变。因此，强行使膝关节回到0°位会超出其正常范围，而且还会使内侧韧带过分张紧。所以当用机械轴作参考标准时，往往不能完全校正至0°[13]。

对线和软组织张力二者是直接相关的，都可以帮助评估校正，但软组织张力更为关键。即便现在更精确的间室内压力测量方法已被应用，目前的治疗体系依然依赖于医生的手和眼，松解2mm韧带以缓解外翻（或外侧重建中的内翻）压力。不管对线与否，只要韧带太紧、关节充填过度，就会影响手术的长期效果。

就笔者的经验来说，适合本手术的大多数膝关节可以得到充分纠正，而无须软组织松解。当然，很多膝关节可能有轻微或根本没有成角或韧带畸形。然而，在一些选定的病例，则需要通过松解软组织挛缩来获得正确的对线和适当的软组织张力（图3.4 a，b）。

手术技术

内髁退行性关节病可以看做一种伸展病变[14]。以股骨软骨的丢失为例，膝关节屈曲时，胫骨相关节后髁的软骨丢失往往最小。相反，伸展时，后髁远端与胫骨相关的部位，软骨丢失较多。所以，膝内翻是一种伸展畸形，需要在伸展位矫正（图3.5）。

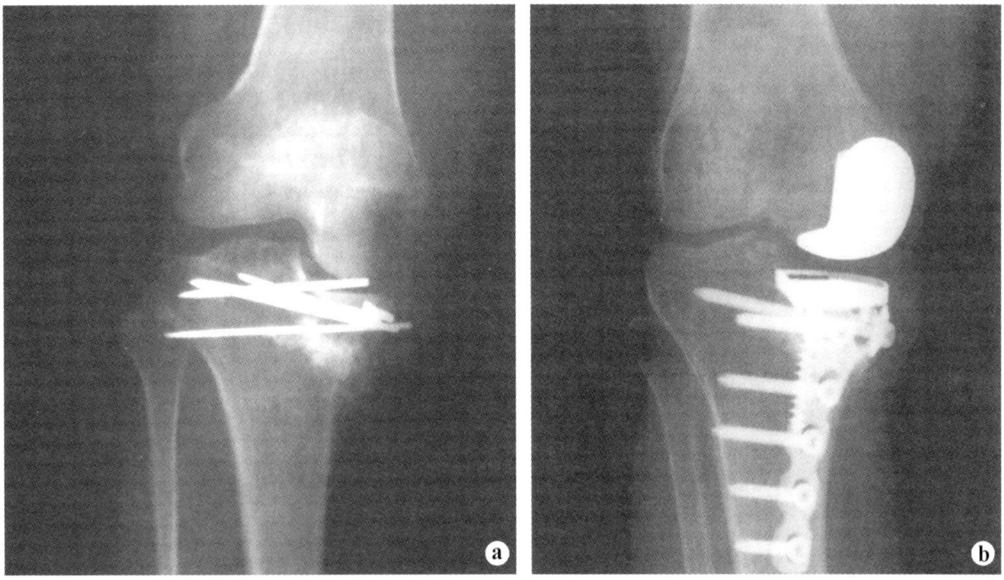

图 3. 4　(a) 51 岁女性，胫骨内侧平台骨折固定不当，9 个月后骨折不愈合伴膝内翻。(b) 行软组织挛缩松解并采用 Sulzer 自然膝单髁重建术后 4 年的 X 线片。术前活动范围：5°～65°；术后活动范围：3°～122°。

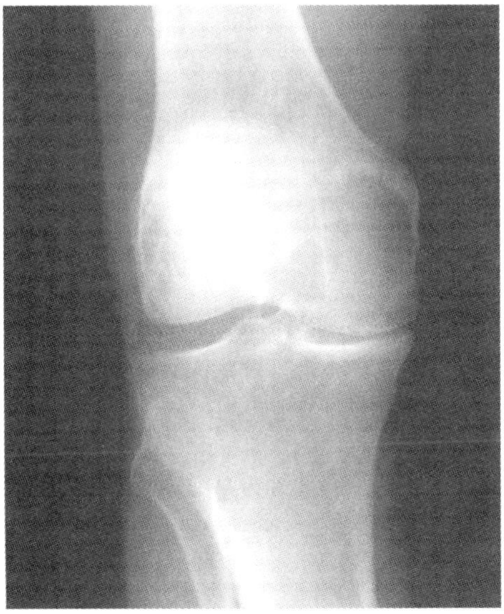

图 3. 5　内侧退行性关节病伴内翻畸形的 X 线片。

在切割导向器（用于重新正确合适的关节线）的引导下，削减股骨远端，调节好插入到受累关节腔内的髓外张量仪，以维持矫正后的伸展对线。用公共固定杆固定股骨和胫骨，调整好骨块的切割量先切割股骨远端再切割胫骨，为放置植入物准备好预定的空间（图 3. 6a-e）。

伸展病理重建之后，需要调整屈曲间隙。重要的是，不要由于骨切割不当或者股骨尺寸不准确而造成的屈曲间隙过松或过紧而使膝关节在屈曲位受到损伤。为避免这种并发症，应使用测量仪预测屈曲间隙，以确保股骨后侧与胫骨切割后形成的屈曲间隙所产生的软组织张力与伸展状态的软组织张力一致。

髓外张量测量技术旨在完成后面的手术步骤。改变操作顺序可能会达不到预期效果。有经验的术者用 4～7cm 的皮肤切口就可以完成此手术。随着技术的创新，将来切口还可以更小。

由于空间有限、韧带完整、切口适度，为了达到充分的显露，下肢要以特定的方式来定位和操作以适应不同的手术步骤。例如，膝关节伸展，可松弛股四头肌来移动髌骨，在股内侧斜肌完好的情况下即使轻度屈曲也无法移动髌骨。因此，某些步骤最好在全伸位进行，而其他一些步骤需要屈曲膝关节至 120°。进行内侧重建时，保持外翻应力并使下肢外旋，再应用拉钩，可以大大提高膝关节的显露。

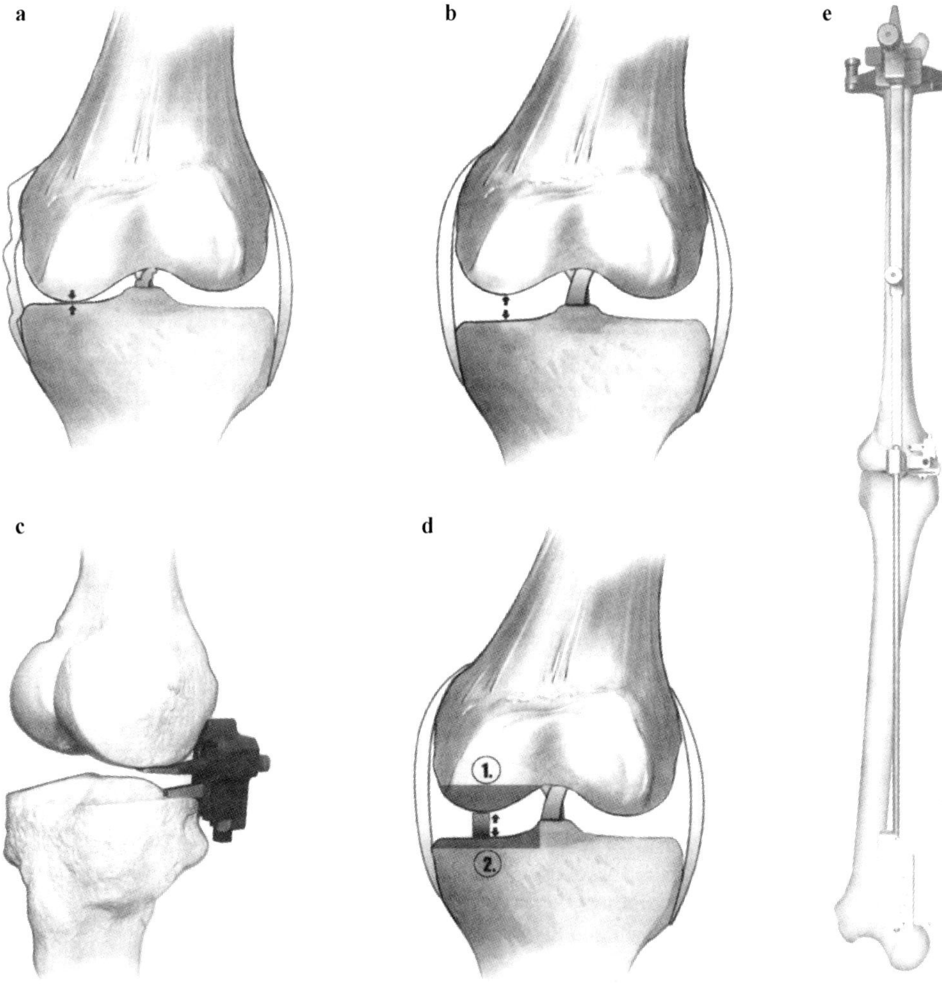

图 3.6 打开缩窄的内侧间室（a），直到张紧各条内侧韧带（b）。（c）用张量仪填充间隙。（d）按照预定的植入物调整平行切割面①和②。（e）用附带的对线杆确认定位。

下面描述的手术技术反映了一名外科医生的操作方式。这对降低发病率以及植入物的正确定位相当有用。其中包括：拍摄术前髋关节前后位 X 线片，并在髋关节上做出标记，以便准确确定机械轴线作为下肢对线的参照点。而且认为不必使用止血带。单髁置换通常认为不拍术前 X 线片，应用止血带就能成功完成。而且还认为，植入这种和类似设计的假体，以及配合使用切割线测量导向装置，许多病例都报道了良好效果。这是对植入假体外科医生的技能和知识水平的信任。这也表明这些固定植入物具有很好的潜能和适应性。髓外张量测量技术的发展使微创手术器械的切割更精准、重复性更好，从而减低手术的固有复杂性。

单髁重建手术大多在内侧做，而且主要人群是骨性关节炎导致的内髁缩窄的中老年男性和女性。因此，下文所述的手术步骤是针对这种病理描述并假设存在内翻对线不良伴内侧韧带松弛，因而不做软组织松解即可矫正。手术步骤与畸形程度无关。外侧重建除了切口在髌骨外侧，其本质与内侧重建一样。

手术步骤

切口

切口的长度和位置取决于屈曲位进行的某些手术步骤所要求的显露程度（表 3.1）。在伸展位，关节造口术提供了一个可移动的窗口，以获得更好的手术视野。而在屈曲位，股四头肌紧张，而且髌骨锁在滑车内。股骨远端与胫骨连接线的前面正好位于髌腱的内侧，所以知道屈曲位必须显露的部位有助于确定皮肤和支持带切口的长度和位置。

表 3.1　单髁膝关节置换术髓外张量仪技术的手术步骤

1. 切口
2. 切除胫骨前侧隆起
3. 纠正对线
4. 股骨远端切割
5. 胫骨切割
6. 屈曲和伸展间隙
7. 股骨前侧标记
8. 股骨成形导向器的尺寸测量和定位
9. 胫骨的尺寸测量及成形
10. 试模及骨水泥固定

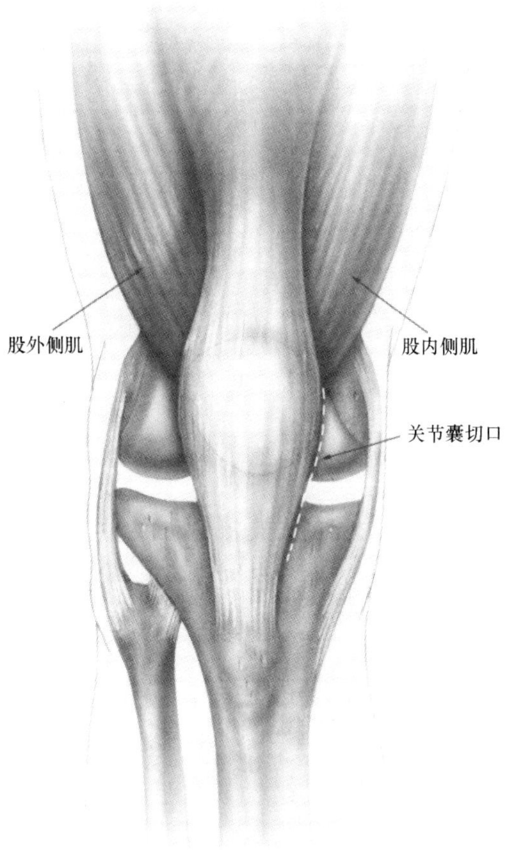

图 3.7　切口。

因此，在膝关节屈曲时，在髌骨上极附近至关节线下几毫米的中线稍内侧做一个切口。同样，切开内侧支持带和脂肪垫。切除半月板前 1/3 处的脂肪垫。电凝止血。切除股骨、胫骨和髌骨上的骨赘。膝关节屈曲时，可以用 90°的 Hohmann 拉钩暴露切口，用 1 ~ 2 个此类拉钩暴露内侧胫骨。由此可以避免应用钢锯时损伤交叉韧带和内侧副韧带（MCL）（图 3.7 和图 3.8）。

切除胫骨前侧隆起

胫骨前侧隆起的去除可以让张量仪的放置和操作更加容易。用摆锯沿胫骨内侧缘，平行于胫骨轴，切 2 ~ 3mm 深切口。然后再用摆锯垂直于胫骨轴，去除约 3mm 厚的胫骨前侧隆起。得到的间隙有利于间隔设备的插入，并能改善胫骨设备与胫骨前侧平台的接触（图 3.9）。

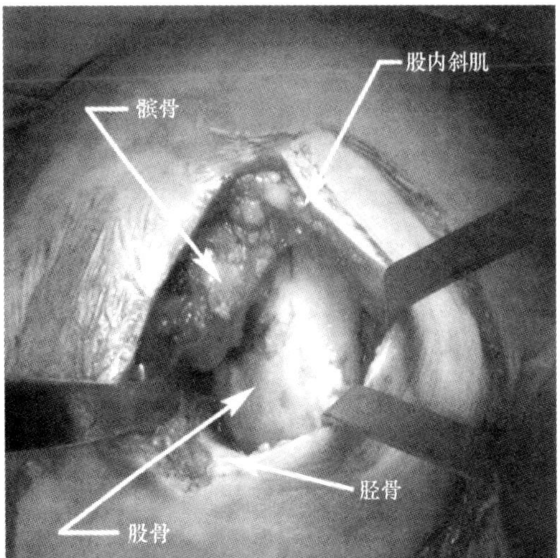

图 3.8　屈曲位视野。

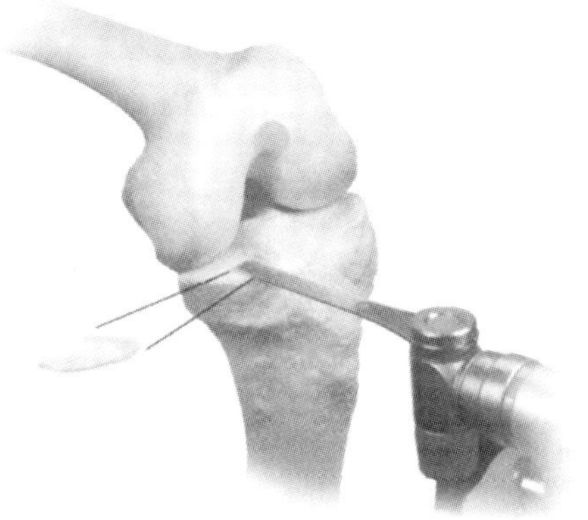

图3.9　切除胫骨前侧隆起。

纠正对线

伸展膝关节，安放张量仪和对线杆。为了便于组装，应将张量仪置入附有连接桥的关节内。把胫骨对线杆夹紧到下肢远端，松动固定螺钉来进行多向调整。通过近侧的股骨圆杆操作张量仪和连接桥，把胫骨的方形对线杆插入连接桥上的方孔内（图3.10）。

完成以上步骤后，调整胫骨杆，使之分别平行于胫骨的前后面和侧面（图3.11）。先确定好切割胫骨的方向，之后再考虑胫骨的切割深度。膝内翻纠正前，股骨杆投影于股骨头的外侧。用手予以外翻应力，纠正内翻，使软组织张力均衡，不能纠正太过。此时，股骨杆相对股骨头的投影应该稍微靠外（图3.12）。

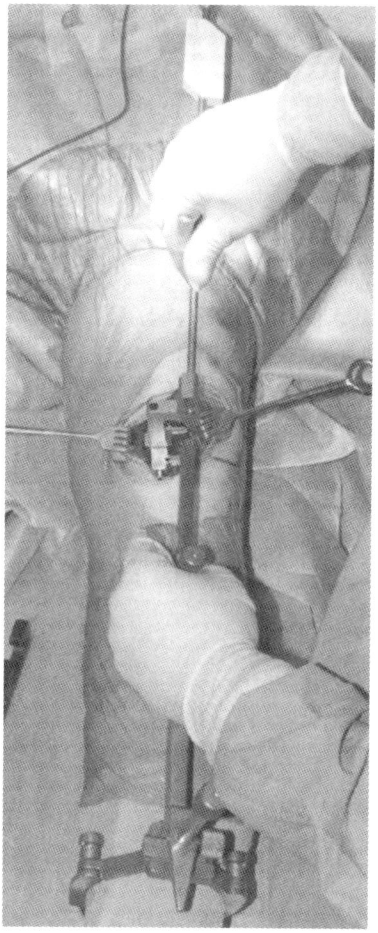

图3.10　组装张量仪、连接桥和杆。

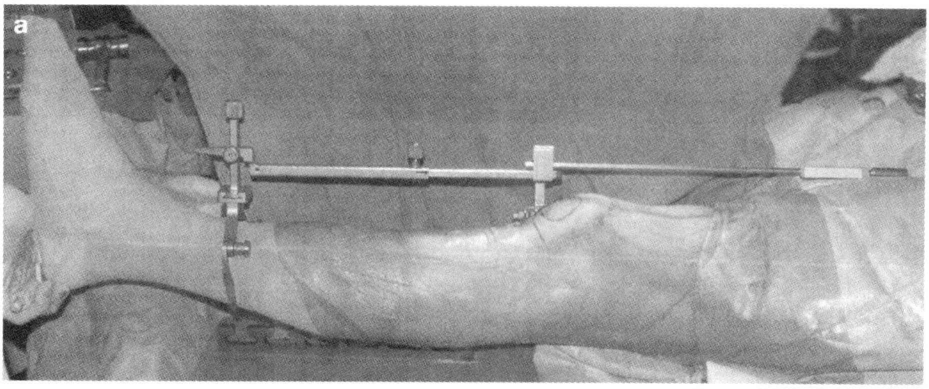

图3.11　(a) 胫骨对线杆需平行于胫骨的前后面。

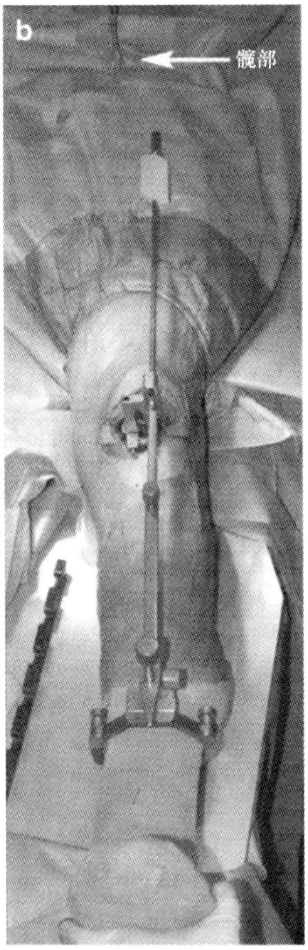

图 3.11 续　(b) 胫骨对线杆需平行于胫骨的侧面。

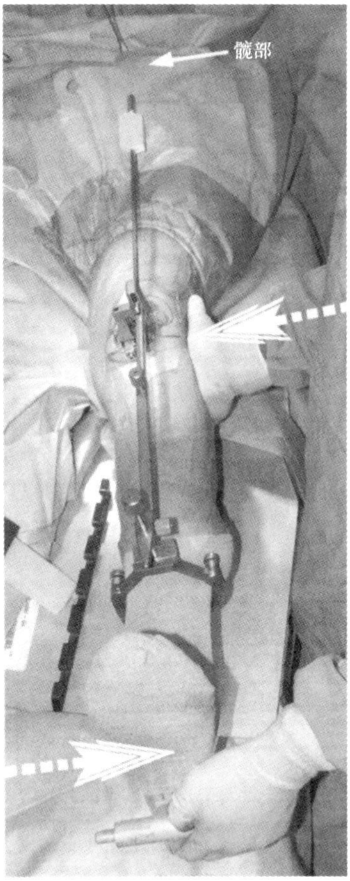

图 3.12　人工矫正对线。

术者维持伸膝位手动矫正，同时，助手调节张量仪的螺母，撑开张量仪，直到触及上下两端。撤去手动应力会发现，对线角度的矫正维持不变，软组织张力也较平衡。如果矫正满意，在股骨近端孔内拧入一枚带帽螺钉，然后再在胫骨拧入两枚无帽螺钉。

股骨远端切割

移除桥和杆，留下股骨远端切割导向器。成角拉钩置于内侧，皮肤拉钩沿髌骨牵开，用摆锯切割股骨远端。膝处于伸展位，切割到后方时，小心不要损伤软组织。移除股骨的带帽螺钉，回缩张量仪，沿保留的胫骨螺钉滑出张量仪（图 3.13）。

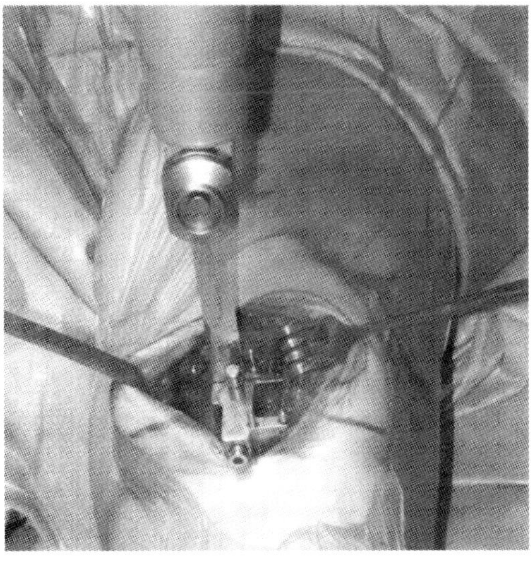

图 3.13　切割股骨远端。

胫骨切割

为了适应小切口，膝关节仍处于伸展位，此时将不同的胫骨切割板（坡度为3°、5°或7°）放在需要的水平（8mm、10mm、12mm或14mm）并将其用Kocher钳固定在每个无帽螺钉上。现在将膝关节屈曲至90°以便放松及保护后方软组织。使腿外翻、外旋，然后放置拉钩。

首先，在矢状位上将往复锯片放在切痕内，沿着切割板切除。将锯片留在原位作为接下来切除的侧界。现在，在受保护的交叉韧带和内侧副韧带之间，用摆锯进行胫骨平台的倾斜切除（图3.14a，b）。

屈曲和伸展间隙

股骨组件尺寸测量及定位对后髁十分重要。因此，在确定股骨组件前使将要形成的屈曲间隙与已建立的伸展间隙相适应是很重要的。这将用配套的伸展-屈曲间隙测量仪器完成。如果这时发现空间狭小，在将假体置入后髁切面和相应的假体宽度前，要从后髁刮除必要的软骨和骨组织来打开屈曲间隙。此时需测量股骨。在测量和完成股骨切割前调整屈曲间隙比较简单，之后再进行调整则比较困难（图3.15a，b）。

首先用伸展间隙测量仪检查伸展间隙。它较厚的一端与给定的胫骨和股骨植入物的复合物宽度相等。选择一个能达到所要求的对线和软组织平衡的理想假体。这通常与所选择的胫骨切面相适应，以8mm或10mm为宜。无论复合物宽度选择的是8mm、10mm、12mm或14mm，都应保证屈曲间隙，然后把测量仪较薄一端插入，调整那些突出的组件，其宽度只要与计划的胫骨组件相适应即可。如果屈曲间隙较小，除非将作为股骨导向的后方参考点向前移，否则植入的植入物再建的间隙仍较小。因此，如果间隙小了，则需切除软骨，必要时还要切除骨组织以充分打开屈曲空间。

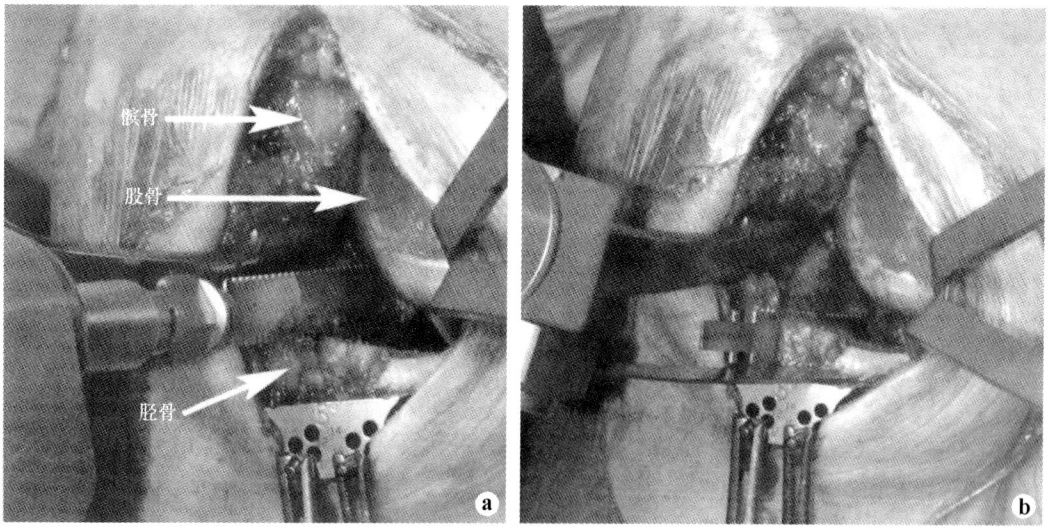

图3.14 （a）用往复锯沿内髁外侧切割到胫骨切割板。（b）将锯留在原位并用拉钩保护内侧副韧带，以便进行摆锯切割。

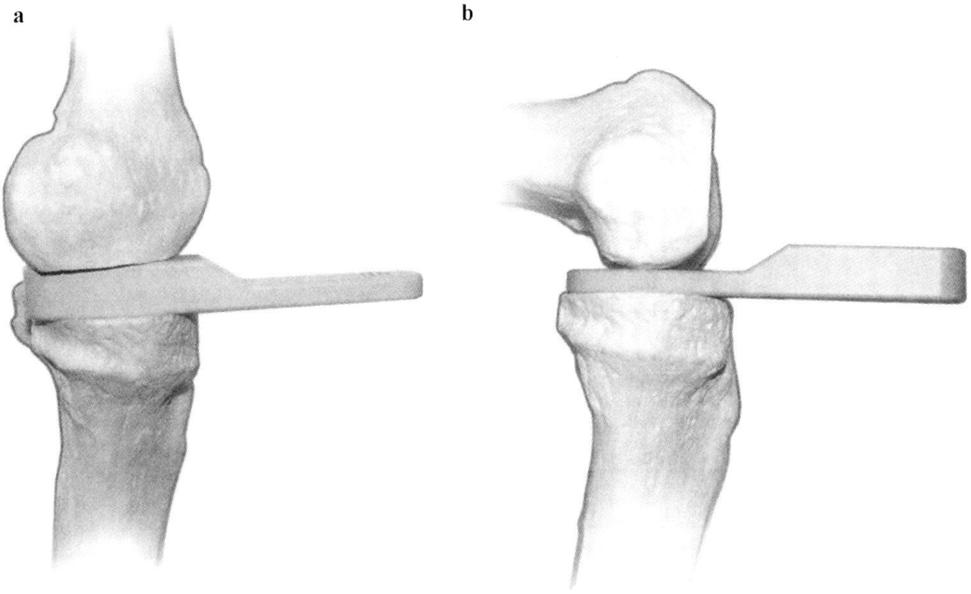

图3.15　伸展间隙（a）和（b）屈曲间隙测量仪。

股骨前侧标记

此时可以测量并放置股骨组件了。要准确地完成这一工作需要清晰地暴露整个股骨远端切割面。由于屈曲时前方视野有紧张的股四头肌和髌骨，一般不在屈曲位进行操作。而当处于伸展位且股四头肌放松时，很容易看见整个切割面。有效地利用伸展位清晰的视角，可在远端切割面前部做一标记以引导股骨假体安放。当膝关节屈曲时，只需看见此标记，而不是整个股骨切面。这将减少牵拉股四头肌分离或者髌骨移位（图3.16a，b）。

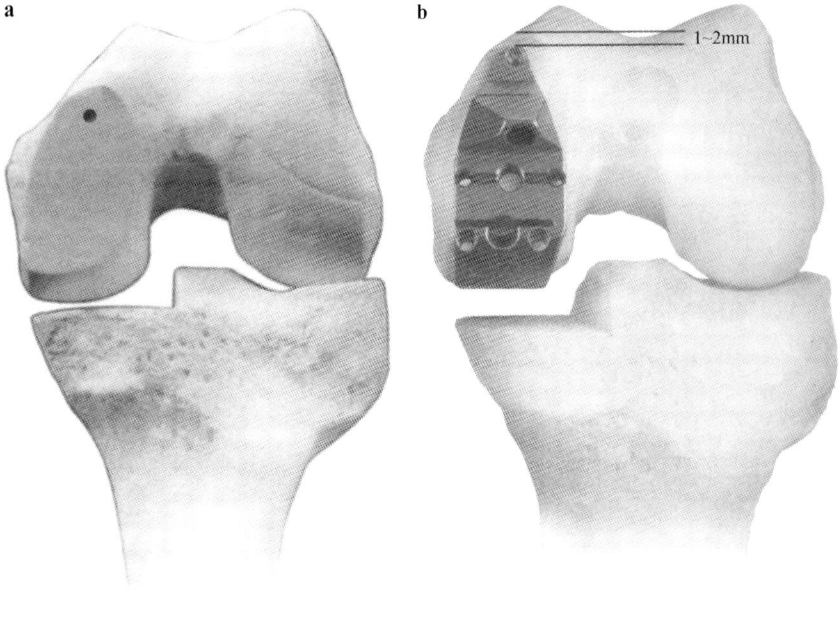

图3.16　（a）标记股骨前端。（b）螺钉固定于标记之处。

而且，为了随后定位成形导向器，在股骨伸展位时标记的优点是能够将股骨组件前部对中心定位到胫骨平台切面上。如果假体的切面和螺钉孔在伸直位时对中定位，然后在屈曲位对中定位胫骨切面，则假体将在整个关节活动度内相应对中定位，这样就可以防止胫骨假体的边缘加载。

股骨成形导向器的测量和定位

用电灼或钢笔在伸直位的股骨前方做标记，将膝关节屈曲至90°，然后放置拉钩。选择股骨成形导向器，使其在切断后髁后，前钉孔要与标记相适应。如果不能确定哪个型号最适合，选择一个较小的型号以防止股骨植入物超出股骨切面前部而碰到髌骨。

用一个带帽螺钉穿过标记上的孔来固定导向器前部。在膝关节仍处于屈曲位时，将导向器的后部旋转至正对胫骨切面中心的位置。这通常需要将导向器凹面与股骨切割面的凹面边缘对齐来完成。当导向器的后部用1个或2个螺钉固定后，钻出无帽螺钉孔并完成斜面切割，最后处理后髁。移除前部的螺钉，然后移除导向连同附着的后髁碎片（图3.17a-d）。

当所有切割完成后，间室后面的显露是最大的。先移除剩余的内侧半月板，然后用弯的骨凿清除后髁以保证形成的隐窝没有屈曲限制。

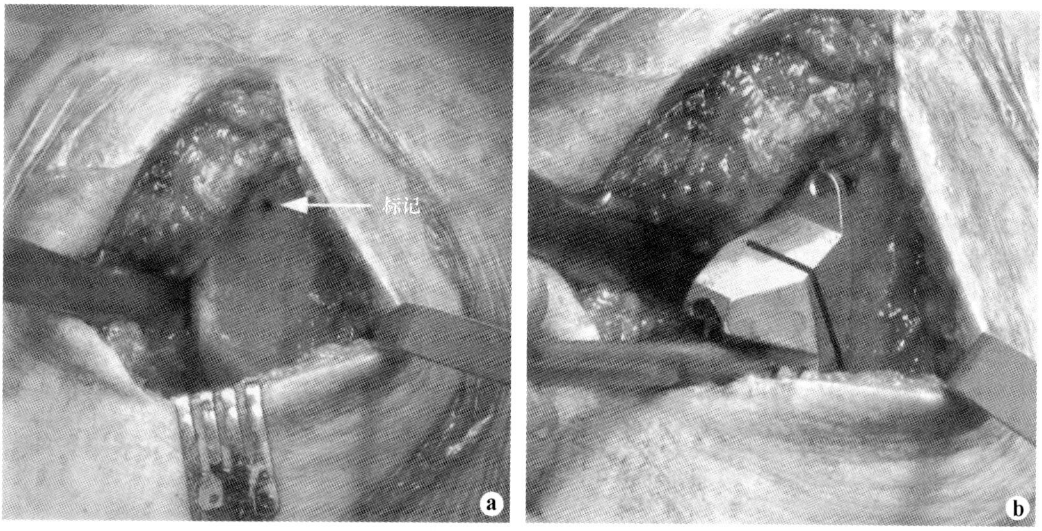

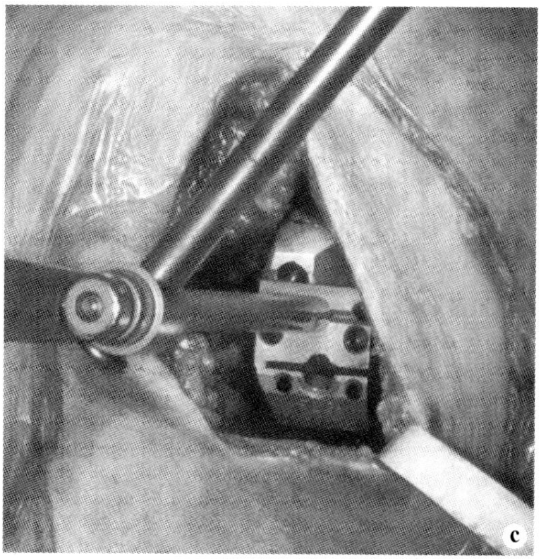

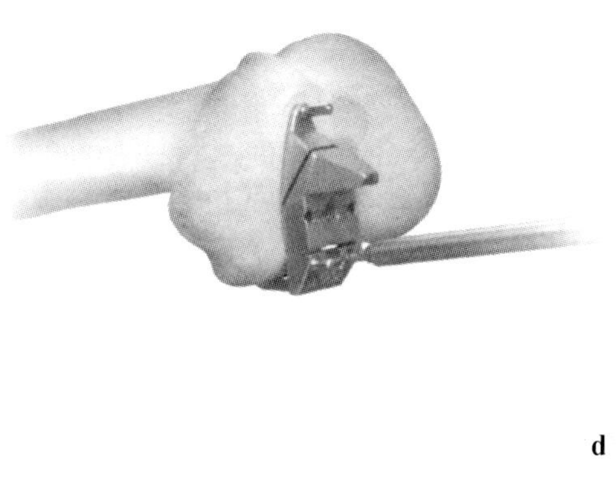

图3.17 （a）做一个标记，（b）将其作为固定股骨切割导向器于前方的参照点，（c）再将股骨成形导向器转到后方，（d）然后用螺钉固定。

胫骨的测量及成形

用测量杆来确定胫骨切面理想的覆盖度。如果结果在两个型号之间，应切除胫骨棘的一小部分以适应较大的型号。将临时的平台压紧并钻孔。挤压平台往往会将其推向后方。先用一个短螺钉稳定平台前部，这样能够防止其移位（图 3. 18a，b）。

试模及骨水泥固定

胫骨平台就位后屈曲膝关节。在切口小且髌骨无移位的情况下，放置股骨试件以及其后的假体有一定难度。而让膝关节屈曲至 120°且持续施加外翻和外旋应力将使操作容易进行。将股骨试件旋离髌骨，将较长的后柱放入其在股骨的孔中并轻压。然后慢慢地伸展膝关节直至髌骨足够松弛能让试件旋到它下面。将较短的前柱与其对应的孔对齐，将试件完全压入。

再次屈曲并紧张膝关节，将塑料试件放进去。在伸展位，需要注意肢体的对线。重要的是，要再次检查组织的平衡是否合适。对于给定的植入物，一般认为在屈曲和伸直位外翻应力均将产生大约 2mm 的开口。一个 2mm 宽的张力测量仪是合适的。小于这个宽度的狭小间隙是不可以的。如果所有切割均按所述顺序进行，那么到这一步将不会有什么问题。尽管如此，也要仔细检查张力。而且要检查股骨组件的运动轨迹在整个活动范围内是否位于胫骨植入物的上方中央，以保证没有滑车撞击（图 3. 19a-d）。

检查有无碎屑，采用脉冲清洗法清洁骨的切割表面，干后在屈膝位将涂有骨水泥的胫骨植入物压入。给术肢施加外翻和外旋应力，看清溢出的多余骨水泥并用弯刮刀清除。

对于股骨组件，再次将膝关节屈曲至 120°并将股骨植入物按上述方式放入。先放好后螺钉，伸展膝关节直至把较短的螺钉旋转到位，然后将其完全压入。清除所有溢出的骨水泥。现在插入选好的塑料假体，并支撑足部使膝关节伸展，等待骨水泥硬化。可同时插入引流管和关闭伤口（图 3. 20）。

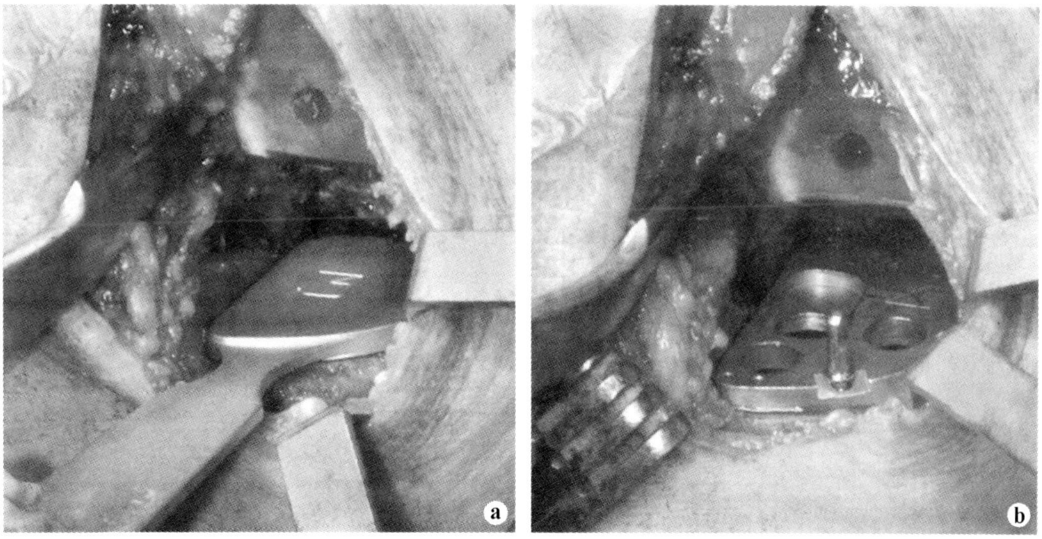

图 3. 18　测量（a）并固定（b）临时胫骨平台。

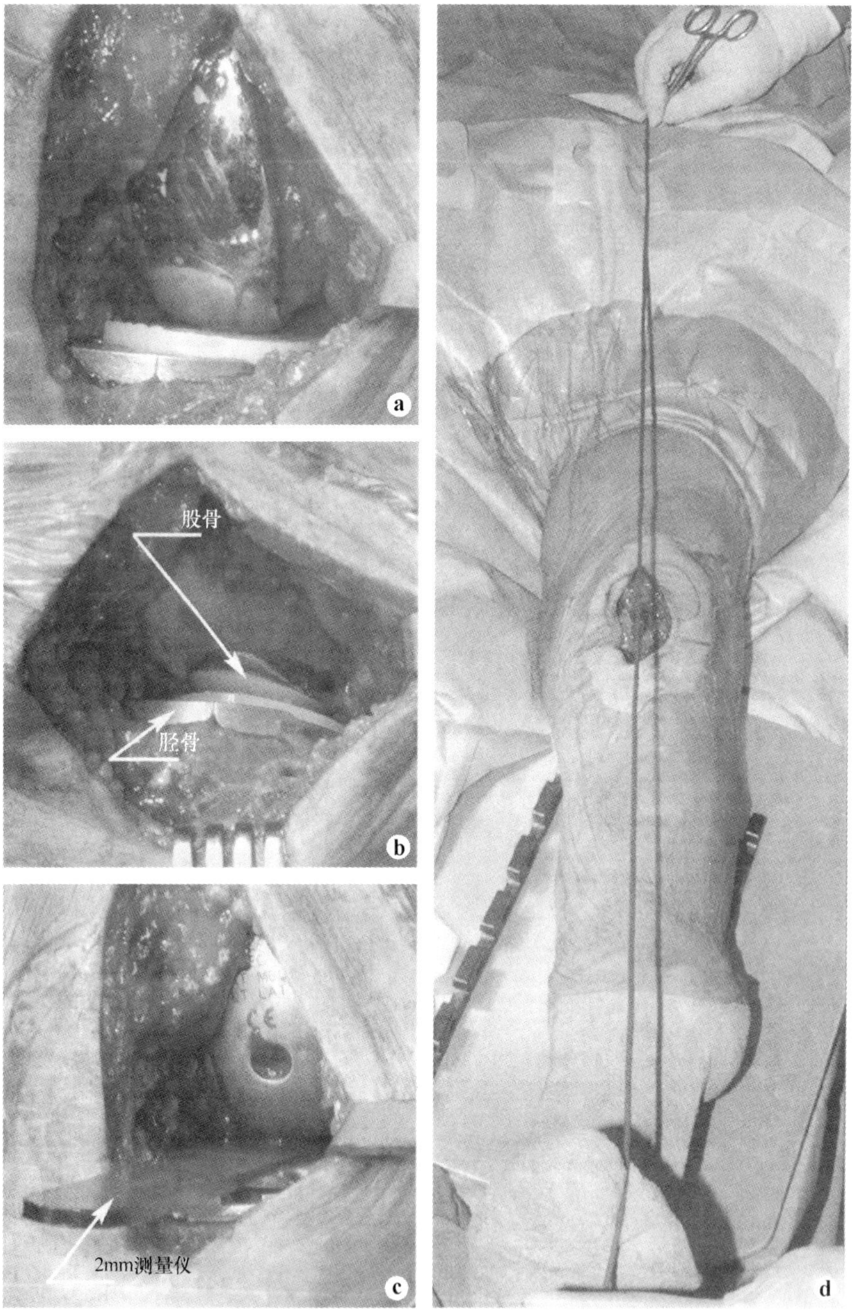

图 3.19 股骨假体要在膝关节屈曲（a）和伸展（b）时均位于胫骨上方的中心。检查软组织的张力（c）以及肢体的对线（d）。

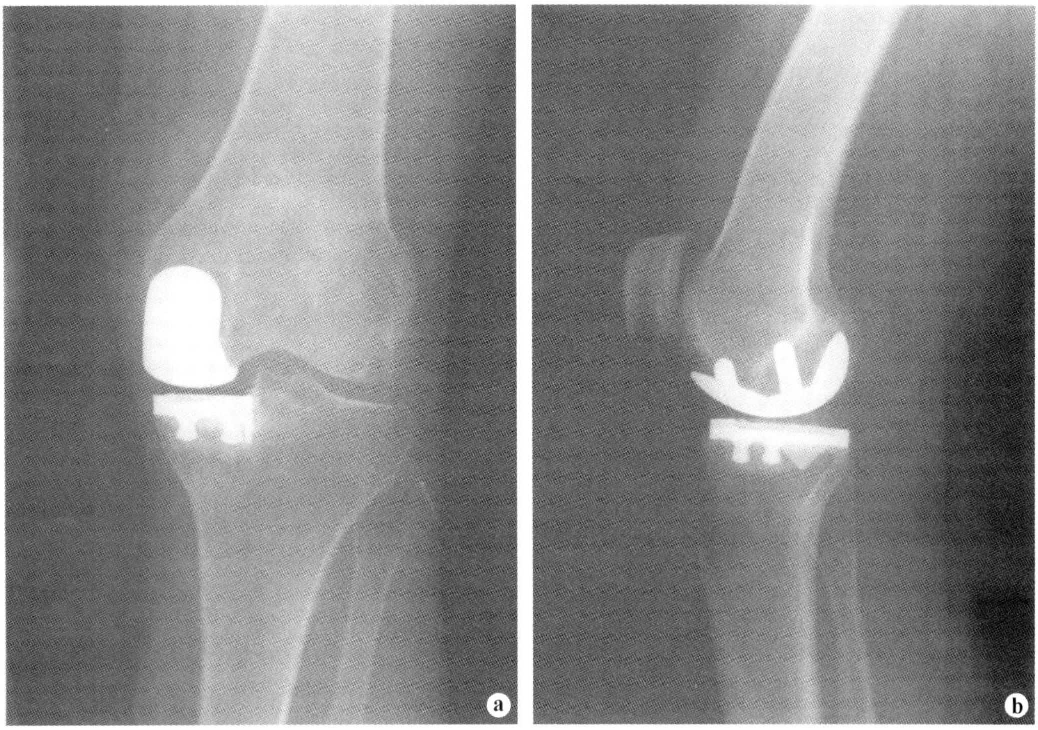

图 3.20　M/G 单间室膝关节置换术的正位（a）和侧位（b）X 线片。

结论

诸如 M/G 单髁假体之类的植入物中期效果良好，而采用改良的材料和理想的设计能够达到长期的成功。现在面临的挑战是，要在加强外科医生良好的对线能力和平衡膝关节能力的同时提高外科技术来进一步减少植入物的病变。髓外张量技术在纠正对线和软组织后，运用适当的髓外仪器进行胫骨、股骨联合导向切割。此技术已达到设定目标。

（徐 康 译　叶伟胜 李世民 校）

参考文献

1. Caillouette JT. Fat embolism syndrome following the intramedullary alignment guide in total knee arthroplasty. Clin Orthop Relat Res 1990; 251: 198–199
2. Kolettis GT. Safety of one-stage bilateral total knee arthroplasty. Clin Orthop Relat Res 1994; 309:102–109
3. Hasegawa Y, Opishi Y, Shimizu T. Unicompartmental knee arthroplasty for medial gonarthrosis: 5 to 9 years follow-up evaluation of 77 knees. Arch Orthop Trauma Surg [Germany] 1998; 117(4–5): 183–187
4. Murray DW, Goodfellow JW, O'Connor JJ. The Oxford medial unicompartmental arthroplasty: a ten-year survival study. J Bone Joint Surg (Br) 1998; 80(6):983–989
5. NewmanJW, AckroydDE, ShahNA. Unicompartmental or total knee replacement? Five-year results of a prospective, randomized trial of 102 osteoarthritic knees with unicompartmental arthritis. J Bone Joint Surg (Br) 1998; 80(5):862–865
6. Tabor OB Jr, Tabor OB. Unicompartmental arthroplasty; a long-term follow-up study. J Arthroplasty 1998; 13(4):373–379
7. Marmor L. Unicompartmental knee arthroplasty: ter to thirteen year follow-up study. Clin Orthop Relat Res 1988;226:14
8. Scott RD. Unicompartmental knee arthroplasty. Clin Orthop Relat Res 1991;271:96–100
9. Berger RA, Nedeff DD, Barden RM, et al. Unicompartmental knee arthroplasty: clinical experience at 6- to 10-year follow up. Clin Orthop Relat Res 1999;367:50–60
10. Argenson JN, Chevrol-Benkeddache Y, Aubniac JM.

Modern cemented metal-backed unicompartmental knee arthroplasty: a 3 to 10 year follow-up study. 68th annual Meeting of the American Academy of Orthopaedic Surgeons, 2001
11. Pennington DW, Swienckowski JJ, Lutes WB. Unicompartmental knee arthroplasty in patients sixty years of age or younger. J Bone Joint Surg 2003; 85A:1968–1973
12. Laskin RS. Unicompartmental tibiofemoral resurfacing arthroplasty. J Bone Joint Surg 1978;60: 182–185
13. CartierP,SanouillerJL,DreisamerRP.Unicompartmental knee arthroplasty: 10-year minimum follow-up period. J Arthroplasty 1996;11970:782–788
14. Romanowski MR, Repicci JA. Technical aspects of medial versus lateral minimally invasive unicondylar arthroplasty. Orthopedics 2003;26:289–293

推荐读物

Philip Gavin. The History Place. http://www.historyplace.com. 4 July 1996
Scott Kurnin. 20th Century Timeline. About. http://www.history1900s.com. February 1997
Joanne Freeman. Timeline of the Civil War. http://www.memory.loc.gov/ammam/cwphtml/cwphone.html. 15 January 2000

第 4 章 微创单髁膝关节置换术的髓外技术

Giles R. Scuderi

在 Repicci 和 Eberle 对这种有限方法做了介绍之后，微创单髁膝关节置换术在近几年得到了普及[1]。他们介绍的有限方法基本上是一种只用有限器械的徒手技术。几年来为了使微创手术操作进行得精准并可重复，对手术器械进行了改进。Miller Galante 单髁假体（Zimmer，Warsaw，IN）引进了髓内器械和大部分髓外器械[2]。较小且可靠的改进器械在术前的骨准备和假体定位上发挥了明显的作用，所产生的临床效果与传统手术不相上下[3,4]。改进的器械使得外科医生不必外翻髌骨，而通过微创关节切开术进行操作，并且使术前骨准备更加精准。正是由于手术器械的改进才促成了成功的临床效果。

一般原则

膝关节单髁置换术中的对线取决于股骨和胫骨的骨切除量，而不是软组织松解。如果内翻或外翻畸形大于 15°或者屈曲挛缩大于 10°，不能用软组织松解矫正畸形，而应该考虑全膝关节置换术。进行膝关节单髁置换术时应避免过度矫正膝关节，因为过度矫正会使对侧间室过载并且会加快退行性关节炎的潜在发展进程。有报道称，膝关节对线轻微矫正不足与长期存活率有关[5,6]。

MIS 中髓外器械的优点是不会对股骨髓腔造成损伤。髓外器械的设计旨在为下肢对线对准提供一种精确的方法。肢体在伸展位对线后，畸形会得到相应矫正。通过连接髓外股骨和胫骨导向器，即可确定股骨远端和胫骨近端的切除角度，在伸展位能对股骨和胫骨进行平行切除。这种联合切除分别垂直于股骨和胫骨的机械轴。

入路

膝关节处于屈曲位时做皮肤切口，从髌骨的上极开始到关节线远端 1～2cm。对于内侧髁置换术沿着髌骨内侧缘做直切口。进行有限的内侧髌骨旁关节囊关节切开术，从股内侧肌下缘沿着胫骨近端延伸到关节线远端。为了视野清楚，将脂肪垫连同内侧半月板的前角一起切除。然后沿着胫骨内侧近端进行骨膜下剥离，松解半月板胫骨附着处，但是不松解内侧副韧带。然后沿着胫骨内侧缘放置一个弧形牵引器以保护内侧副韧带。去除内侧胫骨和股骨的骨赘以及股骨髁间窝沿线的所有骨赘。采用间隔垫片技术首先准备胫骨[2]。

进行外侧单髁置换时，沿着髌骨外侧缘做皮肤切口。关节切开术是关节囊外侧切口，从髌骨上极沿着髌骨和髌腱的外侧缘延伸到关节线远端 1～2cm。切除外侧脂肪垫以显露视野。松解半月板的胫骨附着处并沿着胫骨外侧缘放置弧形牵引器。和内侧髁置换一样，先准备胫骨。

胫骨的准备

使用髓外胫骨切除导向器切除胫骨。切除导向器的轴线要和胫骨的轴线平行。近端切削头固定到胫骨上，确定切除的深度和斜度。用测深器从胫骨平台最低点切除 2～4mm 厚的骨。确定了所需的切除深度后，在内侧放置牵引器来保护内侧副韧带。屈曲膝关节，切除胫骨近端（图4.1）。注意不要切除前下方的交叉韧带与胫骨外侧平台附着处。使用摆锯，进行胫骨的矢状方向切割，延髁间窝内侧壁向下切割到水平切割部位。去除切下的胫骨。用间隔垫片检查截骨间隙，确保切除的骨量合适且轴向对线正确（图4.2）。如果间隔垫片放置到位后间隙太紧，可从胫骨近端再切部分骨骼。如果间隙太松，则应插入较厚的间隔垫片，采用相应的较厚胫骨组件。

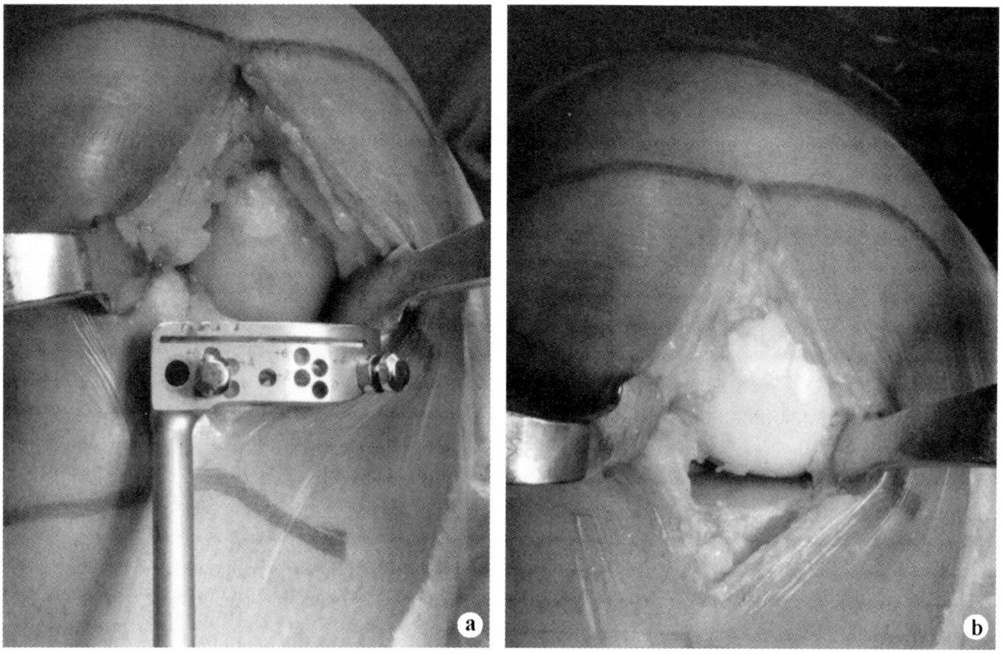

图4.1 (a) 用髓外导向器进行胫骨近端的切除。(b) 切除后的胫骨。(见彩图)

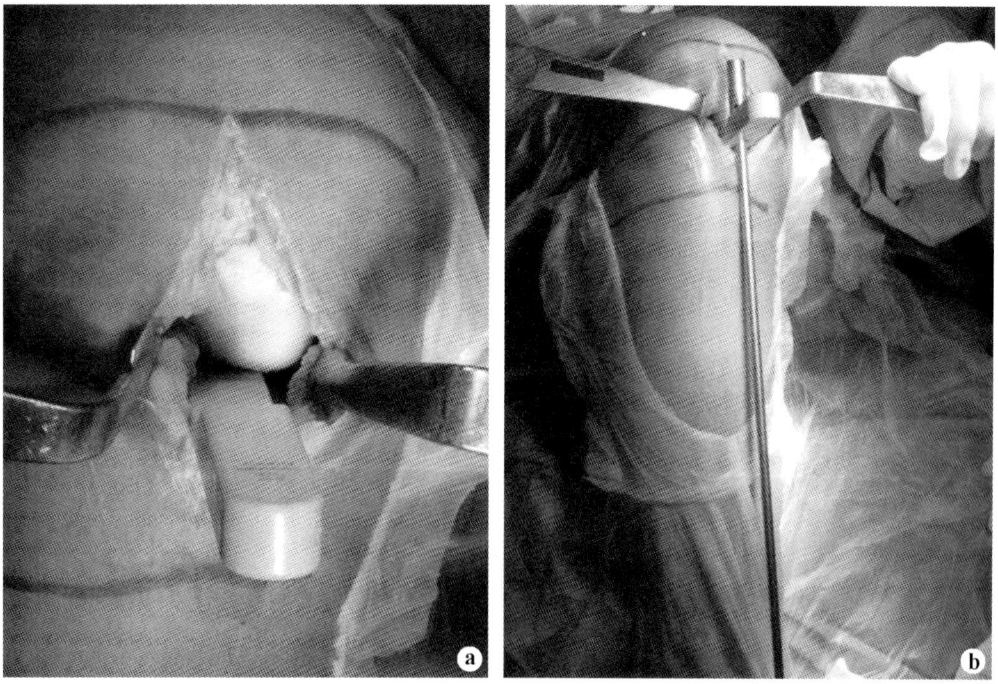

图4.2 (a) 胫骨切除术后检查间隙。(b) 放置好对线杆。(见彩图)

股骨的准备

在胫骨近端切除之后，让膝关节处于全伸位，将 8mm 间隔垫片或上文所确定的尺寸合适的间隙垫片插入关节间隙。垫片需完全植入，置于截骨后的胫骨上，以确保股骨远端正确的切骨量（图 4.3）。如果难以插入 8mm 垫片，则需要从胫骨近端多切除一些骨。如果太松，则需要插入较厚的垫片。

膝关节位于伸展位且合适垫片就位之后，连好对线杆以便检查导向器的位置是否位于股骨头的中心处（图 4.4）。移除对线杆，将股骨远端切割导向器与垫片相连（图 4.5），然后将垫片固定于股骨远端。可以在全伸位切割股骨远端，但不能切过了，否则会导致锯片穿过关节囊进入腘区。如果有必要，股骨切割开始时可在伸展位，完成时在屈曲位。一旦股骨远端切割完成后，用间隔垫片和对线杆检查伸展间隙（图 4.6）。

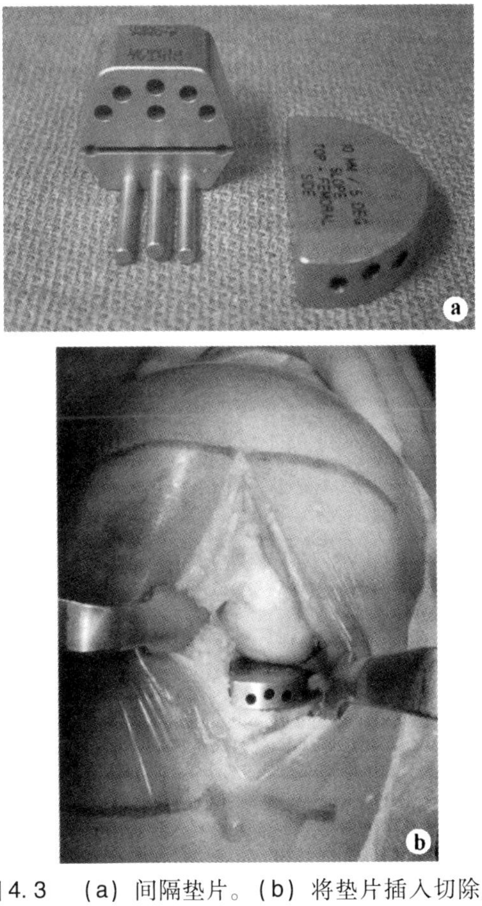

图 4.3　（a）间隔垫片。（b）将垫片插入切除后胫骨上方的关节内。（见彩图）

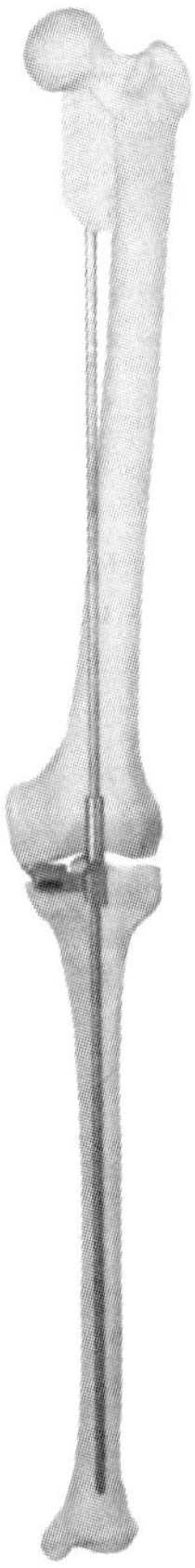

图 4.4　对线杆连接在间隔垫片上。

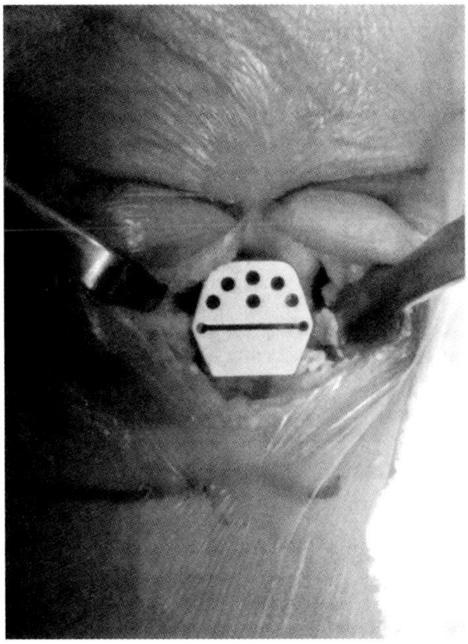

图 4.5　股骨远端切割导向器连到间隔垫片上。（见彩图）

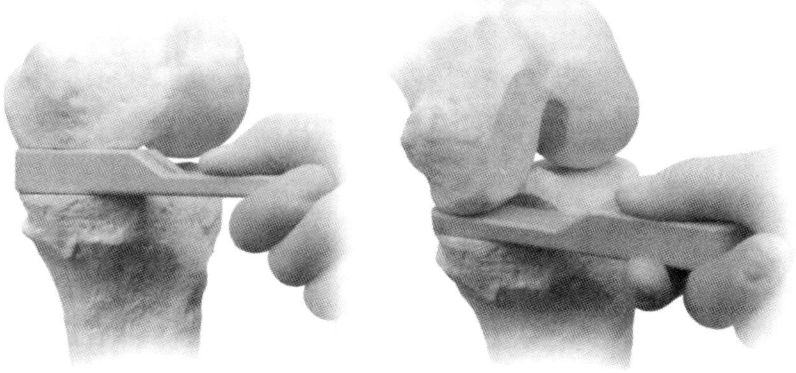

图 4.6 （a）检查伸展位间隙。（b）检测屈曲位间隙。

股骨成形

一旦确定了伸展间隙后，就该选择合适尺寸的股骨成形导向器（图 4.7）。该导向器应位于股骨远端的平面上，后方延伸部分倚靠在后髁上。为了避免股骨组件尺寸过大而引起髌股关节撞击，应该沿导向器前缘上方露出 1～2mm 的骨。如果股骨组件介于两个型号之间，最好选择较小的尺寸。股骨导向器也应该旋转设定使其后缘和切除的胫骨平行。固定好股骨导向器之后，进行最后切割并为支托打孔。这样就完成了股骨的成形。

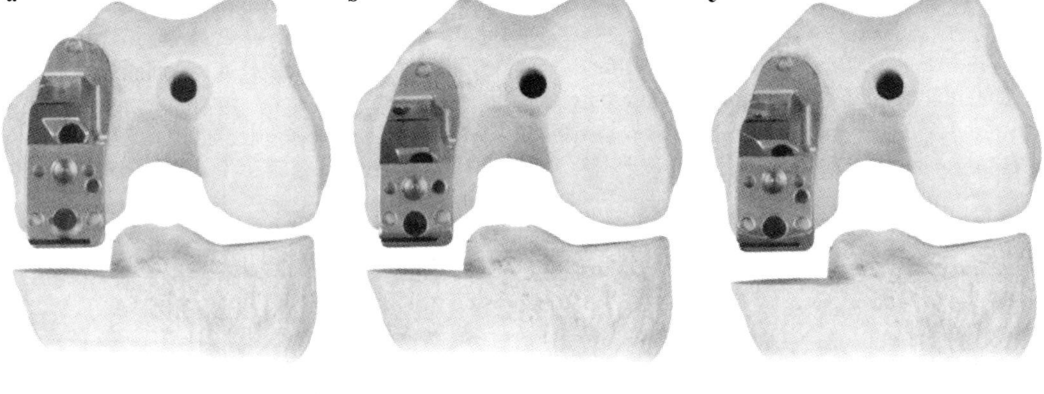

图 4.7 （a-c）选择合适大小的股骨修整成形导向器。

胫骨成形

这一步要去除剩余的半月板和骨赘。选择大小适合的胫骨模板，使它覆盖住整个表面而没有突出（图 4.8）。将模板固定于胫骨近段并钻出支托孔。把胫骨模板留在原位进行试复位。

尝试复位

膝关节屈曲 90°，用髁间窝内的牵引器回拉髌骨，将临时的股骨组件置于股骨远端。然后把胫骨试件关节面置于胫骨模板上。在所有临时组件放置就位后，检查膝关节的活动范围和稳定性。用插入在股骨组件和胫骨关节之间的 2mm 张力仪检查软组织的张力是否合适（图 4.9）。一般情况下，合适厚度的胫骨假体在全伸位应允许关节有 2mm 左右的松弛。

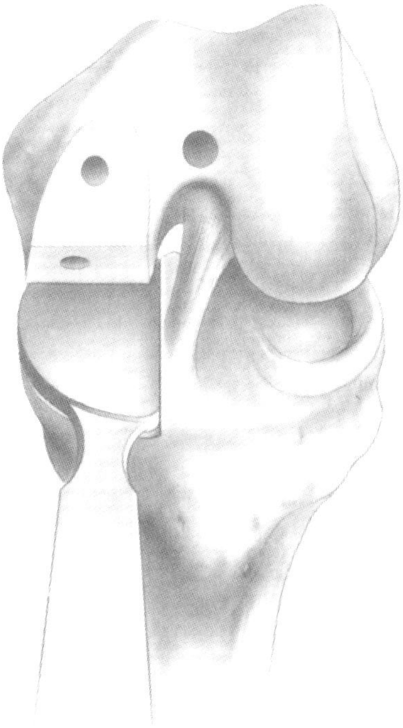

图4.8 胫骨模板放置在切割后的胫骨上。

最终假体部件

去除试用组件，采用水灌洗法清洗骨表面以去除骨表面的血液和残渣。准备骨水泥固定时要让骨干燥。首先用骨水泥将组件或胫骨假体固定就位。让膝关节过屈并外旋，将少量的骨水泥涂抹在胫骨外露的表面上。将额外的骨水泥涂在胫骨组件的下表面。然后将胫骨的最终组件压入就位并去除多余的骨水泥。为了完全封住胫骨组件，应将其挤压就位并去除挤压出来的骨水泥。

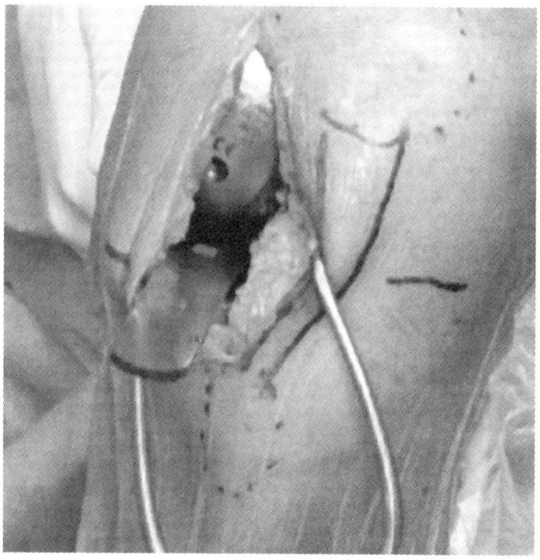

图4.9 安装好临时组件后，将2mm张力仪插入关节内。(见彩图)

膝关节屈曲90°，将牵引器置于髁间窝内使髌骨向后以暴露股骨。沿着股骨组件的背面将少量的骨水泥涂在股骨远端。将股骨组件挤压就位，去除多余的骨水泥。然后插入组件或胫骨聚乙烯关节表面，最后检查关节的活动度及稳定性。

装上最终组件就位之后（图4.10)，用抗生素溶液灌洗膝关节。按常规方式闭合关节切开术的皮下层及皮肤。

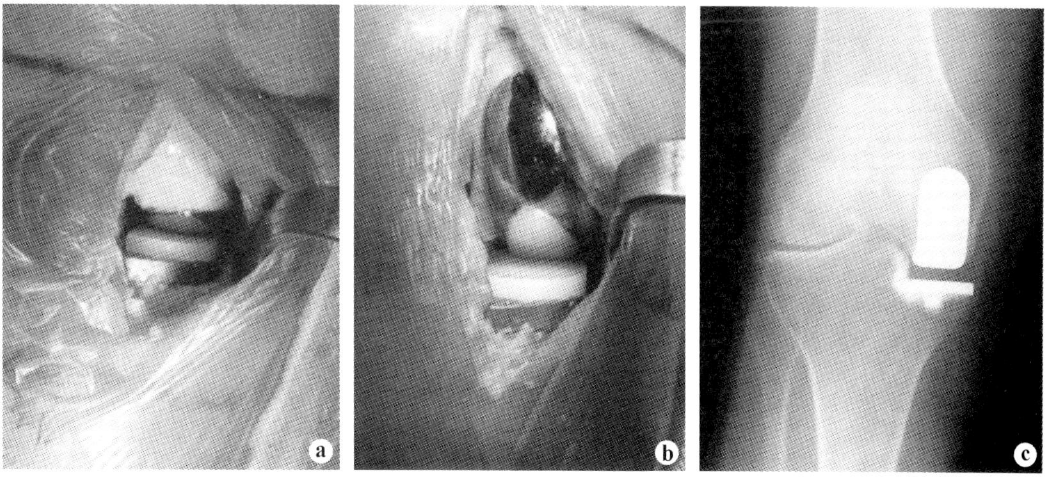

图4.10 (a，b) 安装就位的最终组件。(c) 最终的X线片。(见彩图)

小结

微创单髁膝关节置换术植入髓外器械后极大地减少了软组织损伤，不侵犯股骨髓腔，并保证了组件的准确定位。由于胫骨近端切除和股骨远端切除都与伸展位相关，所以这种成对的切除和期望的软组织张力保证了下肢的对线。切割面相互平行并得到与移植物厚度相匹配而预先计算好的间隙。由于间隙平衡，因此不必进行再次切割，这将有助于保存骨量，确保组件的准确定位。术后最终对线取决于组件的复合厚度。可靠的器械保证了骨切除和组件位置的准确，这是取得成功的临床效果所必备的条件。

（徐 康 译　叶伟胜 李世民 校）

参考文献

1. Repicci JA, Eberle RW. Minimally invasive surgical technique for unicondylar knee replacement. J South Orthop Assoc 1999;8:20–27
2. Zimmer monograph. The Zimmer unicompartmental high flex knee: intramedullary, spacer block option and extramedullary minimally invasive surgical techniques, 2004
3. Barnes CL, Scott RD. Unicondylar replacement. In: Scuderi GR, Tria AJ, eds Surgical Techniques in Total Knee Arthroplasty. Springer, New York, 2002, 106–111
4. Scuderi GR. Instrumentation for unicondylar knee replacement. In: Scuderi GR, Tria AJ, eds MIS of the Hip and the Knee: A Clinical Perspective. Springer, New York, 2004, 87–104
5. Berger RA, Nedeff DD, Barden RM, et al. Unicompartmental knee arthroplasty: clinical experience at 6- to 10-year follow-up. Clin Orthop 1999; 367:5060
6. Cartier P, Sanouiller JL, Grelsamer RP. Unicompartmental knee arthroplasty: 10-year minimum follow-up period. J Arthroplasty 1996;11:782–788

第 5 章 微创单间室衬垫（UniSpacer）关节成形术

Richard H. Hallock

尽管治疗方法众多，但中年人膝关节骨性关节炎的治疗仍然是一个难题。早期阶段可以联合应用口服药物、关节腔内注射可的松或黏度补充剂、理疗和关节镜下清理术。一旦患者关节功能障碍达到一定程度，这些相对无创的方式将无济于事，医生和患者不得不面对创伤更大的外科手术干预。最佳术式方案选择取决于许多非手术因素：年龄，体重，性别，活动力，以及职业。术式选择也依据于软骨的退化程度和骨畸形情况。手术方式包括：胫骨高位截骨，单间室关节置换，全膝关节置换和单间室衬垫置换。最终选择哪种术式要根据患者情况和医生方案来决定。

单间室衬垫是结合传统的骨科治疗原则与一些非传统的骨科概念设计的[1-5]。它是一种植入膝关节内侧间室的钴铬合金装置承重面上的金属物与股骨和胫骨软骨/骨均有接连。金属对生物界面已经应用于半肩置换、半髋置换和全膝关节置换中未行髌骨表面置换的界面。它代替磨损的关节软骨和半月板来充当内侧间室的有旋转中心的调节垫片。

垫片的厚度取决于侧副韧带和交叉韧带之间关节软骨的丢失量和半月板的厚度。从而膝关节内翻畸形可被纠正到病变前的力线。这种力学重塑卸载了内侧间室的应力，而且不矫枉过正和加重外侧间室退变。这种装置和以往关节置换不同的是，既不需要固定到胫骨或股骨髁表面，也不需要切骨。它的几何形状为凹的股骨面和凸的胫骨面，允许它在股骨和胫骨的生物界面中发挥自由旋转中心的垫片功能。这些非传统概念可避免传统关节置换的并发症，如：松动，聚乙烯磨损和元件异位。因此，它不但可以充当最终置换方案，也可以作为年轻患者过渡治疗的安全手段，它保留了骨和韧带结构以备下一步治疗应用。

术前评估

单间室衬垫手术的术前评估是必不可少的，与胫骨高位截骨术、膝关节单室置换术和全膝关节置换术的术前评估相同。常规 X 线检查应当包括膝关节的前后位片，进而可以评估关节腔间隙丢失及股骨胫骨轴的损害程度（图 5.1）。手术医生应当重点关注股骨相对于胫骨的内侧半脱位，以及胫骨平台的畸形（图 5.2）。

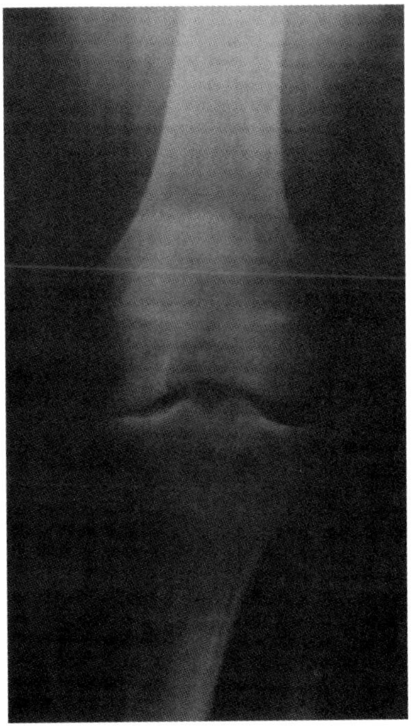

图 5.1 内侧关节间隙变窄，无胫骨畸形。

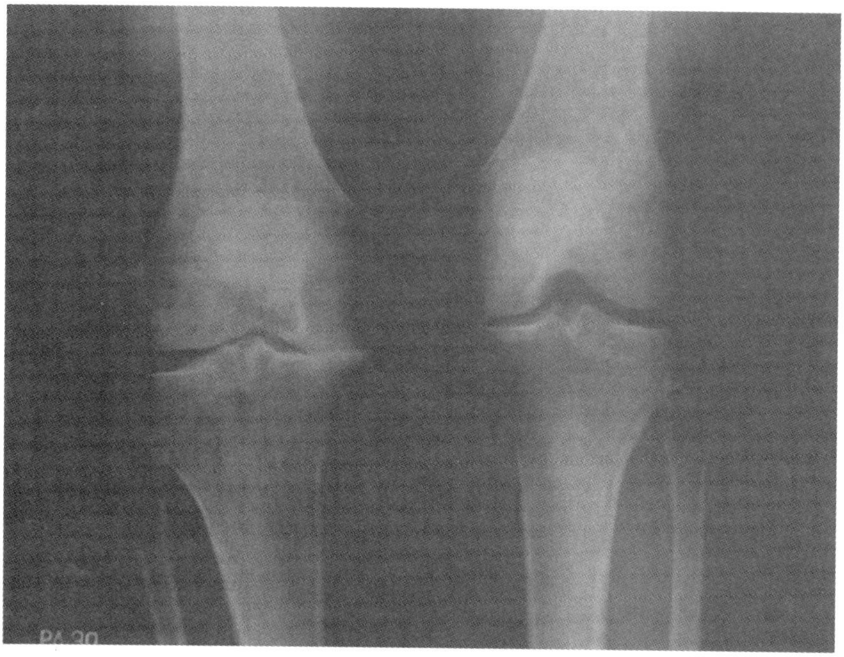

图 5.2 胫骨畸形和股骨内侧半脱位。

下列两种情况的任何一种均不适用于单间室衬垫术。膝关节侧位 X 线检查是必需的，可以评估股骨髁相对于胫骨的位置。胫骨相对股骨前移可以提示慢性前交叉韧带功能不全，这同样也是单间室衬垫手术的禁忌证（图 5.3）。侧位 X 线同样也可发现股骨后骨赘。大的股骨后骨赘可以造成大于 5°的屈曲痉挛，这也是单间室衬垫手术的禁忌证。水平位是评估髌股关节的必备 X 线检查。任何明显的关节间隙损害或骨赘形成都是单间室衬垫手术的禁忌证，尤其是当患者存在症状时可以掩盖内侧关节的疼痛。核磁共振（MRI）检查在评估膝关节状态时同样是有帮助的。前交叉韧带的完整性，以及髌股关节的情况可以通过 MRI 检查来进一步明确。

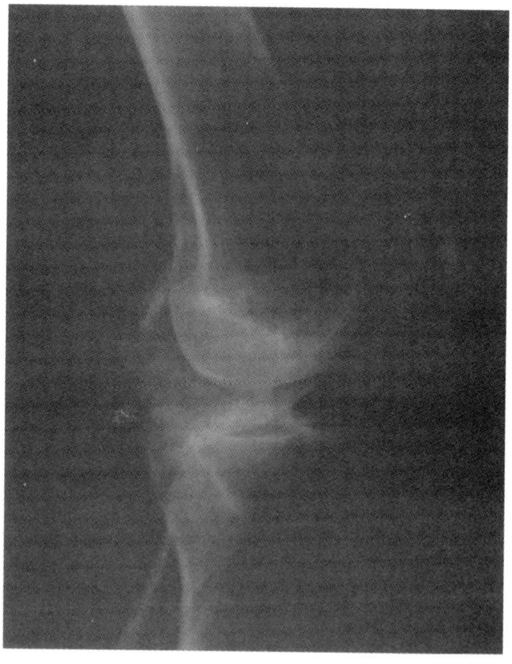

图 5.3 慢性前交叉韧带损伤引起的胫骨前方半脱位。

手术技术

由于单间室衬垫技术无需骨质切除和内固定装置，其外科技术与传统关节成形术大不相同。外科技术重点在于通过彻底的膝关节清理和关节内移植垫片来重建膝关节稳定性。手术过程可以分解为关节切开、骨赘切除及前内侧半月板切除、软骨成形术、髁间成形术、定型、插入技术、透视和最终的移植及缝合。

术前准备

术前所有患者都需预防性应用抗生素。手术医生可以选择使用大腿止血带。对关节镜检查入口和切口线进行局部浸润麻醉时可以加入肾上腺素以减少术中出血，尤其是未使用止血带时。患者取仰卧位，常规消毒铺单。

手术医生在术中需要进行膝关节的活动，因而避免使用腿部制动架。腿部制动架同样也会影响后期术中透视。

关节镜检查

每一位即将行单间室衬垫手术的患者都需要术中或术前 1 年内行关节镜检查。基于镜检时的退变程度，可以发现不具备手术适应证的患者。对一些前期必须清创而后插入垫片的患者，关节镜检查同样是有帮助的。应当对髌股关节、外侧间室（包含半月板）及交叉韧带进行初期评估。任何明显的髌股间室或外侧间室退变都不具备手术适应证。髌股关节和外侧间室的Ⅰ～Ⅱ度髌骨软化可行单间室衬垫手术。任何髌骨软化程度超过退变程度都是不具备手术适应证的。完整的关节外侧间室（包括完整的外侧半月板）在承重时是非常重要的，因而每个患者都需要完整的外侧半月板且外侧股骨髁和外侧胫骨平台仅为中度的软骨软化改变。区别膝关节前内侧疼痛来源于内侧间室还是髌股关节是非常困难的。任何髌骨或股骨髁的严重退变都不具备手术适应证。交叉韧带同样也需要彻底的检查评估。

许多患者由于陈旧损伤，既往行内侧半月板切除术。在这种情况下，需要检查前交叉韧带和后交叉韧带的完整性。患有前交叉或后交叉韧带损伤的患者都需要行韧带修复或考虑行其他治疗。是否具备单间室衬垫手术适应证取决于内侧间室的评估结果。大部分具备适应证的患者都患有股骨髁和胫骨平台两极退变，如果患者有胫骨平台软骨下骨的畸形，进而需要重建胫骨平台内侧时，则不具备单间室衬垫手术适应证。在这种情况下，胫骨平台实际上是一个凸面，而不是正常的浅凹面以供移植垫片（图 5.4）。胫骨平台任何凸面都无法进行正常的平行和旋转运动，而这些都是恢复正常膝关节运动学所必需的。如果在关节镜检查后，患者具备单间室衬垫手术适应证，则可在关节镜下行关节清理术，包括切除内侧半月板后角。内侧半月板通常发生退变，后角的完整切除可以通过关节镜下在红白结合区域来进行。任何残留的前缘都应当切除，否则单间室衬垫处于半月板前缘上方会发生平移。剩余的半月板边界会起到局部物理限制的作用。当半月板后角切除后，髁间骨赘的评估可以进行。患者髁间区域形成骨赘并非罕见。

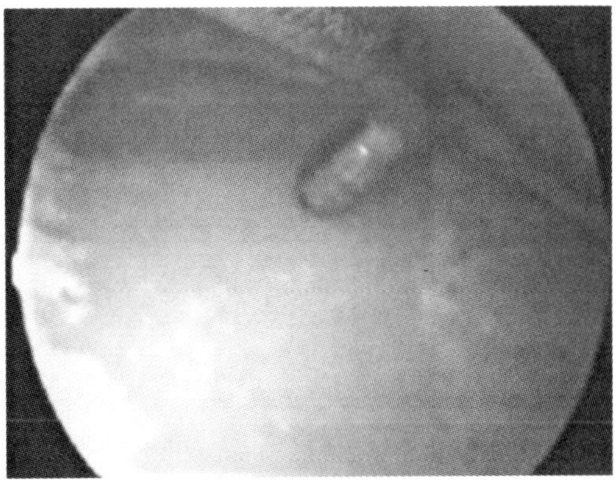

图 5.4　胫骨内侧存在骨丢失，不能形成波状外形来为单间室提供正常的运动。软骨下骨已进行重塑形成一个凸面。

骨赘磨损前交叉韧带会引起前交叉韧带的退变，并最终导致功能障碍。关节镜下若发现毗邻前交叉韧带的骨赘则应当切除。关节镜检查后，股骨内侧髁的外/后区域的骨赘同样难以发现。在这种情况下，关节镜下切除这些骨赘通常是较容易的。此外，髁间窝骨赘切除的目的是为了重建正常交叉韧带轨迹，并修复异常的股骨解剖结构，进而防止单间室衬垫的反常活动。

关节切开

单间室衬垫手术的关节切开和传统膝关节单髁置换术非常类似。

切口起自髌骨中部下到胫骨关节线（图5.5）。剥开皮下组织来暴露内侧关节腔。自髌骨上端至胫骨近端切开髌内侧支持带。松解前内侧膝关节，包括横断内侧半月板的前内侧角。如需去除胫骨内侧骨赘，则剥离胫骨近端2cm的骨膜（图5.6）。如胫骨内侧骨赘较少，则无需剥离。如有需要，关节切开需充分暴露髌骨内侧面、髁间窝、股骨内侧髁和胫骨平台内侧。当髁间窝或内侧间室暴露有困难时，可以切除一小部分髌下脂肪垫。

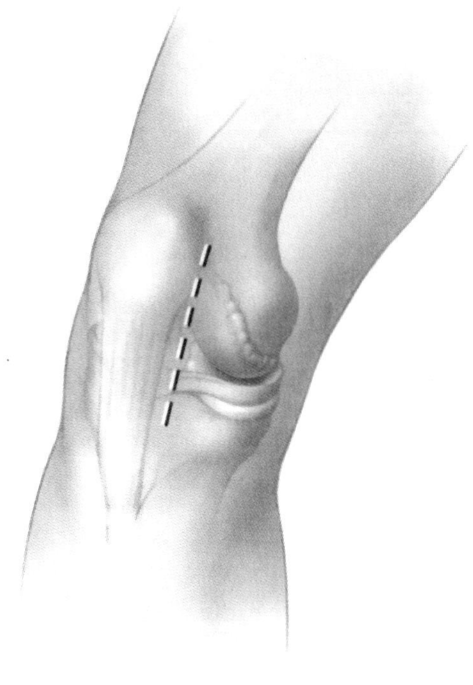

图5.5 髌旁内侧切口起自髌骨中部下到胫骨关节线。（From Hallock RH, MIS arthroplasty with the UniSpacer. In：Scuderi G, Tria A, Berger R（eds.）, *MIS Techniques in Othropedics*, New York, Springer, 2006, with kind permission of Springer Science and Business Media, Inc.）（见彩图）

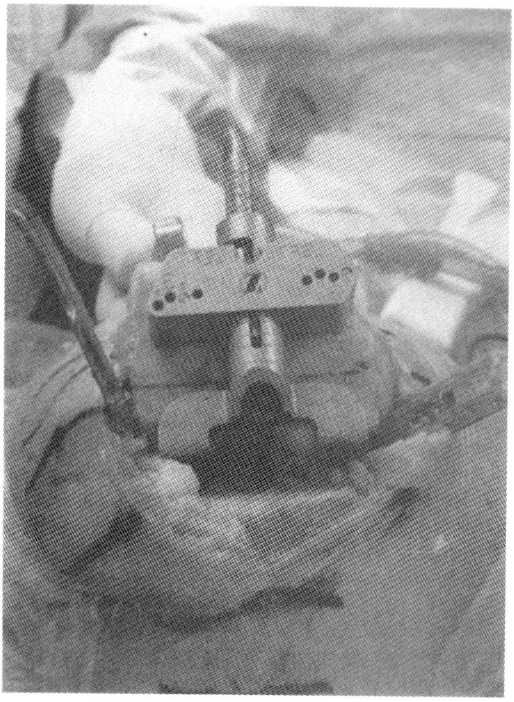

图5.6 通过内侧间室移动视窗松解胫骨近段前内侧角。（From Hallock RH, MIS arthroplasty with the UniSpacer. In：Scuderi G, Tria A, Berger R（eds.）, *MIS Techniques in Othropedics*, New York, Springer, 2006, with kind permission of Springer Science and Business Media, Inc.）

骨赘清理和前内侧半月板切除

关节切开后，需要对内侧间室进行充分的清理以保证内侧副韧带和交叉韧带完整的活动度。首先应当切除靠近髌骨内侧的外生骨赘。骨赘通常沿着髌骨内侧缘生长。通过外翻和内翻膝关节可以纠正股骨胫骨轴，在这个过程中骨赘会撞击股骨沟内侧。必须切除这些骨赘以避免术后的内侧髌股关节疼痛。然后自前向后完整地切除股骨髁上的骨赘。通常使用咬骨钳来切除骨赘，直到恢复股骨原来的边界。

股骨髁后的骨赘切除需要牵开器的辅助（图5.7）。使膝关节处于如图中的“4字形”屈曲位可以很轻松地完成骨赘的切除。使用骨凿来切除后部骨赘以恢复骨质原来的轮廓。同样也必须切除胫骨平台内侧界形成的骨赘。切除过程中需要沿着胫骨平台近侧2cm的区域松解内侧副韧带和半月板胫骨韧带的深部纤维。松解完成后，胫骨平台内侧骨赘可以轻松地切除。在术中通常会保留内侧半月板的前中部的三分之一以保持其相对的完整性。此时会在红白连接区域进行前内侧半月板的切除，进而避免残留半月板前缘和单间室衬垫的摩擦碰撞。保留半月板的红色区域可以为单间室衬垫提供稳定的边界。手术医生在术中应当小心避免损伤内侧副韧带的表面纤维。

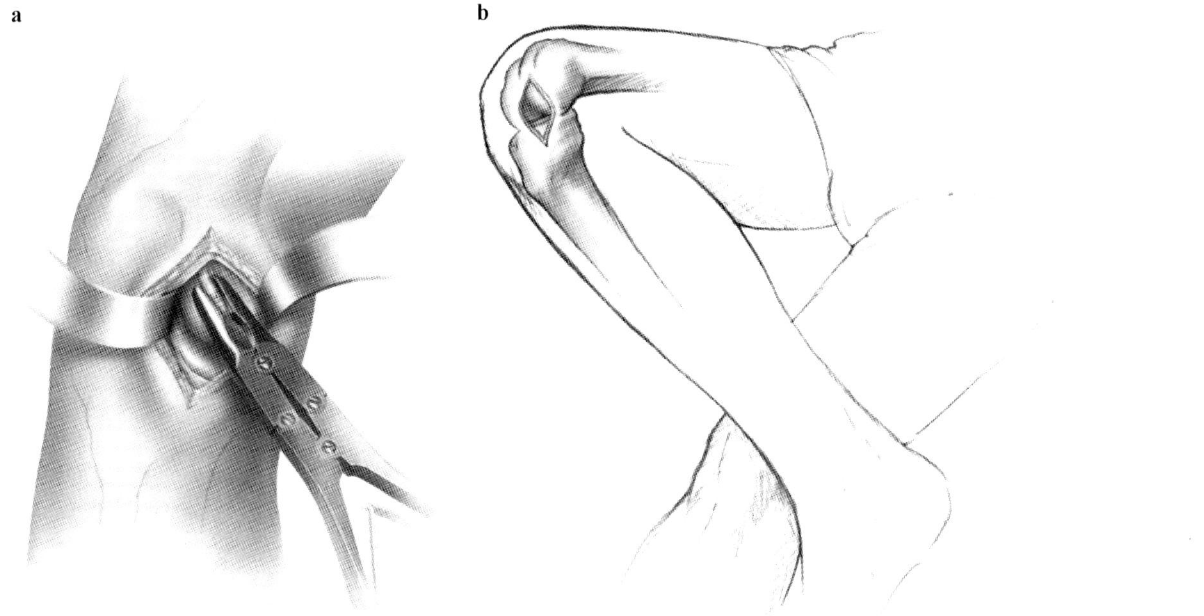

图5.7 “4字形”体位有助于切除股骨髁内侧后部的骨赘。(From Hallock RH, MIS arthroplasty with the UniSpacer. In: Scuderi G, Tria A, Berger R (eds.), *MIS Techniques in Othropedics*, New York, Springer, 2006, with kind permission of Springer Science and Business Media, Inc.)（见彩图）

软骨成形术

由于残留关节软骨厚度的不均，股骨髁和胫骨平台表面的退变通常是不规则的。无论大小，单间室衬垫的胫骨面是均匀浅凸的。为了最大程度地使单间室衬垫与骨质表面吻合，需要对患者股骨髁和胫骨平台的轮廓进行矫形。而对股骨和胫骨的塑形最终会为单间室衬垫提供最佳的匹配。因此，手术医生必须再造股骨髁的“J”形曲线和胫骨平台的浅碟形弯曲度。即使单间室衬垫可以横跨这些骨质表面的软骨缺损，最好仍要重建最均匀的表面，进而在最终的承重中，重量可以分散到更大的表面区域上。使用凸面和凹面的锉刀可以将患者的生物学骨质表面重建为最匹配的轮廓。锉刀可以磨平患者关节粗糙的表面，同时将重建残留关节软骨均匀的厚度（图5.8）。对术后为单间室衬垫的平移或旋转运动提供更稳定的动力学支撑面来说，这一过程是必不可少的。通常需要将阻碍正常活动的关节软骨磨平。全层完好的关节软骨可能会造成单间室衬垫的过度运动，这一现象通常见于股骨髁后部具有完好软骨的情况。可以使用凹面锉刀将完好软骨磨薄，从而避免术后关节屈曲时单间室衬垫装置的过度后移。

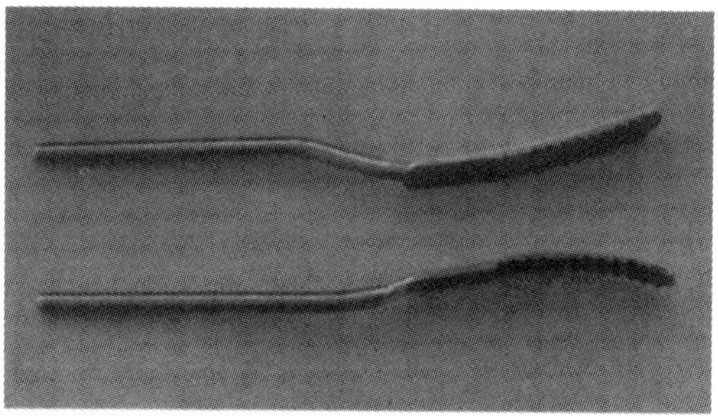

图5.8 锉刀如图所示，用来为股骨和胫骨表面提供平滑的关节面。

虽然手术医生不需要为单间室衬垫装置提供完全吻合的骨质表面，但为此所做的矫形都会缩短患者的术后恢复时间。较高的吻合度最终会将内侧间室的承重分布于较大的表面区域，这一点无论在术后第一年还是第二年的临床预后评估中都显示了明显的改善效果。

髁间成形术

关节矫形可以使单间室衬垫装置在膝关节完全伸直位进行正常的旋前运动，在这一过程中，有一个特殊的区域需要提到。这个区域就是 Whitesides 线和髁间窝切迹上端的连接处，其对单间室衬垫装置在膝关节完全伸直位进行正常的旋前运动中是非常重要的。当膝关节完全伸直，股骨髁朝向股骨沟并带动单间室衬垫时，这个区域需要凹陷以使得正常的旋转运动可以发生。

髁间窝的全层软骨都必须去除，进而使得单间室衬垫装置的前凸缘可以在完全伸直位时与凹陷“扣紧”。如果软骨没有去除，在完全伸直位时，单间室衬垫装置会移出至前内侧，引起摩擦撞击和疼痛（图5.9）。患者股骨面软骨的退变程度决定了凹陷的深度。大多数患者都需要去除这一区域的全层软骨。

假体选择

单间室衬垫装置有 6 种不同的长宽尺寸和 4 种不同的厚度。因此，左右膝关节各自都有 24 种不同大小的移植垫片。单间室衬垫装置的前后长度与内外侧宽度呈正比。因而装置的规格随着尺寸的大小成比例的增加或减少。标准设置的长度为 38～58mm，厚度为 2～5mm。该装置尺寸在设计之初是基于胫骨的前后长度。

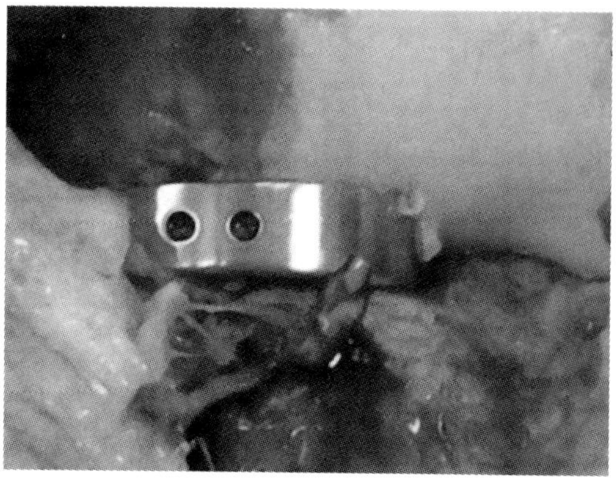

图5.9 图中所示为尚未进行髁间成形术即插入单间室衬垫的状态，可见单间室衬垫与股骨髁之间的摩擦碰撞。（From Hallock RH，MIS arthroplasty with the UniSpacer. In：Scuderi G，Tria A，Berger R（eds.），*MIS Techniques in Othropedics*，New York，Springer，2006，with kind permission of Springer Science and Business Media，Inc.）（见彩图）

衬垫的型号选择由矫形后的股骨髁的骨质轮廓决定。单间室衬垫装置股骨面的半径必须大于或等于股骨髁轮廓的半径。换句话说，股骨髁必须匹配单间室衬垫的股骨面，不能前后留有承重边缘，否则会引起摩擦碰撞并最终导致疼痛和脱臼。

植入假体的选择

移植物最终的尺寸取决于长度和厚度。移植物必须恢复内侧间室的关节腔隙以纠正力线。有专门的测量装置用来选择合适的厚度。测针有 4 种不同的规格，范围在 2～5mm（以 1mm 递增）。测针分别在屈曲和伸展位放置于股骨内侧髁和胫骨平台之间进行测量。合适厚度的移植物无论在膝关节完全伸展位还是屈曲位，都可以保留内侧副韧带和前交叉韧带的完整性。测针可以给手术医生提供初期尺寸，并通过初期的移植物检测来修正尺寸。即使初期长度是通过测量胫骨前后尺寸来决定的，移植物的最终尺寸必须匹配股骨髁的骨质轮廓。再关节镜检查探针钩住胫骨平台后侧，而后使用止血钳标记胫骨前侧（图 5.10）。撤离关节镜检查探针后可以使用测量尺来检查前后尺寸，进而为手术医生提供了关于长度的初期尺寸。

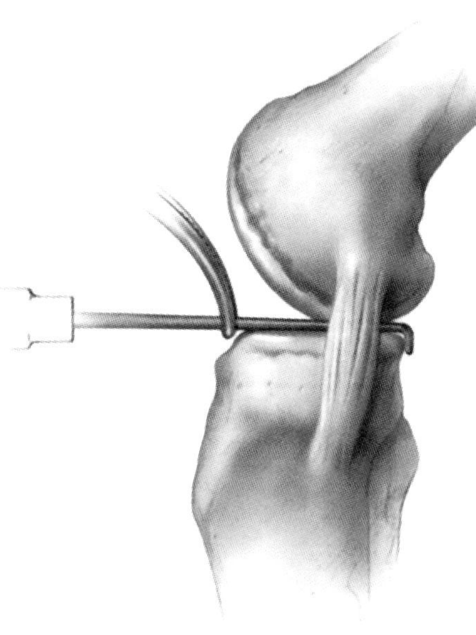

图 5.10　图中所示为单间室衬垫初期长度以胫骨平台前后尺寸为依据。（From Hallock RH, MIS arthroplasty with the UniSpacer. In：Scuderi G, Tria A, Berger R（eds.）, *MIS Techniques in Othropedics*, New York, Springer, 2006, with kind permission of Springer Science and Business Media, Inc.）（见彩图）

当移植物的长度和厚度测量完毕后，就可以初步选择衬垫的尺寸。用插入柄进行试验，而后移植入内侧间室。最终的尺寸实际上取决于单间室衬垫股骨面与股骨髁的匹配程度。移植物进入关节腔后，医生需对膝关节进行一系列的运动试验，进而确保单间室衬垫通常在屈曲和伸展活动中有一致的平移和旋转。在伸展位，单间室衬垫通常应当向髁间窝平移和旋转，且有少量脱离胫骨的前上空间。在屈曲位，单间室衬垫应当沿着胫骨棘骨旋转，且向后平移，并常常有脱离胫骨的后方平移。

插入技术

单间室衬垫试模与最终假体植入技术都是学习的关键所在。一旦该技术得以熟练掌握，就会变得相对简单和易操作。测试装置的把手可以 360°旋转，因而手术医生可以选择最佳的操作位置，从而避免在插入过程中损伤软组织。在插入过程中，试验品在髌骨内侧缘下方进入内侧间室。将膝关节屈曲约 45°~60°，施加外翻应力后，在测试把手的辅助下将单间室衬垫卡入股骨髁。在把手上施加向后的压力并轻微晃动，膝关节便完全屈曲，单间室衬垫即进入内侧间室。手术医生应在胫骨平台后小心地施加应力，从而使单间室衬垫顺滑入位（图 5.11）。该技术中最常见的错误在于不合适的插入角度，使得单间室衬垫处于胫骨棘骨而非胫骨平台后位。单间室衬垫入位后便可于股骨髁下自定中心。反序操作以上步骤便可撤出单间室衬垫试验品。将膝关节伸直同时施加外翻应力，当单间室衬垫脱离股骨髁后，屈曲膝关节，单间室衬垫便可轻易移出。

X 线透视确认

移植物大小和活动需要在透视下进行确认。X 线透视使得手术医生可以检查移植物相对于股骨髁的尺寸是否合适，确定单间室衬垫装置与股骨髁尽可能地匹配。同时，X 线透视可以方便手术医生观察膝关节运动过程中单间室衬垫装置的活动情况。在膝关节完全伸直位的侧位 X 线透视下，单间室衬垫应当向胫骨平台前方平移数毫米（图 5.12）。在屈曲位下，单间室衬垫应当向胫骨后方平移，或伸展超过胫骨平台后方数毫米（图 5.13）。在前后视野的完全伸直位，单间室衬垫应当围绕自身中心旋转的前角旋转，并朝向胫骨棘骨。手术医生技术熟练后，X 线透视应当减少到最小量。

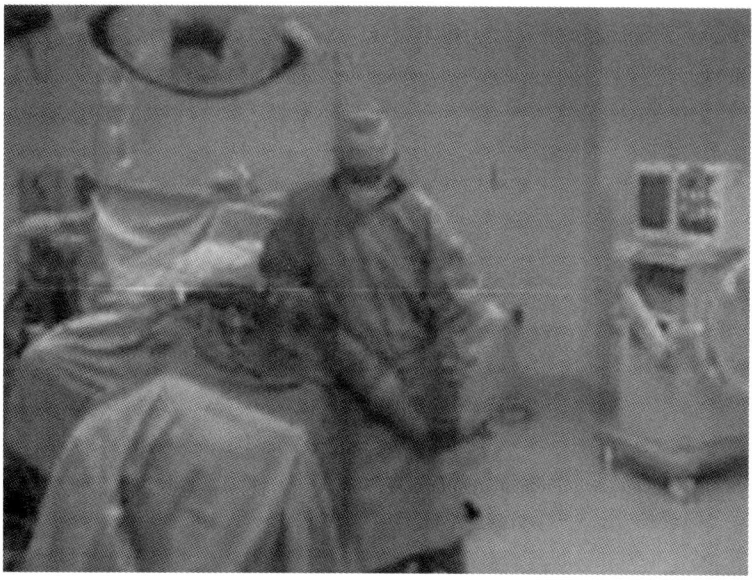

图 5.11 图示为手术医生进行单间室衬垫插入的最佳操作位置。(From Hallock RH, MIS arthroplasty with the UniSpacer. In: Scuderi G, Tria A, Berger R (eds.), *MIS Techniques in Othropedics*, New York, Springer, 2006, with kind permission of Springer Science and Business Media, Inc.)

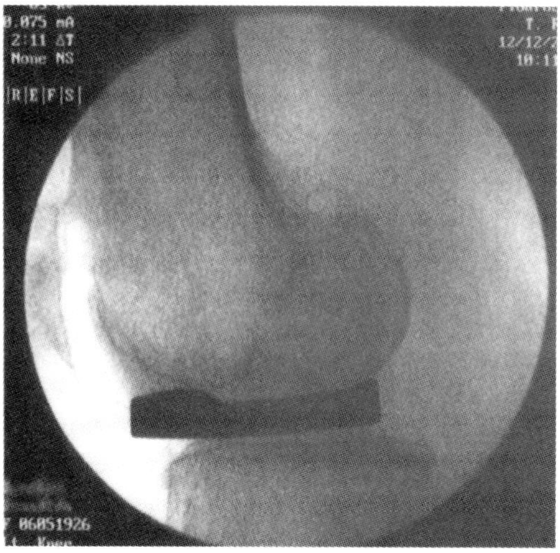

图 5.12 膝关节伸直位的侧位 X 线。可见单间室衬垫在胫骨平台的前侧。

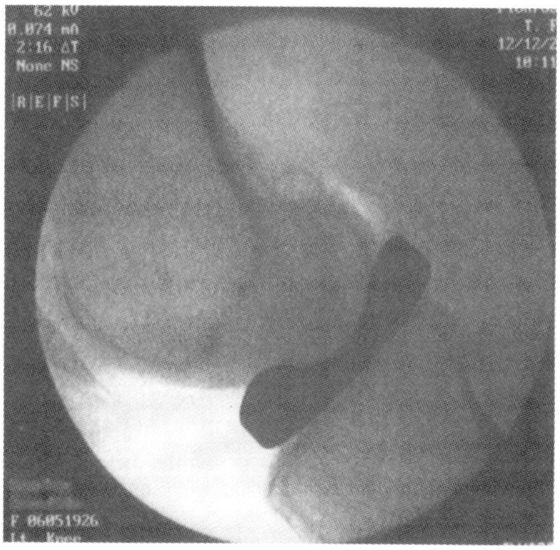

图 5.13 膝关节屈曲位的侧位 X 线。可见单间室衬垫向胫骨平台后平移。在股骨移动过程中，单间室衬垫随着股骨髁而活动。

假体植入与切口缝合

最佳移植物尺寸确定并经 X 线透视后，最终将移植物插入内侧间室。移植工具把手与测试工具把手有着细微的不同。移植物与把手通过会聚针相连接。会聚针比试验品前部的大号针更加易碎。插入过程与试验过程基本相同。最终移植物入位后，手术医生应当在各个方向活动膝关节，从而确定合适的动力学。切口进行标准缝合，使用较粗的缝合线缝合深部韧带，常规缝合皮下和皮肤。患者无需制动，除非手术医生认为患者要在辅助下才能获得较好的初期行走。

(白春宏 译　叶伟胜 李世民 校)

参考文献

1. Hallock RH, Fell BM. Unicompartmental tibial hemiarthroplasty: early results of the UniSpacer knee. Clin Orthop Relat Res. 2003 Nov;(416):154–63
2. Hallock RH. The UniSpacer knee system: have we been there before? Orthopedics. 2003;26(9):9534
3. Geier KA. UniSpacer for knee osteoarthritis. Orthop Nurs. 2003;22(5):369–70
4. Friedman MJ. UniSpacer. Arthroscopy. 2003 Dec; 19(Suppl 1):120–1
5. Dressler K, Ellermann A. [UNISPACER - a new minimally-invasive therapeutic concept for the isolated medial knee joint disease]. Z Orthop Ihre Grenzgeb. 2004;142(2):131–3

第 6 章 髌内侧入路微创全膝关节置换术

Giles R. Scuderi

微创全膝关节置换术目前已被广泛应用，其手术路径包括有限髌旁内侧入路（有限股四头肌分离入路）、股内侧肌入路、下股肌入路、股四头肌下入路[1]。其中，有限髌旁内侧入路是一个多功能入路，需要的时候可转为经典的手术入路。这种技术的优点包括减小手术后发病率、减轻术后疼痛、减少出血量及早期功能恢复[2-5]。尽管微创全膝关节置换术暴露有限，但不影响全膝关节置换的手术过程。通过一定的指导原则选择适宜的患者和手术方式，临床预后是可准确预测的。

适应证

微创全膝关节置换术不是适合所有患者的，也并非所有手术医生都能完成这种术式。病例的选择是非常严格的，并且已发现身材瘦小、关节畸形较轻、关节活动良好的女性患者是微创全膝关节置换术的最佳入选病例[1,5]。统计显示，71% 的女性患者、33% 的男性患者适合于微创全膝关节置换术。这种性别差异主要是因肌肉发达、股骨较大的男性患者更多地采用经典的髌旁入路切开术。另外，较宽的股骨上髁髁间距的关节切开需要较长的手术切口[5]。研究表明，当考虑行微创全膝关节置换术时，倾向于选择那些身材较矮和体重较轻的患者。除体重的影响外，体重的分布及脂肪的性质也是微创全膝关节置换术要考虑的因素。如果患者肥胖，但下肢较为修长，脂肪柔软，皮肤的弹性较好就可行微创全膝关节置换术；如果下肢粗短，皮肤弹性较差，微创全膝关节置换术就不会作为首选。经统计[5]，以微创方式进行全膝关节置换术手术的患者平均体重指数（BMI）显著小于其他方式（<30kg/mm[2]）。

患肢的畸形程度影响术野范围。有严重成角畸形的膝关节需要进行大面积的软组织松解术，可能不适宜行微创全膝关节置换术。因此，我们建议内翻<15°，外翻<20°的膝关节才可行微创全膝关节置换术。另外，膝关节在手术中必须可以弯曲到各种角度，因此，必须保证关节90°的活动度且屈曲挛缩<10°[1,5]。术前的 X 片可以确定髌骨的高度及髌韧带的长度。下位髌骨，由 Insall Salvati 比例和 Blackburn-Peel 比例决定，会为术中关节的暴露和髌骨半脱位带来困难。因此，如果存在髌韧带较短和下位髌骨，我们建议将手术切口延伸至股四头肌肌腱，以避免髌韧带损伤和胫骨结节的撕脱。

手术时保持皮肤的完整性很重要，对有风湿性关节炎及骨性关节炎的患者更应该慎重对待。大多数这样的患者的皮肤较薄、比较脆弱，很容易被撕裂，因此，最好控制采用锐性切开的长度以避免术中创伤性损害。另外，风湿性关节炎患者的膝关节有大量的肥厚性滑膜炎，需要进行手术切除。为了达到完整的滑膜切除，我们建议采用标准的髌旁入路行关节切开。在风湿性关节炎患者的治疗中，无需将大量的精力放在存在炎性关节炎的支持结构上，尤其伴有广泛骨质疏松的。过度的牵拉会引起韧带的直接损伤，撕裂伤甚至更糟糕的骨折。因此，对此类患者，可考虑采用传统的手术方式进行治疗。

最后，在患者的选择上还有许多的因素需要考虑，包括肥厚性关节炎、术前准备、关节成形术的复杂程度等。在股骨存在过多的骨赘时，在手术切开后需要将其尽早切除，这样可以使关节的暴露更加明显和利于牵引器的固定。术前准备需要考虑许多问题，包括术区皮肤的准备、所需器械、骨缺损、活动丢失和畸形。在处理复杂病例时需要植骨、增加组件和扩张切口。按照上述的各项注意事项，就可以确定理想的微创全膝关节置换患者。

手术技术

有限髌旁内侧入路手术是从医师熟悉的传统术式演变而来，是最为常用的微创全膝关节置换入路[6]。学习曲线短，医师可逐渐缩小为完全暴露手术关节面所需的切口和股四头肌肌腱切开长度。采用髌骨半脱位来替代髌骨外翻，切口无需延伸至股四头肌肌腱就可完全暴露股骨和胫骨。在手术过程中，暴露及安放器械需保证关节的各个屈曲角度，同时需要助手小心地安放拉钩。手术过程中关键点的细节如下：患肢经常规准备及消毒后，助手将患肢用沙袋固定于手术台尾端，需要时也可用其他固定装置加强固定。从胫骨结节上极至髌骨上缘行前正中切口。在保证清楚的手术视野和减少皮肤张力的情况下尽量减少皮肤切口的长度。手术过程中皮肤切口的形状可为 U 形或是 V 形。如果皮肤处于高张力状态，切口的近端和远端可成 U 形甚至几乎成扁平状（图 6. 1a）。在这种情况下应延长切口的长度，以防止在皮肤张力升高时皮肤撕裂。皮肤张力适度的时候形成 V 形切口（图 6. 1b）[6]。拉钩拉开全层内侧及外侧皮瓣，松解皮下与股四头肌腱表面的深筋膜，使皮肤可以拉开，增加术野暴露。因为皮肤的弹性，膝关节在伸直位改变为屈曲位时切口一般可延长 3. 75cm[5]。

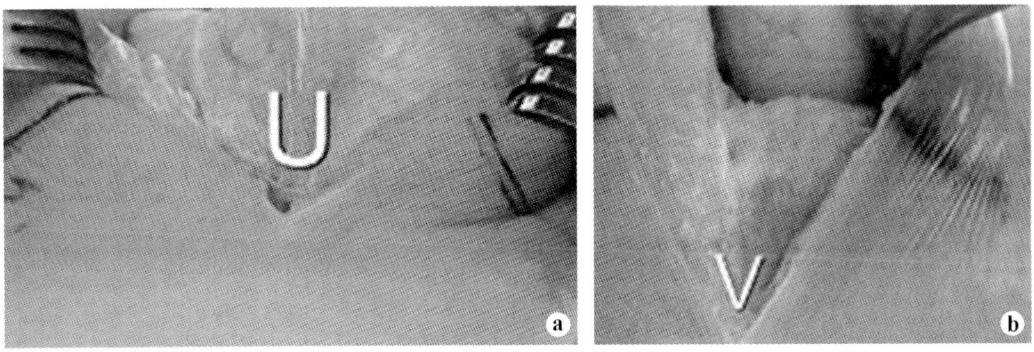

图 6. 1　皮肤切口在张力状态下成 U 形（a），减小张力后形成 V 形（b）。（From Scuderi GR，Patient-based MIS TKA：for everything is a reason，OrthoSupersite，http：//www. orthosupersite. com/view. asp? rID = 31438. Copyright © 2008 SLACK，Incorporated. ）（见彩图）

为减少术中及术后出血量，在股四头肌肌腱、切口及内侧韧带注射 1% 利多卡因及肾上腺素。临床经验表明，上述处理可明显减少术后的出血量。在一项对照试验中，传统术式的血红蛋白下降 3. 37g/dL，微创切口并注射肾上腺素后下降 2. 05 g/dL[7]。有限内侧髌旁切开是由传统术式演变而来的（图 6. 2），这种入路具有足够的长度使髌骨半脱位而不行髌骨翻转。通常，股四头肌肌腱切口延伸至髌骨上极 2 ~ 4cm。如果髌骨放置有困难或是有髌骨损伤的可能，可以适当扩大切口以充分地暴露手术部位。

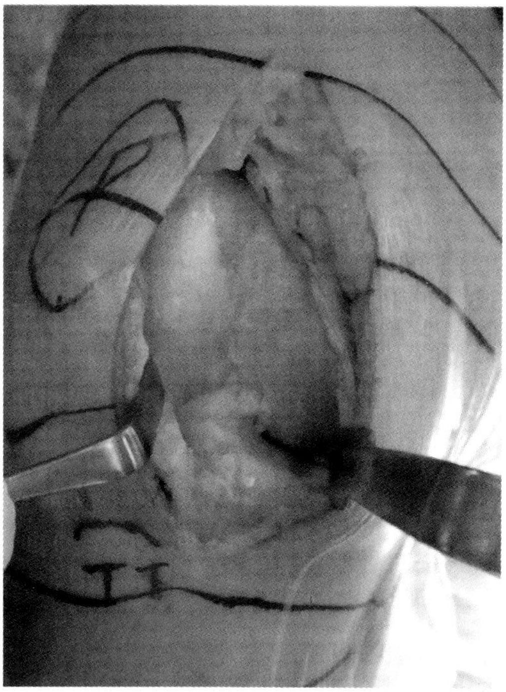

图6.2 有限髌旁内侧切开。(From Scuderi GR, Tria AJ, Jr., Minimal incision total knee arthroplasty. In: Scuderi GR, Tria AJ, Jr. (eds.), *MIS of the Hip and the Knee*. New York: Springer, 2004, with kind permission of Springer Science + Business Media, Inc.)(见彩图)

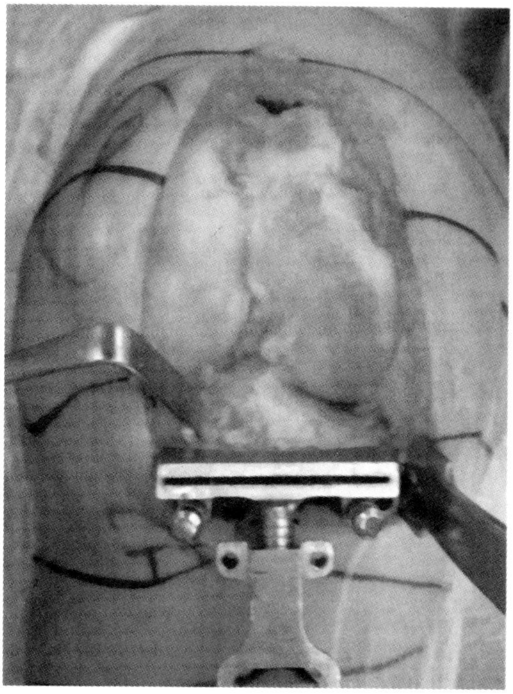

图6.3 有限切开通常为一个移动视窗。(From Scuderi GR, Tria AJ, Jr., Minimal incision total knee arthroplasty. In: Scuderi GR, Tria AJ, Jr. (eds.), *MIS of the Hip and the Knee*. New York: Springer, 2004, with kind permission of Springer Science + Business Media, Inc.)(见彩图)

膝关节切开后，将其屈曲90°，用牵引器固定于内侧及外侧切口充分暴露关节，避免皮肤过度紧张，保护好侧副韧带及髌韧带。为了有较好的视野及减小皮肤的张力，助手应使牵引器放置在适当位置及维持膝关节的适当体位，为手术创造良好的条件（图6.3)。据我们的经验，这种辅助的作用在移植前的骨准备以及术中需保证膝关节活动度的骨切除术的情况下更加明显。另外，在胫骨近端及股骨远端的截骨后，周围的软组织可有更多的活动度，关节暴露更加充分。

为适应有限髌旁内侧入路及其他微创手术入路，相应的较传统术式小的手术器械得到了发展。这些器械［例如，四合一多功能器械（Zimmer, Warsaw, IN)］有很大的优势。虽然手术器械得到了很大的改进，但手术过程无太大差别。由于耗材的尺寸较小，需要更加注意将其安全地固定在骨组织中。螺丝钉较光滑钉更安全，因而得到更加广泛的采用。另外，更加窄的电锯锯条的应用减少了与其他手术器械的撞击。

医师可根据自己的习惯安排截骨顺序。我个人建议首先截除胫骨平台，这样可扩大关节伸直间隙和屈曲间隙，有利于股骨远端骨组织的切除。在髓外定位装置的帮助下行胫骨平台的切除，通常为单边固定和偏内侧的（图6.4)。胫骨截骨导板以胫骨结节为中心，并设置适度的截骨深度和角度。如前所述，在截骨过程中助手需保护好周围软组织。

完成胫骨平台近端截骨后，开始关注股骨远端。髓内截骨导板插入股骨远端，按照术前计划，股骨远端在适当外翻角度下截骨（图6.5)。完成以上步骤，股骨的尺寸和旋转轴就可以确定了。股骨旋转轴可根据股骨

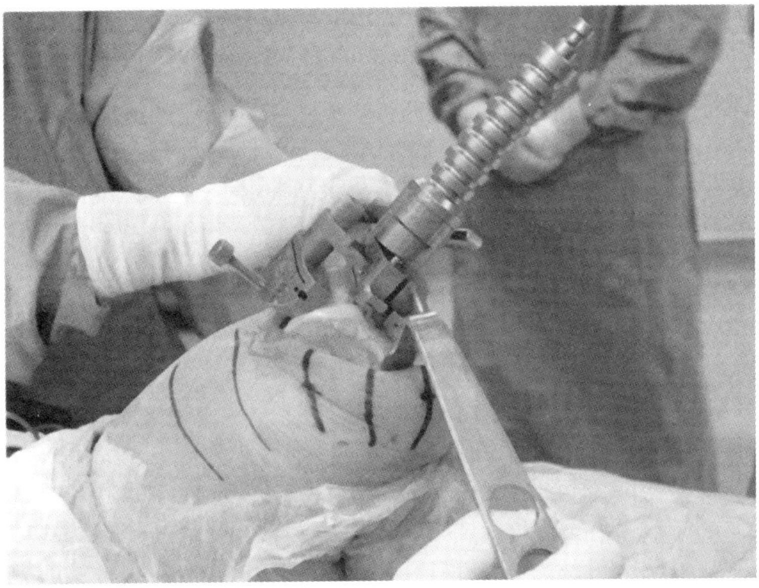

图 6.4　髓外胫骨截骨导板向内侧偏移。(From Scuderi GR, Tria AJ, Jr., Minimal incision total knee arthroplasty. In: Scuderi GR, Tria AJ, Jr. (eds.), *MIS of the Hip and the Knee.* New York: Springer, 2004, with kind permission of Springer Science + Business Media, Inc.)(见彩图)

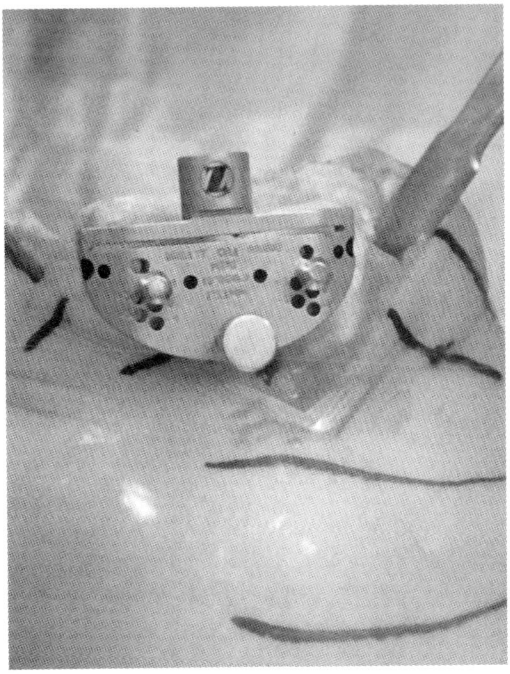

图 6.5　股骨远端截骨导板。(From Scuderi GR, Tria AJ, Jr., Minimal incision total knee arthroplasty. In: Scuderi GR, Tria AJ, Jr. (eds.), *MIS of the Hip and the Knee.* New York: Springer, 2004, with kind permission of Springer Science + Business Media, Inc.)(见彩图)

前后轴(AP)、上髁轴确定，或是凭医师的临床经验决定。股骨尺寸的确定主要依靠医师的临床经验、前后尺寸和假肢的种类。当前后尺寸小于假体尺寸，并且用后交叉韧带保留型假体时，医师需要减小假体的型号。反之，在使用后稳定型假体时，医师需要增大组件的型号，或选择接近解剖测量的假体尺寸。无论何种情况，前后截骨部位均需在关节合适的外旋角度下牢固固定并完成截骨(图 6.6)。

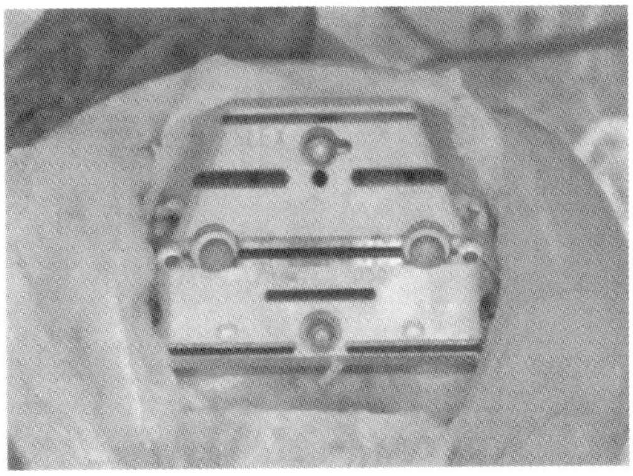

图 6.6　前后截骨导板。(见彩图)

完成股骨及胫骨截骨后，用薄的撑开器将关节屈曲到90°。我习惯以此来植入后稳定型膝关节假体，将交叉韧带和内外侧半月板彻底切除。对于喜欢后交叉韧带保留型假体的医师，这种微创切口可以提供充分的手术视野，后交叉韧带也可以得到保留。再切除半月板、交叉韧带、后骨赘，用间置器和对线杆检查软组织的平衡（图6.7）。两侧副韧带需要平衡。如果不平衡，可做适当的软组织松解术。外翻畸形的松解术已详述过，包括内侧副韧带（MCL）的深层和浅层的骨膜下的提升。MCL松解术可以在微创切口中采用，胫骨近端内侧避免过度皮下切开。外翻畸形的外侧松解可以通过内侧切口完成。“派皮”（pie crust）技术可选择性地松解弓状韧带、髂胫束、外侧韧带，但腘肌腱予以保留。

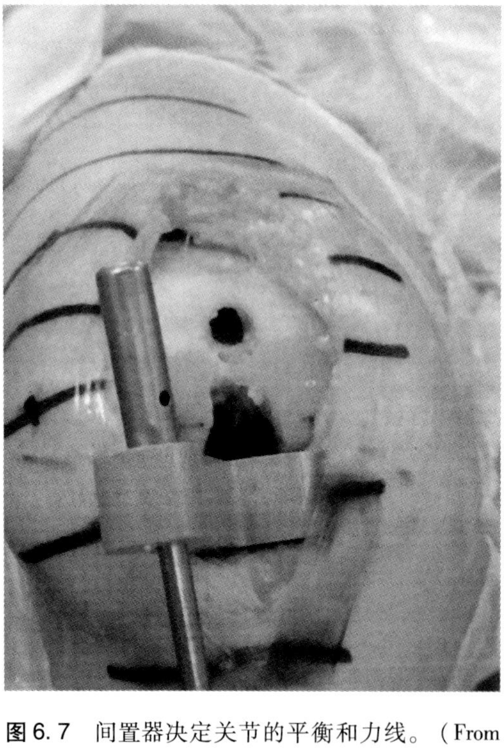

图6.7 间置器决定关节的平衡和力线。（From Scuderi GR, Tria AJ, Jr., Minimal incision total knee arthroplasty. In：Scuderi GR, Tria AJ, Jr.（eds.），*MIS of the Hip and the Knee*. New York：Springer, 2004, with kind permission of Springer Science + Business Media, Inc.）（见彩图）

在关节平衡后，即可切除股骨和胫骨平台的骨组织以备安装试模。将膝关节屈曲90°后，于股骨远端髁间切迹截骨，以适应后稳定型假体部件。为了充分暴露胫骨平台，尽量屈曲膝关节并适度外旋。此时，股骨处于伸肌装置下方，不干扰胫骨平台的暴露。适当尺寸的胫骨平台模板放置在合适的旋转角度后准备最终的人工假体的放置。

胫骨和股骨准备完毕之后行髌骨准备。在胫骨、股骨准备好之后，可在胫骨股骨间形成20mm的间隙，周围的软组织处于松弛状态，为髌骨的准备创造良好的条件。在关节处于完全伸直和轻度屈曲时，髌骨一直处于倾斜位。在测量髌骨的厚度后，用适当尺寸的铰刀将髌骨切至要求的厚度。在髌骨上钻3个固定孔并安置试模。髌骨准备好后测量其厚度并和最初的厚度比较。

所有的骨组织准备好之后，依次放置人工假体组件。因为首先安装临时胫骨假体组件，关节处于过度屈曲、外旋体位，胫骨处于向前半脱位状态。在胫骨托板安装完成后，膝关节恢复至屈曲90°，牵拉关节，使屈曲间隙分开，临时股骨组件也安装至股骨末端。然后，插入胫骨衬垫试模。如果关节的暴露不充分或衬垫试模放置困难，可将膝关节适中屈曲45°～60°，然后再安置。最后，安装髌骨试模。此时，可观察评估髌骨轨迹。在此微创切口手术中，外侧支持韧带松弛的影响范围有限。以往报道过，微创手术和标准的关节置换手术都存在15%的外侧松弛率[8]。将临时关节组件安装在合适的位置，测试并确定关节具有良好的活动范围、稳定性和髌骨轨迹，取出临时组件，准备骨面及骨水泥。用灌洗液充分冲洗骨面并完全干燥后，所有的患者均用骨水泥固定后稳定型膝关节假体（NexGen LPS-Flex or LPS-Flex Gender Prosthesis, Zimmer, Warsaw, IN）。当骨水泥达到一定的黏稠度时，将膝关节置于高度屈曲和外旋位。骨水泥放置于胫骨平台及假体柄骨洞内，安放胫骨托板，并去除多余的骨水泥。然后将膝关节屈曲至90°，在股骨的前面、远端及移植物的后髁部位涂抹适量的骨水泥，将股骨假体安放在股骨远端并充分压紧，去除多余骨水泥。仔细检查关节的后凹处及人工关节与骨组织的交接边缘，确保没有骨水泥碎屑。复位并安装胫骨衬垫试模，骨水泥髌骨假体安放好并用髌骨钳夹持直到骨水泥干燥，足够结实。然后检查、评估关节的活动范围、髌骨轨迹，在结果满意后移去临时胫骨衬垫，装入永久胫骨聚乙烯衬垫。此时如果聚乙烯衬垫装入困难，可将关节适中屈曲，使用前负荷胫骨托板可将聚乙烯衬垫安装进去。

所有的组件置于正确位置后（图6.8），松开止血带，并用电刀止血；然后再次用止血带加压，用抗生素溶液充分清洗关节腔。用吸引器吸干关节腔内的多余溶液后用可吸收缝线间断缝合。深层组织和皮下组织用可吸收线缝合，皮肤组织用钉皮钉闭合。轻薄无菌辅料覆盖并穿弹力袜。

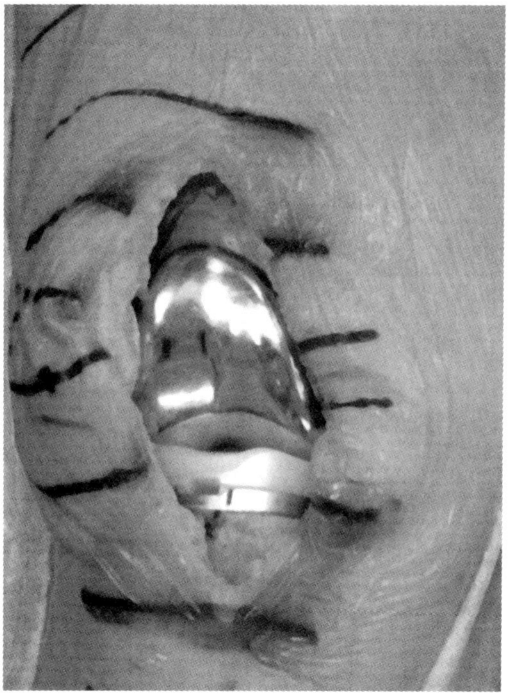

图6.8　最终假体安放到位。（From Scuderi GR, Tria AJ, Jr., Minimal incision total knee arthroplasty. In：Scuderi GR, Tria AJ, Jr.（eds.），*MIS of the Hip and the Knee*. New York：Springer，2004，with kind permission of Springer Science + Business Media，Inc.）（见彩图）

术后护理

依据疼痛治疗指南的静脉患者自控麻醉（PCA），手术后镇痛可以采用前24小时硬膜外导管止痛泵或是股神经阻滞麻醉来完成。持续被动康复训练（CPM）应尽早开始。患者在康复理疗医师的指导下及保证关节更为灵活和稳定的情况下尽早开始完全负重步行练习及关节的自主活动训练，每天2次训练。根据患者的经济情况及关节的术后恢复情况，在2~4天内即可出院回家或在康复理疗中心进行后期的治疗。术后采取综合性多种临床途径是患者满意的基础[9]。

临床疗效

严格按照上述步骤，有限髌旁内侧入路全膝关节置换术可取得满意的治疗效果。最近的一项微创全膝关节置换术和传统的术式对照实验表明[5]：前者的术后的输血量（平均292cc）较后者（平均683cc）少，但术后3天的血红蛋白无差别。因此，微创全膝关节置换术减少了术后的输血量。我们现行的“无血手术技术”原则避免了术前收集自体血液而造成的术前贫血；术前检查血红蛋白量，在有指征时应用促红细胞生成素；所有患者行引流血液的回输。通过上述方法，减少了单侧膝关节置换术的输血率[10]。

两组的平均住院时间接近，微创膝关节置换术组为3.9天，标准术式组为4.2天[5]。38%的接受微创膝关节置换术的患者术后在家中接受自行康复训练，但标准术式组只有

24%。术后3天，微创膝关节置换术和标准术式组相比平均可多行走5.8米或是1.2个台阶，此差异并不明显。微创膝关节置换术的屈曲活动度平均高于标准术式组4°（p = 0.014）。术后3天平均屈曲范围，微创膝关节置换术是92°（48°~120°），标准术式组是88°（69°~105°）。

微创膝关节置换术的最大的缺陷是人工关节可能定位不准，但到目前为止，我们还没遇到类似的问题。术后X线片显示假体的平均力线及下肢整体力线和以前的报告相一致[5,11]。这可能是因为微创膝关节置换术在严格选择符合要求的病例后可充分暴露关节，不会影响到手术的精确性。另外，虽然手术中的各种器械经过了改进，但是和以前使用的器械差别不大，术者很容易接受。

一丝不苟地完成手术可以避免术后并发症的出现，在以前已报道了一篇关于手术经验的综述[5]。在一组微创全膝关节置换术中，2名患者出现了置换关节表面皮肤红斑，经处理恢复良好；1名内翻畸形的患者出现暂时性的近端腓骨神经麻痹，经治疗好转；有1名患者在术后12周因意外创伤出现髌骨脱位，后行内侧支持带修复术。没有皮肤和伤口并发症影响伤口愈合。在标准术式组，2名患者出现膝关节皮肤红斑，处理后恢复良好；1名患者在术后5周行麻醉下手法松解，1名患者在22周后行关节镜松解术并配合手法松解。现在，经我治疗的患者大部分接受了微创切口，无任何的不良反应，因为我会根据需要在手术过程中逐渐延长皮肤切口和关节切开的范围以减少手术并发症。

讨论

微创全膝关节置换术在近年来得到广泛的应用，有限髌旁内侧入路是经改良后获得有限的切开和视野入路系列之一。由于微创手术过程和传统的经典术式类似，且使用更加精巧的改进的器械，非常适合在较小的手术视野内进行操作，学习曲线较短。通过逐渐减小的手术切口，髌旁内侧入路可以在较小的切口下获得良好的手术视野。

其他的医师也报道了相似的临床经验。Coon等报道了采用微创入路和微创股内侧肌下入路行微创全膝关节置换术[3]，患者的平均住院日期为3.4天，明显低于经典术式的5.9天；微创全膝关节置换术只有4%的患者进行了输血，而经典术式则有34%的患者输血。早期功能的恢复结果表明，术后3天微创全膝关节置换术的活动量（176步）是经典术式（58步）的3倍多，并且关节活动范围也更大。此项研究也表明，微创全膝关节置换术在提高了手术成效的同时降低了术后康复费用和缩短了住院时间。

微创全膝关节置换术是否成功要综合考虑主治医师、患者、家属的期望。由于较低的手术复发率及快速的术后康复效果，越来越多的患者愿意接受微创全膝关节置换术。但也需让患者认识到手术治疗效果不能单纯地依靠手术切口的长度评价治疗效果。在术前病情告知的时候应向患者说明在尽可能小的手术切口的情况下进行关节置换，而不保证具体的切口长度。手术的成功需要综合多方面考虑，包括相应失血管理、有效的疼痛治疗、充分的术后康复及良好的社会支持。

优化患者选择及专注手术细节可以确保手术成功。经验表明具有如下特征的患者非常适合微创全膝关节置换术：身材娇小、较瘦、较低体重指数、窄小的股骨、良好的关节活动度的女性患者。而有风湿性关节炎、感染性关节炎、关节活动范围受限、关节严重成角畸形和以前做过手术的患者需要慎重考虑。关于手术技巧，关键在于注意手术细节。微创全膝关节置换术的手术过程与经典术式无本质上的不同，唯一的不同点在于手术视野更小。经改进的更加精巧的手术器械的运用使得在关节腔内的手术操作更加简单，而且可减少对伸肌装置的损伤。对助手进行培训，使得在手术时维持良好的关节体位和合适的放置牵引器可最大程度地方便手术完成。此外，微创全膝关节置换术随时可在关节暴露困难或是手术器械操作困难、人工关节放置不良时扩大切口。以往传统全膝关节置换术是较成功的手术，但微创全膝关节置换术的疗效不应比传统术式差。

（白春宏 译 叶伟胜 李世民 校）

参考文献

1. Scuderi GR, Tenholder M, Capeci C. Surgical approaches in mini-incision total knee arthroplasty. Clin Orthop Relat Res 428:61–67, 2004
2. Bonutti PM, Neal DJ, Kester MA. Minimal incision total knee arthroplasty using the suspended leg technique. Orthopedics 26:899–903, 2003
3. Coon TM, Tria AJ, Lavernia C, Randall L. The economics of minimally invasive total knee surgery. Semin Arthroplasty 16:235–238, 2005
4. Laskin RS. New techniques and concepts in total knee replacement. Clin Orthop Relat Res 416:151–153, 2003
5. Tenholder M, Clarke HD, Scuderi GR. Minimal incision total knee arthroplasty: the early clinical experience. Clin Orthop Relat Res 440:67–76, 2005
6. Scuderi GR. Minimally invasive total knee arthroplasty. Am J Orthop 7 S:7–11, 2006
7. Kim R, Scuderi GR, Cushner F, et al. Use of lidocaine with epinephrine injection to reduce blood loss in MIS TKA. Proceedings of the 2007 Annual AAOS Meeting, San Diego, CA
8. Cook JL, Scuderi GR, Tenholder M. Incidence of lateral release in total knee arthroplasty in standard and mini approaches. Clin Orthop Relat Res 452:123–126, 2006
9. Scuderi GR. Pre-operative planning and peri-operative management for minimally invasive total knee arthroplasty. Am J Orthopedics 7 S:4–6, 2006
10. Cushner FD, Lee GC, Scuderi GR, et al. Blood loss management in high risk patients undergoing total knee arthroplasty. J Knee Surg 19:249–253, 2006
11. Brassard MF, Insall JN, Scuderi GR, Colizza W. Does modularity affect clinical success? A comparison with a minimum 10-year follow-up. Clin Orthop Relat Res 388:26–32, 2001

第 7 章 股内侧肌下入路微创全膝关节置换术

Mark W. Pagnano

基于解剖学、医学和手术实践基础，经股内侧肌下入路行微创全膝关节置换术（MIS TKA）是可行的。从解剖学角度分析，经股内侧肌下入路是保持整个股四头肌肌腱髌骨附着点完整的唯一方法[1-5]（图 7.1）。从科学角度分析，在前瞻性随机临床试验中，经股内侧肌下入路关节置换术优于标准内侧髌旁入路和所谓的股内侧肌下入路[3,6,7]（表 7.1）。从手术实践角度分析，经股内侧肌下入路的微创全膝关节置换术行之有效，且具有可重复性。因而这种微创技术可以应用在大部分患者身上，而并非特定划分的小部分人群[8]（表 7.2）。

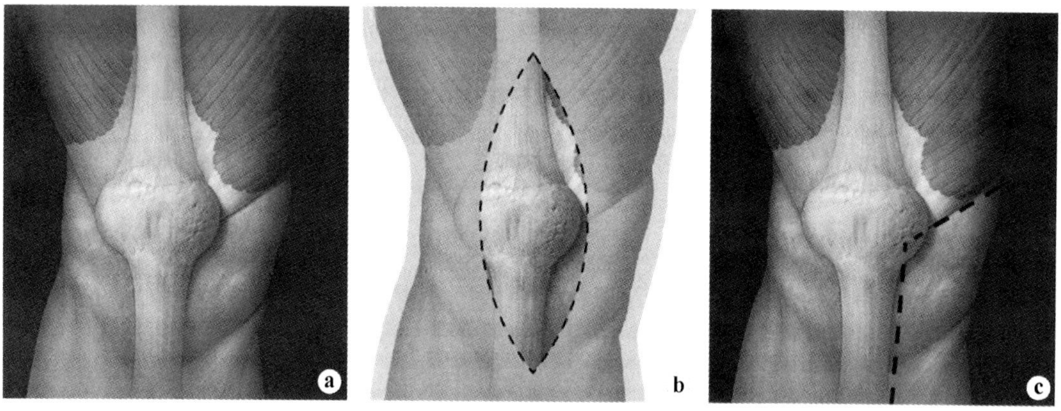

图 7.1　伸膝装置的解剖结构。(a) 股内侧斜肌（VMO）肌腱在髌骨中部的附着方向通常与股骨长轴呈 50°角。(b) 手术切口可见，经常忽视的 VMO 下缘主要部分（紧靠髌骨，呈船艏状）。由于 VMO 大部分外露靠近髌骨上极，一些手术医生或许会误以为 VMO 附着于髌骨上极。切口内侧的剥离可以暴露 VMO 的下缘，比大多数手术医生预计的要更靠下和靠内。(c) 股内侧肌下入路术式中的关节切口平行于 VMO 的内侧缘，在 VMO 髌骨中部附着点拐角，而后竖直向下平行于髌韧带。(Copyright Mayo Foundation, used with permission)（见彩图）

表 7.1　股内侧肌下入路全膝关节置换术的前瞻性随机临床试验

作者	随机患者数量	研究变量	关键结果
Roysam 和 Oakley[7]	89	股内侧肌下入路对比内侧髌旁入路	1. 股内侧肌下入路有较早期直腿抬高；$P<0.001$ 2. 股内侧肌下入路在 1 周内使用较少的麻醉药物；$P<0.001$ 3. 股内侧肌下入路在 1 周内有更好的膝关节弯曲度；$P<0.001$

续表

作者	随机患者数量	研究变量	关键结果
Aglietti 等[6]	60	股内侧肌下入路对比捷迈股内侧肌入路	1. 股内侧肌下入路有较早的直腿抬高；$P=0.004$ 2. 股内侧肌下入路在第 10 天有更好的弯曲度；$P=0.01$ 3. 股内侧肌下入路在第 30 天有更好的弯曲度；$P=0.03$
Faure 等[3]	20	股内侧肌下入路对比内侧髌旁入路	1. 股内侧肌下入路在 1 周和 1 个月时有更好的力量 2. 股内侧肌下入路有较少的外侧松解 3. 股内侧肌下入路更受到患者喜爱 4∶1

表 7.2　103 例骨关节炎患者行微创股内侧肌下入路的临床预后

性别	年龄	体重	手术时间	平均功能预后
61 女性 42 男性	66 岁 （40 ~ 90 岁）	198 磅 （137 ~ 305 磅）	58 分钟 （35 ~ 115 分钟）	1. 住院时间：2.8 天 2. 正常生活：7 天 3. 无需助行器：14 天 4. 无需手杖：21 天 5. 开车：28 天 6. 行走 0.5 英里[a]：42 天 7. 8 周后的弯曲度：116°

From Pagnano et al.[8]

a. 1 英里≈1609 米

微创全膝关节置换术的手术原则目前已得到广泛认可，包括较小的皮肤切口、无髌骨外翻、尽可能地保护髌上囊和股四头肌肌腱。而这些因素对术后功能恢复的优势尚不明确。我们最初试图采用短内侧关节切开术（有观点认为其与股内侧肌下入路类似）和小切口股内侧肌入路来实施微创全膝关节置换术，但受挫于众多的技术困难。因此我们优化改进了股内侧肌下入路术式，进而符合了微创全膝关节置换术原则。我们发现股内侧肌下入路术式极大地促进了微创外科的发展，使得微创外科可以应用于更广泛的患者群体。当配备微创外科所特有的手术器械时，改良的股内侧肌下入路术式是可行的，具有可重复性和安全性。该术式在一套简单的拉钩配合下即可完成，无需任何盲切或徒手切开，因而提高了外科手术的精确性和患者的安全性。

手术技术

手术切口始于髌骨上极，止于胫骨结节上端，延伸长度通常为 3.5 英寸。手术医生初期应当做 6 ~ 8 英寸的切口，而后随着时间的推移缩短切口长度。掀开内侧皮瓣以暴露股内侧斜肌下缘。保留完整的股内侧斜肌筋膜以利于维持手术过程中肌腹的完整性。该区域的解剖结构在术中不会受到破坏。股内侧斜肌的下缘通常比大多数手术医生的预计更加的靠下和靠内。股内侧斜肌肌纤维与长轴呈 50°角走行，股内侧斜肌肌腱通常附着于髌骨中部。保留自肌肉边缘下至髌骨中部的肌腱边缘是非常重要的，拉钩正位于此部位，因而股内侧斜肌肌肉本身在术中得到了保护。

沿着股内侧斜肌下缘直到髌骨中部进行关节切开（不要试图避免切口的扩大，那样会妨碍最终手术视野）（图 7.2）。关节开口近端平行股内侧斜肌下缘，与股骨长轴同样呈 50°角。从髌骨中部开始，切口垂直向下，沿髌韧带内侧缘。将 90°角的弯曲型霍夫曼拉钩放置于内测沟，牵开术中保留的股内侧斜肌肌腱。可以很轻易地就将髌骨完全拉进外测沟。用咬骨钳将髌骨内外侧上的骨刺去除，然后将膝关节屈曲 90°，充分暴露股骨远端（图 7.3）。如果髌骨没有滑进外测沟，通常是由于一部分内侧髌股韧带仍然与髌骨附着。发生这种情况的原因在于关节切口过于水平，而没有与股内侧斜肌平行呈 50°角。通过松解韧带便可解决此问题。

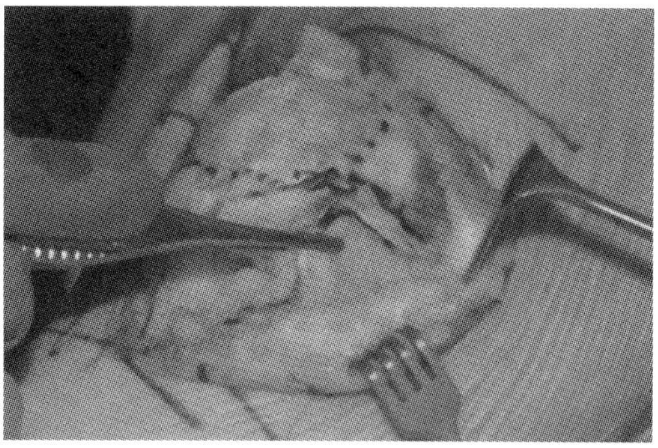

图 7.2 关节切口自股内侧斜肌下缘到髌骨中部，与股内侧斜肌肌纤维平行，与股骨长轴呈 50°角。（见彩图）

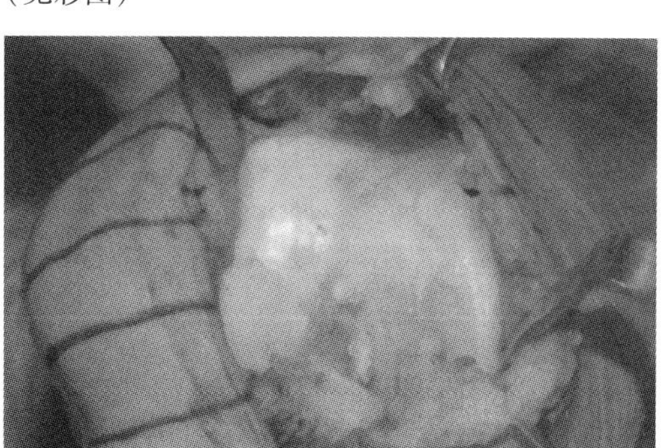

图 7.3 使用极小的力量即可将髌骨拉至外侧沟，然后将膝关节屈曲 90°来充分暴露股骨内外侧髁。（见彩图）

通过改良的髓内切骨导板切除股骨远端。将膝关节屈曲 60°以便更好地暴露股骨远端前部。当皮肤切口非常小时，每次切除一个股骨髁，留置部分髓内切骨导板以增加稳定性。当皮肤切口稍大时，切骨导板可以全部留置，按标准方法同时切除两个股骨髁。

下一步是胫骨近端截骨。切除前需要更多的暴露以利于随后的测量和旋转股骨假体（微创全膝关节置换最困难的部分）。准确使用三个拉钩来完整地暴露胫骨：一个叉形拉钩置于后部来提供抽屉型操作野；两个弯曲型霍曼拉钩置于内外侧来保护副韧带并测量胫骨周径（图 7.4）。通过改良型髓外导板微创切除胫骨。使用窄而厚的骨锯切除胫骨。窄而厚的骨锯在较小的引导器中操作更为灵活，而且手感更好，方便手术医生感知后侧和旁侧的胫骨皮质是否已被切除。

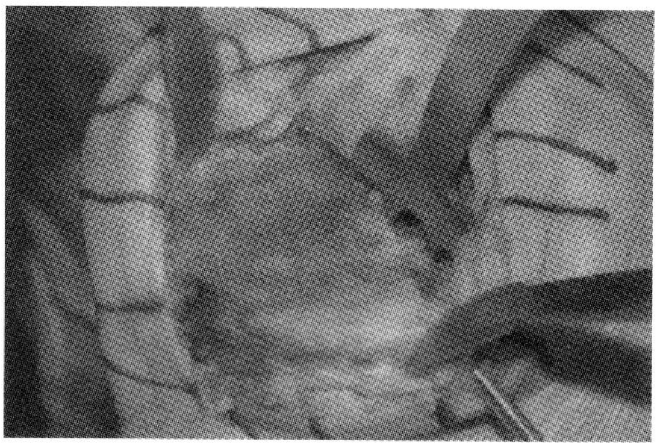

图 7.4 当股骨远端切除后，下一步行胫骨准备。胫骨截骨需要更多的操作野以利于随后的测量和股骨旋转组件（微创全膝置换最困难的环节）。通过三个拉钩可以良好地暴露整个胫骨表面：一个叉形拉钩置于后部来提供抽屉型操作野；两个弯曲型霍夫曼拉钩置于内外侧来保护副韧带并测量胫骨周径。（见彩图）

小巧的股骨矫形和旋转引导器可以固定于近端胫骨，然后可以将膝关节弯曲成 60°来暴露胫骨前端，从而精确地矫形（图 7.5）。屈曲 60°的条件下，在前内侧使用拉钩可以使得手术医生直视下观察到股骨皮质不会产生凹口。切除股骨皮质前部的部分滑膜以利于股骨矫形的精确。

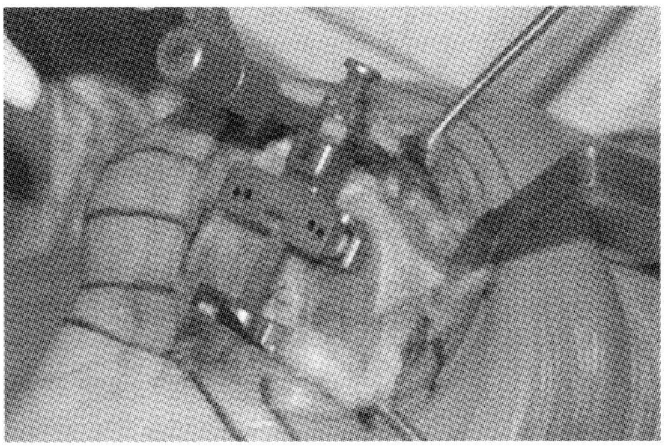

图7.5　股骨矫形和旋转引导器设计小巧，可以固定于股骨远端，膝关节可以屈曲呈60°来暴露股骨前部以精确矫形。(见彩图)

股骨矫形引导器置于中部和侧边调整。在股内侧肌下入路术式中，手术医生可以选择参考后髁、Whiteside线或通髁线来确定股骨旋转。切除股骨和胫骨后，手术医生可以最后一次松解韧带，并通过任何想要的方式来检查屈伸间隙平衡。

髌骨准备于手术最后进行。不需要行髌骨截骨来达到暴露的目的。此外，将髌骨置于最后处理可以尽量避免切除骨质过程中对髌骨的损伤。可以徒手切除髌骨，也可以选择性使用骨锯或铰锯。当使用髌骨切除引导器时，可以去掉试用假体以缩短整个器具长度，减小伸肌装置张力并使这一过程更易操作。

首先使用骨水泥将模块化的胫骨托盘黏合，然后是股骨，最后是髌骨。通过叉形拉钩和90°角的弯曲型霍曼拉钩暴露胫骨内外缘，使得胫骨向前半脱位。在去除胫骨平台周围，特别是后外侧多余的骨水泥时要格外小心。在最靠近副韧带的内外侧使用弯曲型霍夫曼拉钩，暴露股骨准备黏合。第三个拉钩置于股内侧斜肌下方，即股骨前部。整个股骨移植物表面在压紧前都需黏附骨水泥。在去除股骨远端外侧多余骨水泥时要格外小心，因为此区域在髌骨黏附骨水泥后不易观察（图7.6）。此时，手术医生可以使用胫骨假体或者试模。最后使用骨水泥黏附髌骨。当骨水泥坚固后，可以活动膝关节并最终进行调整并评估髌骨运动情况（图7.7）。

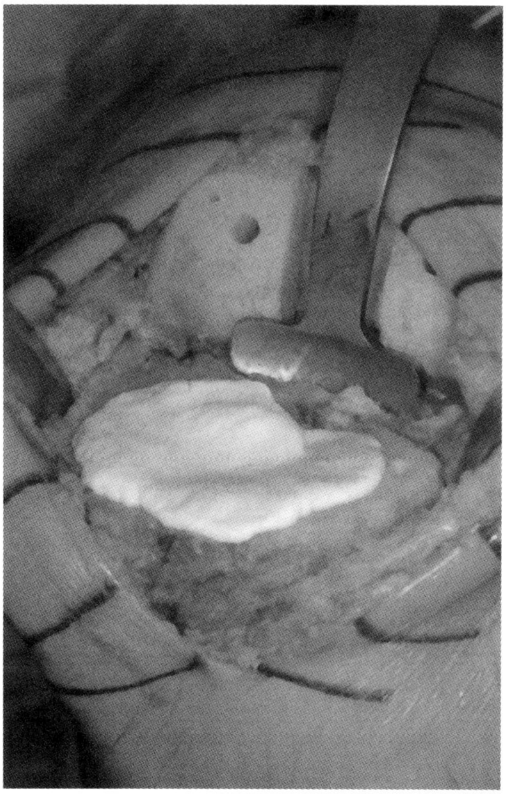

图7.6　模块化的胫骨假体方便了骨水泥的黏附，首先黏附胫骨是最容易的。移除多余骨水泥时要小心，尤其是在膝关节后外侧角。(见彩图)

松解止血带，观察股内侧肌下区域的出血点并止血。将关节囊的边缘牵拉至髌骨中部并缝合关节囊。使用0号薇乔缝合线缝合关节切口近端（图7.8）。缝合时可以将深部股内侧斜肌肌肉连带股内侧斜肌末梢和底面附着的纤维组织或滑囊一起缝合。

最开始四针在膝关节伸直位缝合，而后将膝关节屈曲90°打结，这样可以避免内侧张力过大，进而造成术后医源性的低位髌骨。在膝关节深部留置引流管后，使用0号薇乔缝合线缝合关节囊的垂直面。逐层缝合皮肤。使用订皮器缝合皮肤全层，不采用皮下缝合。微创全膝关节置换手术比

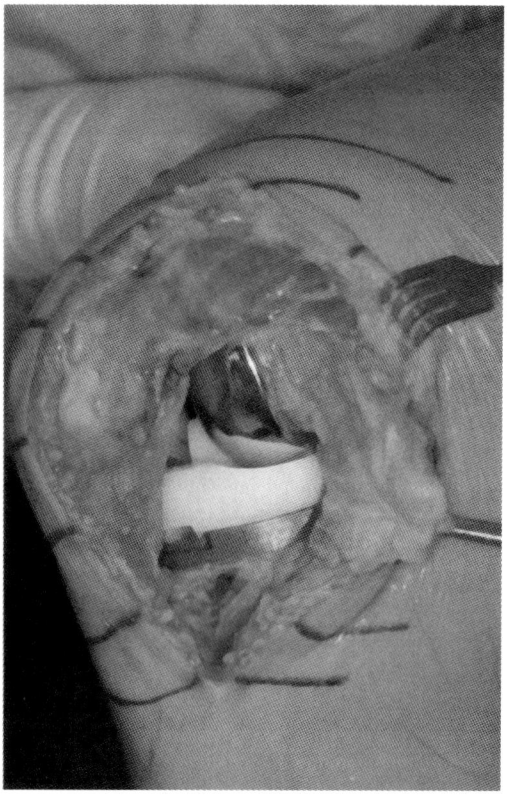

图7.7 全部人工关节假体放置完毕后，需要评估髌骨轨迹及膝关节各个方向的活动度。（见彩图）

标准的开放性手术有较大的皮肤张力，依照我们的经验认为，如果重复多次缝合皮肤，就像皮下缝合一样，那么就会出现潜在的伤口愈合问题。

讨论

目前研究已证明，经股内侧肌下入路行微创全膝关节置换术是行之有效的。手术医生可以逐步学习该术式，并应用于大部分具有全膝关节置换术指征的患者，而并非一小部分特定人群。有部分患者不适用于任何微创全膝关节置换术，包括关节严重僵硬、皮肤条件差以及严重肥胖的患者。同样的，低位髌骨的患者难以实施微创全膝关节置换术，因为在术中通常难以将髌骨向旁移位。

在这些情况下，患者和手术医生都倾向于使用传统的皮肤切口及较大的术野暴露。

手术医生应当注意，仅仅改变手术技术并不能像一些报道中带来微创全膝关节置换术早期术后功能显著恢复那样。术后早期的最大化获益（最低程度的疼痛、早期下床活动、最短的住院时间）通常需要联合高级的麻醉技术、一套多元的疼痛管理计划、一套快速康复程序和适当的患者期望。而这些与手术技术相比，两者对早期功能的提高程度并没有得到明确论证。

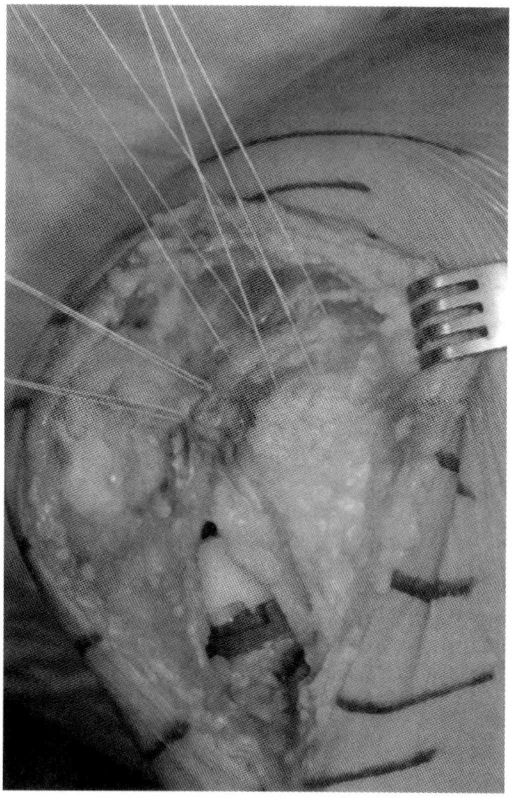

图7.8 松解止血带后，股内侧肌下间隙内的任何出血点都需要止血。缝合关节囊时第一针始于髌骨中部。而后将深层滑膜间断缝三针进而关闭膝关节。这四针在膝关节屈曲90°时打结，从而可以避免医源性的低位髌骨。（见彩图）

（白春宏 译　叶伟胜 李世民 校）

参考文献

1. Pagnano MW, Meneghini RM, Trousdale RT. Anatomy of the extensor mechanism in reference to quadriceps-sparing TKA. Clin Orthop Relat Res 2006 Nov, (452):102–105
2. Chang CH, Chen KH, Yang RS, Liu TK. Muscle torques in total knee arthroplasty with subvastus and parapatellar approaches. Clin Orthop Relat Res 2002, 398:189–195
3. Faure BT, Benjamin JB, Lindsey B, Volz RG, Schutte D. Comparison of the subvastus and paramedian surgical approaches in bilateral knee arthroplasty. J Arthroplasty 1993, 8(5):511–516
4. Gore DR, Sellinger DS, Gassner KJ, Glaeser ST. Subvastus approach for total knee arthroplasty. Orthopedics 2003, 26:33–35
5. Hoffman AA, Plaster RL, Murdock LE. Subvastus (southern) approach for primary total knee arthroplasty. Clin Orthop Relat Res 1991, 269:70–77
6. Aglietti P, Baldini A. A prospective, randomized study of the mini subvastus versus quad-sparing approaches for TKA. Presented at the Interim Meeting of the Knee Society. September 8, 2005, New York, NY
7. Roysam GS, Oakley MJ. Subvastus approach for total knee arthroplasty: a prospective, randomized, and observer-blinded trial. J Arthroplasty 2001, 16:454–457
8. Pagnano MW, Leone JM, Hanssen AD, Lewallen DG. Minimally invasive total knee arthroplasty with an optimized subvastus approach: a consecutive series of 103 patients. Presented at American Academy of Orthopaedic Surgeons Annual Meeting. 2005, Washington DC

第 8 章 小切口股内侧肌入路全膝关节置换术

Steven B. Haas, Samuel J. Macdessi, Mary Ann Manitta

目前全膝关节置换术被认为是治疗严重膝关节炎方法的金标准[1-4]。然而，常规手术后的早期康复时间比全髋关节置换长，并且存在显著的疼痛和功能受限导致的功能恢复延迟。传统膝关节置换术手术入路依然是通过髌旁正中入路，这种入路是由 von Langenbeck 在 1874 年最初描述的，然后由 Insall 在 1971 年推广的[5]。尽管这种入路是唯一真正的可延展的入路，但它切开了股四头肌肌腱，可能会延迟术后功能恢复。

股内侧肌[6]和股内侧肌下方[7]这两种入路被认为可以减小创伤。股内侧肌下入路不损伤股内侧斜肌腱的任何部分，而经股内侧肌入路需切开一小部分股内侧斜肌腱，通常高达髌骨的上极。从技术上来说，保护股四头肌附件会导致近端手术视野变小，所以通过经股内侧肌下入路去暴露股骨远端更加困难。

股内侧肌入路是一种结合了髌骨内侧入路的良好的暴露和经股内侧肌下入路优点的一种折中入路方式。基于这种考虑，作者通过改良股内侧肌入路发明了一种微创全膝关节置换术，并命名为“小切口股内侧肌入路”。该技术的基本原则是钝性分离和最小程度的撕裂股内侧斜肌，避免髌骨外翻，最小程度的软组织损伤，通过移动视窗获得充足的手术视野和使用较小的器械。通过遵守这些原则，在不考虑那些与长期成功相关因素的情况下，作者认为患者的早期恢复能够获得最大化。

股内侧肌入路

股内侧肌入路是由 Engh[6,8]为了减少股四头肌损伤而推广的。这种方法被认为能够增强髌骨的稳定性，增加术后股四头肌控制和减少翻修手术后股四头肌瘢痕的形成。

已有数篇关于股内侧肌入路与内侧髌旁入路的随机研究报告。Dalury 和 Jiranek[9]在 100 例双膝关节置换的患者中发现这种入路使患者在 6 周时有更大的股四头肌肌力和较早的直腿抬高功能的恢复。在另一个相似的大宗病例报道中，White 等[10]同样发现在股内侧肌入路组患者在 8 天和 6 周时疼痛更轻，并且在 8 天时有更好的直腿抬高能力并有较少的髌支持带松解。单侧置换的随机试验也同样证实了这些结果。Maestro 等[11]发现内侧髌旁入路有较高的侧方松解率，膝关节伸展丢失并且膝关节活动度丢失。Bathis 等[12]股内侧肌入路有较好的早期疼痛改善、较早的股四头肌肌力的恢复和本体感觉的建立。Parentis 等[13]发现股内侧肌入路使患者有早期恢复和显著减少血液流失的趋势。Engh 在 1997 年发现，两组的关节功能恢复、活动度和影像学参数无明显区别。同样，Keating 等[14]发现早期功能恢复没有区别。

股内侧肌入路剥离了部分股内侧斜肌在髌骨的附着而影响髌骨的活动轨迹。外侧松解可引起外侧肿胀和疼痛，这样可减少外侧松解来增加术后活动度。Engh 等[15]报道股内侧肌入路有 3% 的外侧松解率而内侧髌旁入路有50%的松解率。White[10]发现内侧髌旁入路的外侧松解率是13%而股内侧肌入路为8%，统计学有显著差异。此外，Maestro等[11]和Parentis等[13]也发现较少需要外侧松解。Keating等[14]发现外侧松解率没有明显差异。

很少有关于股内侧肌入路术后髌骨位置的报道。Ozkoc等[16]评估了股内侧肌入路和内侧髌旁入路的时变性的髌骨轨迹变化。尽管早期髌骨倾斜度是相似的，但内侧髌旁入路组晚期髌骨倾斜度明显。内侧髌旁入路组早期和晚期均发现有髌骨外侧半脱位和较差的适配角。

股内侧肌入路解剖学分析

Cooper等[17]进行尸体研究来评估股内侧肌入路的血管神经的关系，穿动脉在髌上平均8.8cm的平面，他们建议肌肉锐性切开的安全长度为4.5cm。如果需要进一步的暴露，余下的肌纤维可以进行钝性剥离，到大收肌腱膜与肌腱结合部水平可以避免血管神经的损伤。

理论上，考虑到股内侧肌入路存在股内侧斜肌远端部分有失神经支配的危险，Cooper等[17]发现股神经的延长支可到达股内侧肌的远端部位，在应用股内侧肌入路时，只有肌纤维撕裂到大收肌腱膜附着点水平才会损伤神经，因为神经所在的纤维鞘正好位于此点深处。

Parentis等[13]通过肌电图发现股内侧肌入路并行髌骨外翻的患者早期股内侧斜肌的失神经发生率为43%。他们对比了内侧髌旁入路组，没有发现股内侧斜肌失神经。一般肌肉分离长度10～15cm，6例患者中有4例是因为远端超过了这个范围。在6例慢性病变的患者中，同样有5例是因为肌肉撕裂远端超过了这个长度。1例兼有急性和慢性病变的患者是因为肌肉撕裂的长度在远、近端均超出了界限。理论上，较大的拉伸力量使髌骨半脱位可增加神经麻痹的风险。股内侧肌入路组患者尽管有肌电图改变，但是在6周以上时间有较好的恢复趋势。

同样的病例组，Kelly等5年随访发现9例患者中只有2例发生持续的慢性病变，1例再神经化，而其他的患者则发生进展性的失神经改变。所有这些患者均为肌肉撕裂远端超过界限并且均为锐性分离。所有进行钝性分离的患者均变现为正常肌电图。这增加了神经直接损伤的概率，但没有发现功能障碍。

作者最近对连续20例小切口股内侧肌入路无髌骨外翻全膝关节置换术进行了一个对比性研究[19]。对股内侧肉撕裂的上下端进行肌电图分析。从手术到肌电图分析的平均时间是3.9个月。4个患者（20%）出现轻度异常多相改变和轻度的失神经改变相一致。其中有两个患者远端肌肉撕裂超过界限，两个患者近端肌肉撕裂超过界限。在一个相近的随访间隔中，此类病例数比Parentis等报道的行髌骨外翻的要少。

小切口经股内侧肌入路的改进

在2001年，本文作者Haas对经股内侧肌入路进行改进，使得髌骨出现半脱位，避免外翻。这就是所谓的小切口股内侧肌入路。理论上讲，这种入路对伸肌产生更少的压力，从而减少肌肉撕裂的长度。根据对移动视窗原理的利用，缩小了解剖手术器械并使胫骨半脱位减到最小，减少肌肉的撕裂。

小切口股内侧肌入路的另一个潜在的优势是需要更小的切口。传统的内侧髌旁入路通常都是从股四头肌肌腱近端切开到达远端。小切口股内侧肌入路是没有必要这样做的。事实上，作者发现随着器械的不断改进，通过8.5～12cm的皮肤切口进行全膝关节置换术是能够安全、精准地完成的（图8.1）。

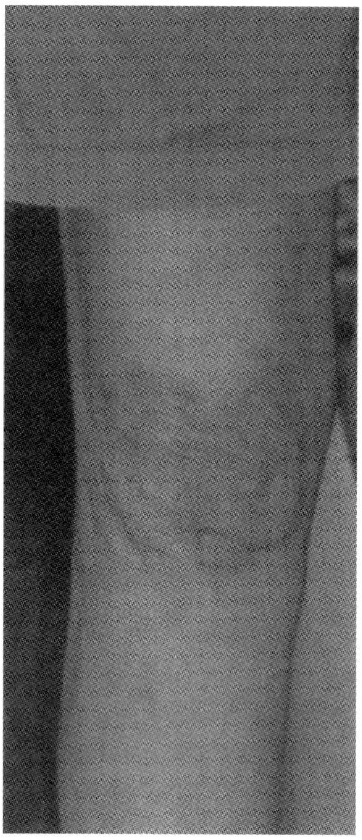

图 8.1 微创全膝关节置换术小切口外观。(见彩图)

术前评估

有几点因素与评估小切口股内侧肌全膝关节置换术相关。临床检查应该关注患者的体型、膝盖的活动范围、瘢痕的存在、下肢畸形和血管神经的状态。通过影像学判断畸形、骨丢失程度、低位髌骨的存在和整体骨的质量。在进行关节置换术前所有患者都要接受一个完整的医学评估。

虽然没有绝对的禁忌证，但某些患者更适合进行小切口股内侧肌入路全膝关节置换术。约 75% 的患者使用这种术式，其余患者则采用限制性髌旁内侧入路。相对的禁忌证包括拥有发达的股四头肌的男性，显著肥胖（体重指数大于 40）和存在严重的冠状面畸形。对于弯曲畸形超过 25°、被动屈曲少于 80°以及存在严重的髌骨低位或股四头肌存在大量的瘢痕的患者，作者也没有使用这种术式。

器械

在这个术式中专门的器械是非常关键的。现今大多数系统都为小切口股内侧肌全膝关节置换术做了相应的改进。作者使用 Genesis II（Smith and Nephew，Memphis，TN）高屈曲后稳定或 Journey（Smith and Nephew）系统。

为了满足小切口股内侧肌入路的需求，截骨块和导板被制作得更小，圆边，以便能够适合小的切口。此外，特定的器械被发展出来以使伸肌结构不妨碍截骨块的放置（图 8.2）。作者也用一种锯条，这种锯条材质坚硬，有着狭窄的锯身，末端呈尖状，有利于骨切除。

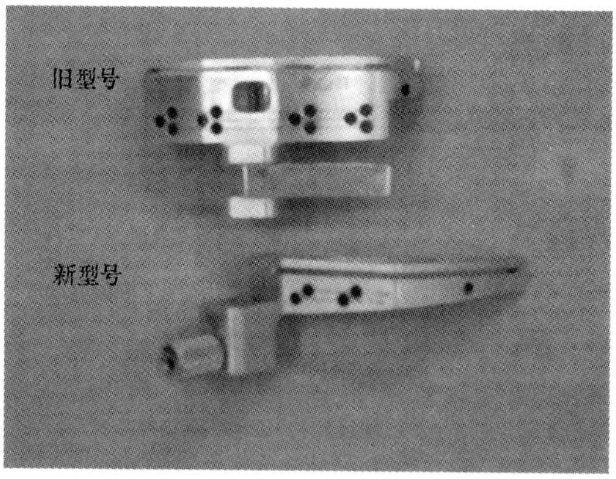

图 8.2 上图，标准 Genesis II 胫骨截骨模块。下图，微创 Genesis II 胫骨截骨模块（Smith and Nephew）。(见彩图)

胫骨导引器有一个特别的内侧翼能够紧靠在胫骨内侧平台。外侧翼因为髌韧带的阻碍被去除。外侧从未切开，因为可能会造成医源性的髌韧带撕裂伤。这个器械的改进能够使外侧平台从前到后，从内到外被切除。

股骨的手术器械包括一个特别的外翻测定系统，其附带的导引器能够放置于有良好手术视野的内侧。前截骨块、股骨远端截骨块、内到外侧四合一的末端是狭窄的，允许从更多的角度进行截骨。剩余器械，其中包括前截骨笔针，定位截骨模块（后稳定型膝）和股骨测量导板，已经被缩小尺寸。此外，当定位起初的前截骨时，前面笔针是有角度的以便能够放置于皮肤下。

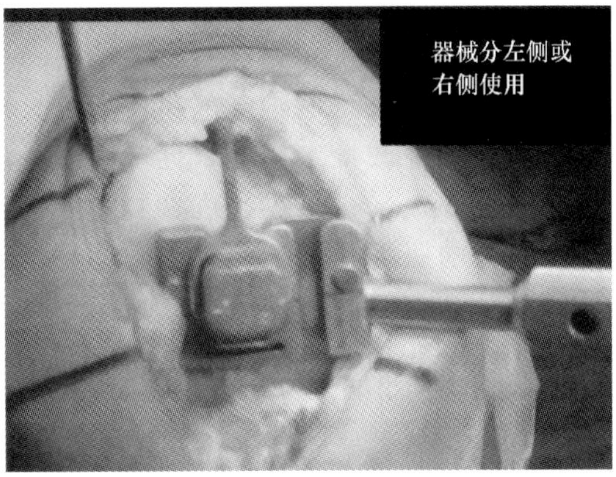

图8.3　安装股骨右侧外翻（旋转）导板。笔针与AP轴线（Whiteside线）平行。（见彩图）

手术技术

麻醉

所有患者接受硬膜外麻醉，能够持续麻醉48小时。患者还可以接受丁哌卡因股神经阻滞，作者发现这种麻醉方式明显有助于术后疼痛控制。作者选择静脉滴注头孢唑林。那些对青霉素显著过敏的患者则使用万古霉素。

患者体位

需要使用膝上止血带，用棉布保护皮肤。

于铺单下面置一个沙袋与对侧脚踝相平，以使膝盖可以弯曲70°～90°。大部分的操作都是保持这种体位进行。位置屈曲过度有时需要准备胫骨近端和插入最后的胫骨托。需要使用一个外侧的支撑以避免助手持续抬腿。

暴露

皮肤切口的界线是髌骨和胫骨结节的边缘。标记界线，然后画出一个纵向切口线经过髌骨的中内三分之一结合处。切口范围从高于髌骨上极1cm到胫骨结节内侧近端1/2处。作者常规的皮肤切口长度是8.5cm到12cm。但是如果张力过大，术者应立即在任何一端延长切口，特别是在切口的远端。

切开内侧关节。切口从髌骨的上极延伸到胫骨结节水平。作者留下5mm毗邻结节的组织作为袖口用于关闭切口等。辨别股内侧斜肌然后沿着它的肌肉纤维走向在髌骨的上极水平分开。

采用尖锐的器械分开第一个厘米肌肉，剩余的部分用手指沿着肌肉纤维的走向进行轻柔的钝性分离。完全使用锐器进行肌肉分离有可能会损伤股肌的远处神经支。肌肉分离长度为2～3cm。除了严重的炎症疾病外，作者一般保存髌上囊。

随着膝关节切口的延长，可以进行围绕内侧胫骨前的骨膜下切开术，松解半月板胫骨韧带附着点。髌骨向侧方收缩，部分切除髌下脂肪垫。在这个阶段作者也切除内侧脂肪垫。游离前交叉韧带的胫骨附着点和外侧半月板前角。允许放置一个薄弯型的Hohmann拉钩向侧面拉使髌骨出现半脱位。制造一跨越前外侧股骨皮质的小滑膜窗口，以便帮助术者完成最初的前股骨截骨。

伴有髌骨半脱位时，术者需要进行一期髌骨切除术，这在男性更常见。对老年女性骨质疏松行髌骨切除要谨慎，因为在髌骨的横向牵开过程中有可能出现破碎。

股骨侧准备

股骨准备首先要放松伸直间隙。这能通过使膝关节处于70°的弯曲来完成。置于股骨远端前面的软组织限制膝关节屈曲。必须避免过度屈曲，因为它不仅拉紧伸肌装置，而且限制暴露。用薄弯型的Hohmann拉钩放置在外侧股骨髁的边缘，不需要过多的横向牵引使髌骨半脱位。

前后轴（Whiteside 线）被标记在远端股骨，用作建立假体旋转的主要标记。后髁轴用来作为内翻膝的二次参考，这是经常使用的。通髁线更难以评估，因为它需要髌骨向外侧的明显移位。

在股骨滑车切迹的起始点（后交叉韧带股骨止点的正前方）用 9.5mm 钻头进入股骨髓腔。在髓腔吸出骨髓以减少脂肪栓塞的风险。髓内定位导杆以相对于解剖轴外翻 5°插入。如果考虑到旋转力线，作者使用测量导板的垫片（下脚）放在后髁上作为额外的参考。插入一个前后定位导杆越过髓内定位杆使其与前后轴一致，模块也被固定于相应的位置。前参考导板在伸肌装置下滑移触碰股骨外侧皮质，这通常代表了最高的点。

将初步前侧截骨导板钉在合适的位置并进行初步截骨。作者倾向于首先做一个股骨远端前侧截骨，以便能使作者在不满意最初的位置时可以在转动或矢状位置进行修正。而且，这种切除能够使远端截骨导板之前的伸肌装置放松，并且允许导板能更平稳地放在一个平面上。

然后进行股骨远端截骨。在这一环节上额外的牵拉是不需要的，因为导板的楔形形状通常能够充分地牵拉近端组织。导板被两个斯氏针固定，髓内针被移除，进行远端截骨。

接着确定股骨组件的型号。充分屈曲膝关节，以便后垫片可以经过后髁部。如果有两种尺寸可以选择，作者宁愿选择较小的型号，以免使屈曲间隙过紧。然后将四合一截骨导板固定在合适的位置，并再次评估旋转对线。在这个阶段，关键是放置一个薄弯型 Hohmann 拉钩深达内侧副韧带（MCL）以对其进行保护。接下来按照下列顺序截除股骨：后髁部、后斜面、前面、前斜面进行截骨。

胫骨侧准备

接着进行胫骨近端截骨（图 8.4）。尽管髓内杆也可用于这个手术，但作者更喜欢髓外器械。膝关节屈曲约 90°，过度外旋经常被用于标准方法中，这里必须予以避免，因为旋转胫骨平台于股骨下缩小了外侧间室的视野。薄弯型 Hohmann 拉钩被放置内侧和外侧，再次保护内侧副韧带和伸肌装置。任何悬垂于前内侧的骨赘在这个阶段都要使用咬骨钳去除，以使胫骨截骨导板可以直接接触胫骨边缘。胫骨导板平行放置于近端胫骨嵴。使用踝上胫骨前肌腱和第二跖骨作为远端参考点。调整后面的斜面，以便定位导板平行于腓骨轴。作者旨在将完整的一面截掉 11mm，然后导板被固定在这个位置。Aufranc 拉钩被放置于后方从而在不改变膝盖位置的前提下保护后面的血管神经结构。

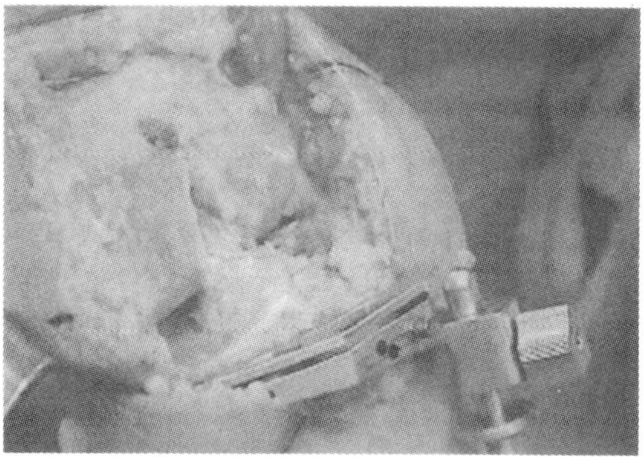

图 8.4 应用微创胫骨截骨模块进行胫骨准备。(From Hass SB, Lehman AP, Manitta MA. Mini-midvastus total knee arthroplasty. In: Scuderi GR, Tria AJ Jr, Berger RA (eds.), MIS Techniques in Orthopedics, New York, Springer, 2006, with kind permission of Springer Science + Business Media, Inc)

然后进行胫骨近端截骨。为了使截骨导板抓牢刀片，开始时锯片必须朝后并倾斜 45°。一旦锯片进入骨质，内侧截骨术就可以通过刀片由前向后安全地完成，然后作者直接将刀片转向外侧完成外侧截骨。如果作者对切除的深度有任何的怀疑，宁可留下一个小的骨边缘。与盲目的移除造成医源性的韧带损伤或是更少见的血管神经束损伤相比，当暴露增加之后去移除肯定更为安全。然后使用连接到一个垫块的对线杆再次核对胫骨截骨情况。

膝关节置于屈曲 90°，使用薄的扩张器，评估后髁部任何遗留骨赘（图 8.5）。用弯曲的骨刀移除这些骨赘有助于重建屈曲度。如果应用后稳定型假体，在这个阶段，沿着后交叉韧带切除半月板的残余部分。然后将间隔器放入屈、伸间隙中，以确保作者充分截骨后获得对称间隙。另外，它是预测之后软组织松解的一个有用的工具。

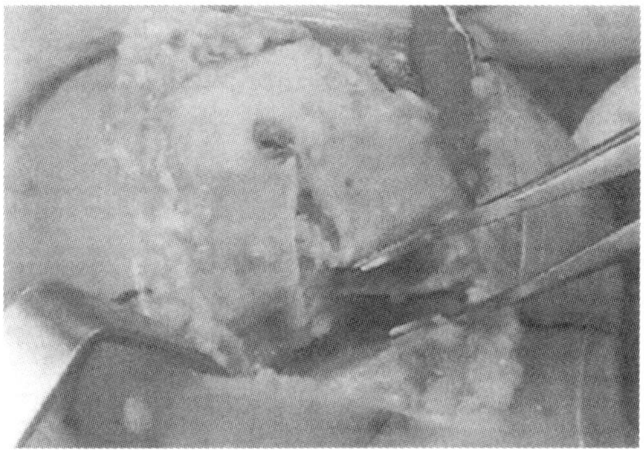

图 8.5　骨切除后植入薄的撑开器。有较好的视野来清除半月板、后交叉韧带和骨赘。（From Haas SB，Lehman AP，Manitta MA. Mini-midvastus total knee arthroplasty. In：Scuderi GR，Tria AJ Jr，Berger RA（eds.），MIS Techniques in Othopedics，New York，Springer，2006，with kind permission of Springer Science + Business Media，Inc.）

接着弯曲膝关节呈 90°～120°，再次放置一个 Aufranc 牵开器。这是唯一的一次在需要假体插入之前屈曲过度。取一个大小适当的胫骨假体并用一枚钉子钉在内侧固定。胫骨近端面被扩大钻孔并安装一个确定的假体。然后去除任何悬垂的胫骨骨赘，这些骨赘通常在后中部最常见。

最后准备

一旦确认不需要进行进一步截骨，股骨准备就完成了。作者将后稳定盒型骨刀置于合适的位置并用记号笔在切骨盒内侧画出所需的轮廓。作者暂时移开它以确保足够的中间外侧空间，作者发现当安装假体时用内侧股骨髁边缘调整切割盒内侧是一个有用方法。总的来说，作者旨在通过轻微的移动横向位置优化髌骨轨迹。内侧悬挂应该避免，因为这是一个引起关节囊疼痛的原因之一。然后将导板固定到位并且准备好盒子。

如果髌骨需要行表面置换，通常是在这一阶段进行。当股骨和胫骨的切除已经完成，同时伸肌装置的张力减小允许髌骨更容易移动，会使这一过程变得容易。然后准备髌骨试验假体。一旦试验是在合适的位置，作者用锯去除侧缘使外侧支持带的撞击最小化。

将试用的股骨假体插入。然后，为了评估冠状平面稳定，作者进行实验性复位，应用不同型号垫片在膝关节于伸直和屈曲 90°这两个位置评价关节稳定性。然后进行软组织松解直到满意的软组织平衡。观察髌骨股骨轨迹。如果发现这是欠佳的，止血带放气再次检查以确保不需要进行外侧支持带的松解。

组件插入

作者更喜欢使用骨水泥假体；然而，非骨水泥假体也可使用。在安装骨水泥之前，骨表面经脉冲冲洗以获得无血、干燥的骨表面状态。塑性一个骨塞并且把它压入到髁间窝的股骨孔中。有时候，硬化骨需要用 2.5mm 钻头钻孔以增强骨-水泥嵌合。

首先插入胫骨假体。使用和试验假体一样的技术进行手术视野暴露。后外侧的悬挂是经常发生的，对称的胫骨植入物经常会发生，从而导致植入物插入和骨水泥移除变得困难。

由于这个原因，作者更喜欢使用一个不对称的胫骨托板以使股骨髁在植入过程中和随后的骨水泥去除变得容易。植入胫骨假体后，一起插入股骨和髌骨的假体连同一个试验性的聚乙烯垫片。

在股骨组件移植之前，将膝关节伸直并

按压来帮助移除后缘的骨水泥。一个小弯曲刮匙就可以沿着胫骨假体的边缘帮助去除任何多余的骨水泥。在股骨侧，假体在膝关节呈 90°弯曲时被植入，最初避免过度的近端牵拉以去除骨水泥。在这个阶段最好只去除挤压到髁间窝和髁边缘的骨水泥。一个试验性的衬垫被插入，让膝盖处于伸直状态。移动窗口将使前面的股骨皮质进入视野变得容易从而不需要牵拉就能去除剩余挤出的骨水泥。

放置并且夹持固定髌骨假体以使骨水泥变硬。在这个阶段去除任何多余的骨水泥。最后放入聚乙烯垫片。如果使用后稳定垫片，应该在膝盖弯曲 90°时插入聚乙烯垫片。膝关节应该伸直以保证锁定机制。聚乙烯垫片在膝关节 5°～15°屈曲时被锁定。

关闭切口

放松止血带并止血。用大量的生理盐水冲洗并置入两枚引流管。使用 0－Vicryl 缝合线将关节囊与股内侧斜肌腱和肌筋膜缝合关闭。通常三到五针是足够的。剩余部分和皮下组织用缝合线间断缝合关闭。作者喜欢用 0－Vicryl 缝合线缝合包膜层和深层脂肪，使用3/0－Vicryl 缝合线缝合皮下层。用皮钉钉合皮缘。

康复

所有的患者都从恢复室连续被动运动（CPM）机开始，在疼痛允许范围内增加屈曲度。术后第一天就开始承重。所有患者服用华法林预防血栓形成，使用足部压力装置，直到患者能够独立走动。自控硬膜外麻醉装置持续到术后的第二天，当它被移除后，患者需要口服镇痛药。

结果

资深作者（SBH）已经进行了超过 750 例小切口股内侧肌入路全膝关节置换术。作者对这种技术的初步研究[20]涉及一个比较研究：40 例标准全膝关节置换术，40 例采用小切口股内侧肌全膝关节置换术，这项技术中髌骨处于半脱位，但没有外翻。术前两组之间患者在人员结构、活动度、KSS 评分或功能评分方面没有差异。

采用小切口股内侧肌入路全膝关节置换术的患者活动恢复更快。小切口股内侧肌入路组在术后 6 周和 12 周的平均弯曲分别达到 114°（变化范围 90°～132°）和 122°（变化范围 103°～135°），传统手术组则分别是 95°（变化范围 65°～125°）和 110°（变化范围 80°～125°）。1 年后，小切口股内侧肌入路全膝关节置换术组能够得到更高的屈曲角度，微创组与对照组分别是 125°和 116°。KSS 评分在小切口股内侧肌入路全膝关节置换术组也较高。在影像学表现上没有区别。此外，没有感染、伸肌装置或血管神经并发症发生。

作者最近进行了一项回顾性分析，涉及 2001 年 9 月至 2004 年 9 月期间的连续 335 例（391 膝）接受小切口股内侧肌入路全膝关节置换术的患者[21]。其中包括 248 名女性和 87 名男性。1/3 的患者体重指数为 30～39。术前关节平均活动度是 109 °。在术后 6 周关节平均活动度是 111°，3 个月后为 121°，1 年和 2 年后为 125°。观察到这种手术入路没有增加并发症发生率。没有骨折、伸肌装置或血管神经并发症。作者的感染率为 0.5%。

Laskin 等[22]对那些使用小切口股内侧肌入路全膝关节置换术的患者和那些使用内侧髌旁入路的患者进行了一个病例配对结果研究。这一次手术有所不同，使用了一个十字形的保留假体（Genesis Ⅱ，Smith and Nephew）。小切口股内侧肌入路全膝关节置换术组拥有较低的疼痛分值，平均相比对照组有较少的硫酸吗啡用量。平均屈曲度在小切口股内侧肌入路全膝关节置换术组更大，6 周微创组为 115°，对照组为 110°。3 个月后，两组间相同。在力线和稳定性方面都没有差别。

Laskin[23]还回顾了连续 100 个接受相同

小切口股内侧肌入路全膝关节置换术的患者，平均随访 2.4 年。排除标准是：膝关节弯曲达不到 80°，屈曲挛缩大于 20°，之前进行过膝关节手术，严重的风湿性关节炎。超重、严重畸形或冠状面不稳定对于这个手术不是禁忌证。4 周和 2 年平均被动屈曲度分别为 114°和 122°。只有一个胫骨假体的内翻错位 4°发生在一个体重指数为 40 的男性患者身上。没有股骨假体错位。从而得出结论，这种手术方法并不适用于体重指数大于 40 或严重固定外翻畸形的患者。

总结

小切口股内侧肌入路比内侧髌旁入路更有利于早期功能恢复、更快的运动功能恢复和更大的活动范围。小切口股内侧肌入路提供的结果等于或优于那些报道的下股肌或“股四头肌保留”技术；然而，它给外科医生更好的手术视野，同时限制了股四头肌肌腱的剥离[24,25]。

使用较小的、精心设计的工具允许更少的手术剥离，同时避免软组织过度牵拉。避免髌骨外翻，从而减少关节切口和皮肤切口长度。作者发现这种技术能加快患者恢复速度，减轻疼痛，改善外观，没有影响假体影像学位置或临床结果。

（白春宏 译　叶伟胜 李世民 校）

参考文献

1. Font-Rodriguez DE, Scuderi GR, Insall JN. Survivorship of cemented total knee arthroplasty. Clin Orthop Relat Res 1997;345:79–86
2. Kelly MA, Clarke HD. Long-term results of posterior cruciate substituting total knee arthroplasty. Clin Orthop Relat Res 2002;404:51–57
3. Pavone V, Boettner F, Fickert S, et al. Total condylar knee arthroplasty: a long-term follow-up. Clin Orthop Relat Res 2001;388:18–25
4. Ranawat CS, Flynn WF, Saddler S, et al. Long-term results of the total condylar knee arthroplasty: a 15-year survivorship study. Clin Orthop Relat Res 1993;286:94–102
5. Insall JN. A midline approach to the knee. J Bone Joint Surg 1971;53A:1584–1586
6. Engh GA, Holt BT, Parks NL. A midvastus muscle-splitting approach for total knee arthroplasty. J Arthroplasty 1997;12:322–331
7. Hofmann AA, Plaster RL, Murdock LE. Subvastus (southern) approach for primary total knee arthroplasty. Clin Orthop Relat Res 1991;269:70–77
8. Engh GA, Parks NL. Surgical technique of the midvastus arthrotomy. Clin Orthop Relat Res 1998;351:270–274
9. Dalury DF, Jiranek WA. A comparison of the midvastus and paramedian approaches for total knee arthroplasty. J Arthroplasty 1999;14:33–37
10. White RE, Allman JK, Trauger JA, et al. Clinical comparison of the midvastus and the median parapatellar surgical approaches. Clin Orthop Relat Res 1999;367:117–122
11. Maestro A, Suarez MA, Rodriguez L, et al. The midvastus surgical approach in total knee arthroplasty. Int Orthop Relat Res 2000;24:104–107
12. Bathis H, Perlick L, Blum C, et al. Midvastus approach in total knee arthroplasty: a randomized, double-blinded study on early rehabilitation. Knee Surg Sports Traumatol Arthrosc 2005;13:545–550
13. Parentis MA, Rumi MN, Deol SG, et al. A comparison of the vastus-splitting and median parapatellar approaches in total knee arthroplasty. Clin Orthop Relat Res 1999;367:101–116
14. Keating EM, Faris PM, Meding JB, et al. Comparison of the midvastus muscle-splitting approach with the median parapatellar approach in total knee arthroplasty. J Arthroplasty 1999;14:29–32
15. Engh GA, Parks NL, Ammeen DJ. Influence of surgical approach on lateral retinacular releases in total knee arthroplasty. Clin Orthop Relat Res 1996;331:56–63
16. Ozkoc G, Hersekli MA, Akpinar S, et al. Time dependent changes in patellar tracking with medial parapatellar and midvastus approaches. Knee Surg Sports Traumatol Arthrosc. 2005;13:654–657
17. Cooper RE Jr, Trinidad G, Buck WR. Midvastus approach in total knee arthroplasty: a description and a cadaveric study determining the distance of the popliteal artery from the patellar margin of the incision. J Arthroplasty 1999;14:505–508
18. Kelly MJ, Rumi MN, Kothari M, et al. Comparison of the vastus-splitting and median parapatellar approaches for primary total knee arthroplasty: a prospective randomized study. J Bone Joint Surg 2006;88A:715–720
19. Macdessi SJ, Manitta MA, Wu A, Reichler B, Haas SB. Electromyographic analysis of the extensor mechanism following a mini-midvastus approach without patellar eversion. Unpublished data
20. Haas SB, Cook S, Beksac B. Minimally invasive total knee replacement through a mini midvastus approach: a comparative study. Clin Orthop Relat Res 2004;428:68–73
21. Haas SB, et al. Follow-up study of minimally invasive total knee replacement through a mini midvastus

approach. Unpublished data
22. Laskin RS, Beksac B, Phongjunakorn A, et al. Minimally invasive total knee replacement through a mini-midvastus incision. Clin Orthop Relat Res 2004;428:74–81
23. Laskin RS. Minimally invasive total knee arthroplasty. The results justify its use. Clin Orthop Relat Res 2005;440:54–59
24. Tria AJ Jr, Coon TM. Minimally incision total knee arthroplasty: early experience. Clin Orthop Relat Res 2003;416:185–190
25. Boerger, TO, Agleitti, P, Mondanelli, N, Sensi, L. Mini-subvastus versus medial parapatellar approach in total knee arthroplasty. Clin Orthop Relat Res 2005;440:82–87

第 9 章 小腿悬垂体位下辅助关节镜的微创全膝关节置换术

Peter Bonutti

微创全膝关节置换术（MIS TKA）最初是基于患者的需求以减轻疼痛、快速恢复为目的发展起来的，同时也寄希望能够改善最终的功能预后。传统 TKA 手术要求患者采取仰卧位，于止血带下操作，切口 6～12 英寸，经髌旁内侧入路外翻髌骨，通过粗大器械使胫股关节脱位，这样会增加软组织创伤，延长愈合时间。

1991 年我们开始进行 MIS 膝关节置换术，此术式可以减少软组织损伤并且保留股四头肌腱。开展这种技术后，1999 年我们开始选择性地对患者行 MIS TKA，其目标在于：①减小手术切口（12cm 及以下）；②避免外翻髌骨；③采用肌肉保护技术——股内侧肌斜头（VMO）切开（经少许股内侧肌）；④使用微创器械；⑤原位截骨。

2001 年，我们首次报道了包括肌肉保护技术在内的手术相关信息[1]。2002 年，我们开展应用小腿悬垂技术，即将患肢置于手术床边通过重力做反向牵引，这与关节镜手术相似。其目的在于开展一种通用的方法使医生在关节镜操作下进行单髁以至于 TKA[2]。

2003 年，我们开始通过计算机导航进行 MIS 技术。随后我们开展了由 Michael Mont 医生提出的直接外侧入路[3-5]。2004 年，出现了经股内侧肌下方入路[6]。之后我们采用关节镜辅助技术直视关节、韧带，并通过股四头肌牵拉髌骨以增加显露[7,8]。2005 年，我们将这些技术用于 TKA 术后翻修[9]。截至目前，我们已经开展了近 2000 例 MIS TKA，所有患者没有年龄、体重或畸形的限制。

毫无疑问，MIS TKA 技术更为困难，并且仅仅是短期疗效较好。截至目前，仅有一篇文献报道在 2～4 年的随访时间内成功率达到了 97%。我们通过评估 MIS TKA 的危险因素及并发症发现，尽管存在显著的学习曲线，其并发症与传统 TKA 没有区别[10]。这点已经在一项前瞻性随机多中心临床试验中予以证实[11]。

目前，MIS TKA 根据股四头肌的暴露情况进行分类：①VMO 切开（股内侧肌有限切开）；②“股四头肌保护”（改良的内侧髌旁入路）；③股内侧肌下方入路；④直接外侧入路。所有入路中，患者均采取仰卧位，通常需要使用小腿支架。切口通常小于 12cm，无需外翻髌骨，术中利用小尺寸器械进行截骨。

当前出现了一种新方法，即利用关节镜手术体位，将小腿悬垂于手术床边，通过多种股四头肌暴露方式行 MIS TKA[2]。这种小腿悬垂技术有许多优点：①利用重力牵拉软组织；②增加了后关节面的暴露；③允许手术医师在多种体位下操作（坐位或站立位）；④能够控制关节的屈伸；⑤关闭关节囊前后都可以更好地检查髌骨、软组织以及韧带的平衡。

但是这种新方法也确实存在一些问题。它为手术医生提供了一种全新的思路，因此对患者的体位、拉钩的放置以及标志的判定都存在挑战。小腿旋转会导致股骨的位置发生改变，对膝关节伸直情况的评估也需要手术医师由坐位改为站立位。另外，术中胫骨假体的植入以及水泥的加压也要求对远端肢体进行支撑。然而，尽管存在这些困难，但是在计算机导航和关节镜辅助下采用小腿悬垂体位暴露股四头肌的手术技术一直在予以临床应用。

TKA 曾要求患者取仰卧位，小腿需保持屈伸等多种体位[7]。随着反复屈伸膝关节，后侧关节面逐渐被压缩，因此限制了软组织及后关节囊的暴露，更为重要的是，这对韧带及软组织的精确平衡也产生了影响。

传统膝关节镜手术需要将小腿置于托腿架，在重力牵引下进行手术，这样可以增加关节与软组织的显露。手术医生通过重力作用屈伸膝关节以准确评估软组织和韧带的平衡。这种技术已经在膝关节单髁置换术（UKA）中得以应用[12]。我们的目的是评估于小腿悬垂体位以及关节镜辅助下的 TKA。这种通用方法允许关节镜下行单髁以至于 TKA 术中的不同操作，并且手术全程均可以辅助使用关节镜。

手术技术

通过采用关节镜的技术和方法，2002 年小腿悬垂技术开始应用于 TKA。小腿被悬吊于托腿架或衬垫上（图 9.1）。通常髋关节屈曲 10°~20°，重力牵引下膝关节屈曲大约 90°，这样使身体重量以重力方式牵引关节，以此评估软组织和骨的畸形。应用重力牵开软组织后可通过屈伸膝关节控制手术切口。

无菌技术对于关节置换至关重要。手术医生在无菌条件下于手术床上直接牵拉小腿。医生可以坐位或站立位控制膝关节的屈伸，并把患者体位调整到最佳（图 9.2）。

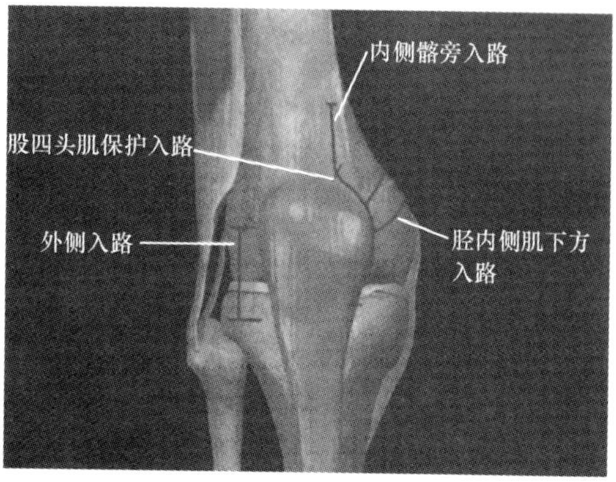

图 9.1 内侧髌旁入路多种股四头肌暴露方法：股四头肌保护入路，经股内侧肌入路，股内侧肌下方入路，直接外侧入路。

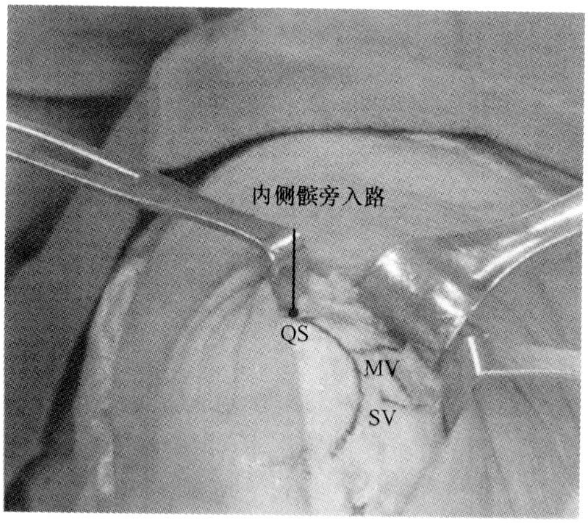

图 9.2 内侧髌旁入路，股四头肌保护入路（QS），改良的内侧髌旁入路，经股内侧肌入路（MV），股内侧肌下方入路（SV）的手术图像。

小腿悬垂体位已用于所有微创 TKA 手术中。所有病例中，其目的都是为了减少软组织创伤，避免外翻髌骨，使用小尺寸器械原位截骨（图 9.3 和图 9.4）。

接受良好培训的助手对此手术相当关键。另外必须进行持续牵引，通过屈伸膝关节以改变手术窗扩大显露。

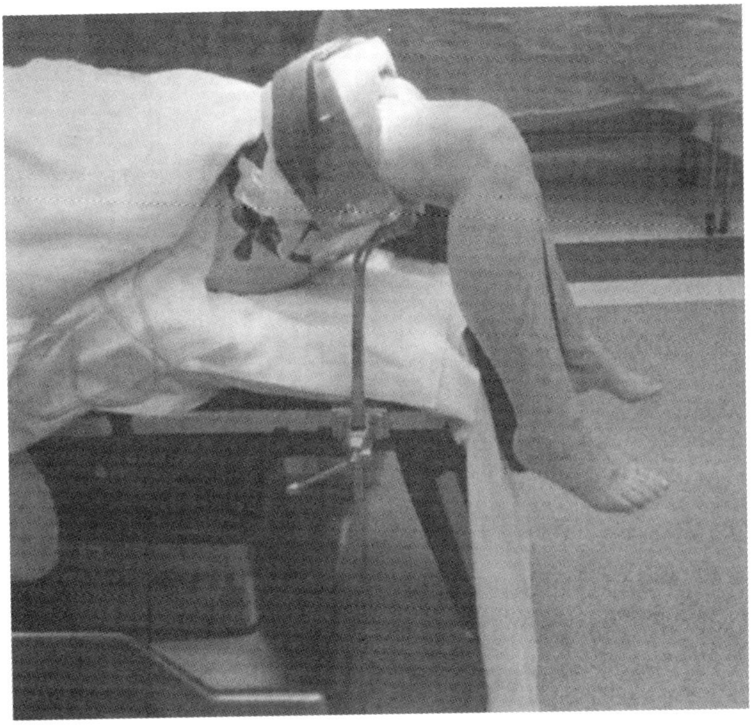

图 9.3　小腿悬垂体位：使用关节镜小腿外支架时保持髋关节屈曲，并在重力牵引下屈膝。

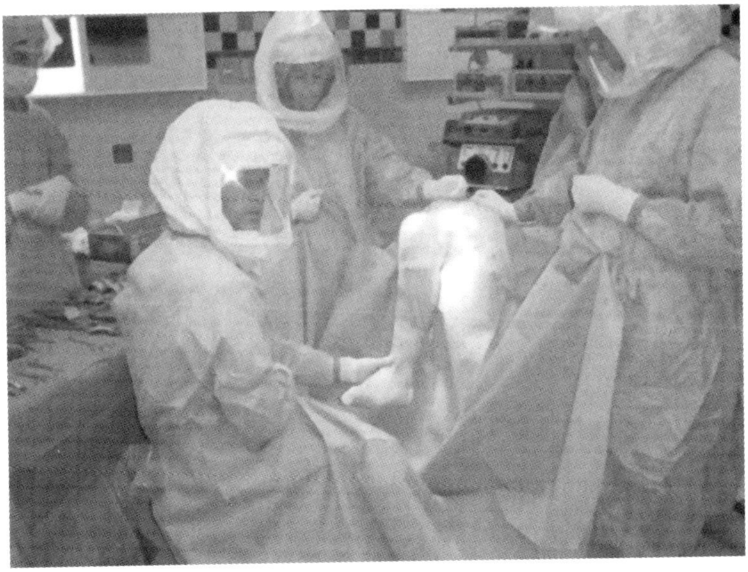

图 9.4　手术医师在无菌条件下于手术床上直接牵拉小腿。手术医师可以坐位或站立位以控制膝关节的屈伸，将患者调整为最佳体位。(见彩图)

“对软组织友好的”小尺寸器械非常重要。术中不只会用到前方参照器械（图 9.5），同样需要使用后方参照器械（图 9.6）。减小器械体积可以减少软组织剥离，同时合并手术入路的改变，能够改善术野，更好地使用关节镜。

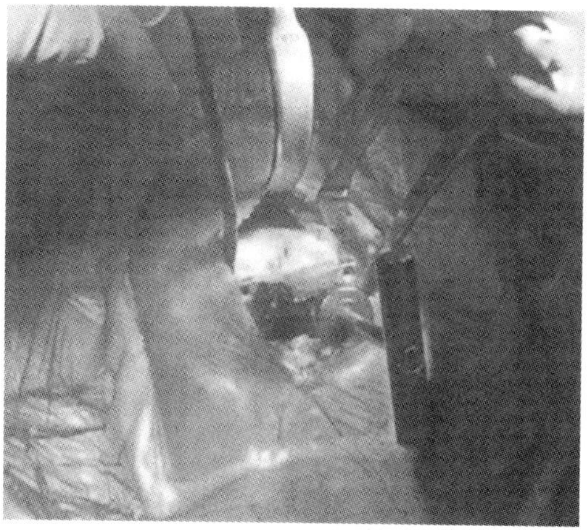

图9.5　外翻髌骨，把股四头肌牵向前方以显露股骨远端。

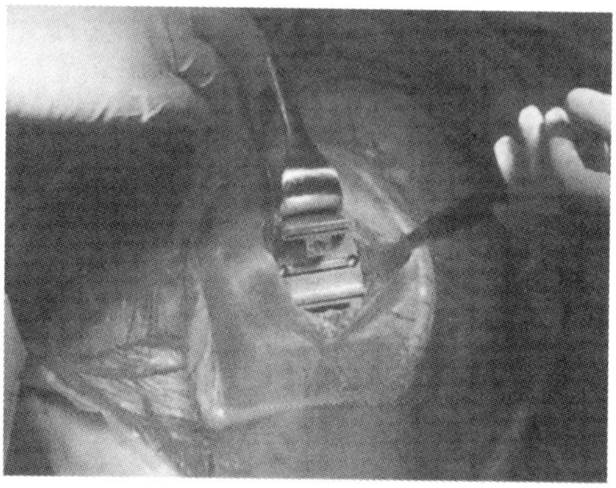

图9.6　使用四合一微创切割器。

小腿悬垂技术通过重力牵引关节，根据手法牵引或向内外施加应力，从而有选择性地增加关节不同部位的显露（图9.7）。这同样增强了关节周围软组织的平衡。与术者相对于股骨牵引胫骨以评估软组织平衡而言，将患者小腿屈曲通过重力进行牵引，采用一两个手指轻柔地内外侧摇摆更有助于评估真正的韧带平衡（Rocker 试验）（图9.8和图9.9）。这样更符合生理状况，类似于将肢体悬垂于椅边或床旁，以发现膝关节在伸屈活动时是否存在弹响或摩擦。小腿悬垂体位下通过摆动及旋转小腿检查韧带平衡更加贴近自然、符合生理状况，此试验可以更好地提高真正的韧带平衡性。

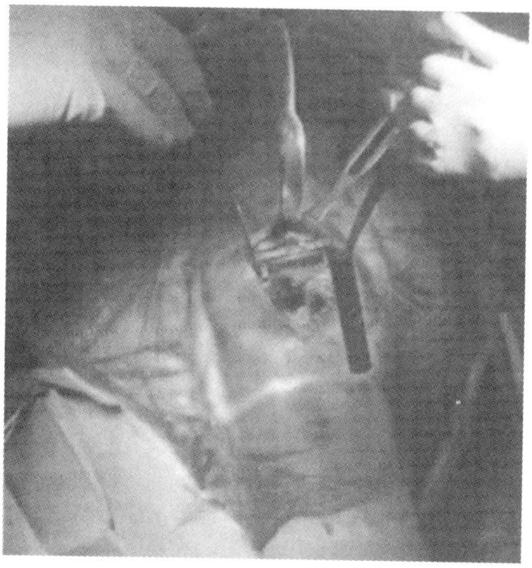

图9.7　前参照系统。

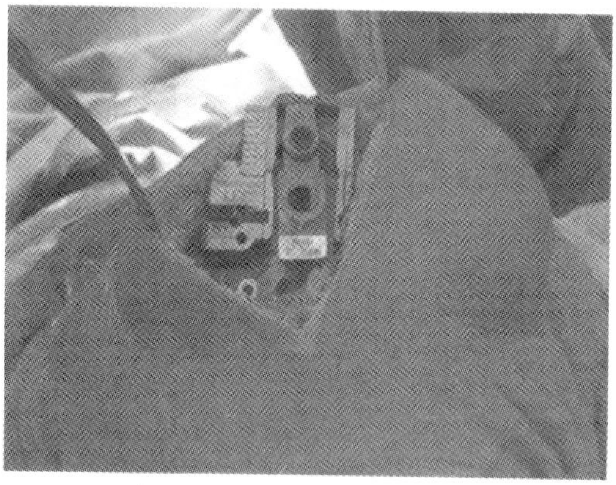

图9.8　MIS TKA 的后参照系统。

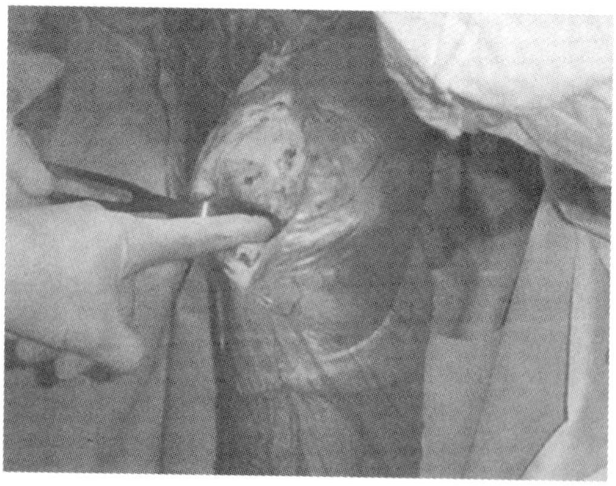

图9.9　小腿悬垂体位下暴露后关节，重力牵引关节可以更好地进入并检查后关节。

髌股关节也可以使用同样的屈伸方法来评

估。通过松开止血带悬垂小腿可以检查髌股关节，在关节囊闭合前后均可进行（图9.10）。

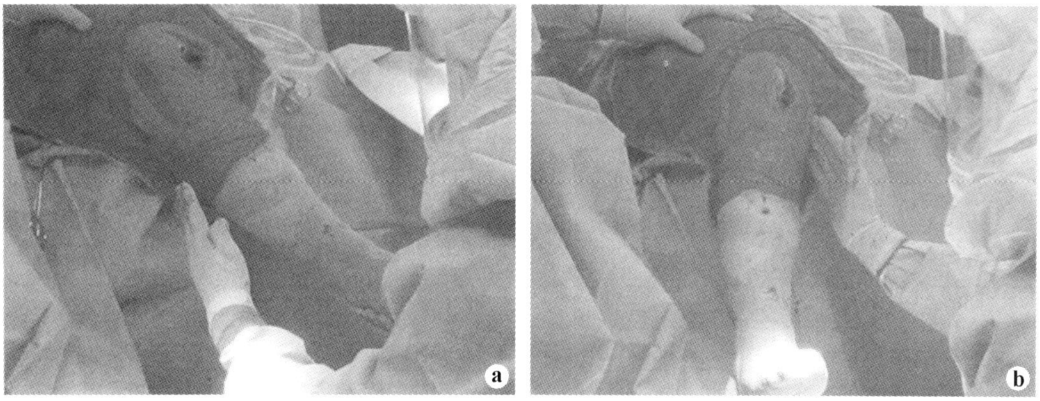

图9.10　摆腿试验：小腿悬垂体位下内外摆动小腿以检查韧带平衡。医生用手指沿小腿内外滑动检查韧带平衡。

小腿悬垂体位允许我们在手术的任何阶段使用关节镜（图9.11）。关节镜技术有许多优点，能够解决小切口操作带来的诸多不便。关节镜利用光源放大图像，允许手术医生有一定的可视角度（镜下30°/70°），而且在关节囊闭合前后均能显影关节内情况。小腿悬垂体位和关节镜技术相互结合后可用于诊断性操作、韧带重建、生物学关节表面置换以及关节镜辅助下的关节置换术。但是，这种技术仍需要进一步地评估，并且需要新的关节镜器械（图9.12和图9.13）。

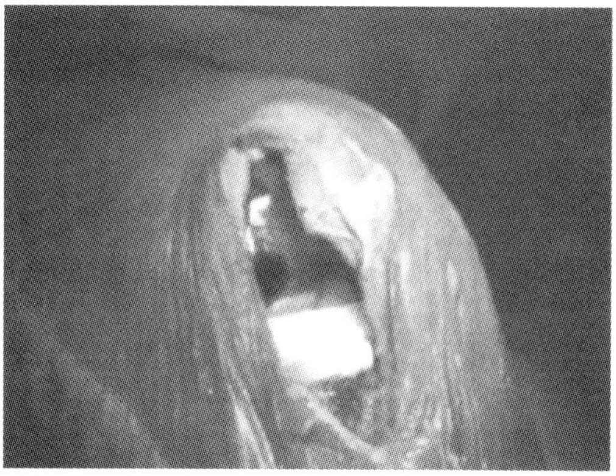

图9.11　移植物安装后，检查髌骨滑车。

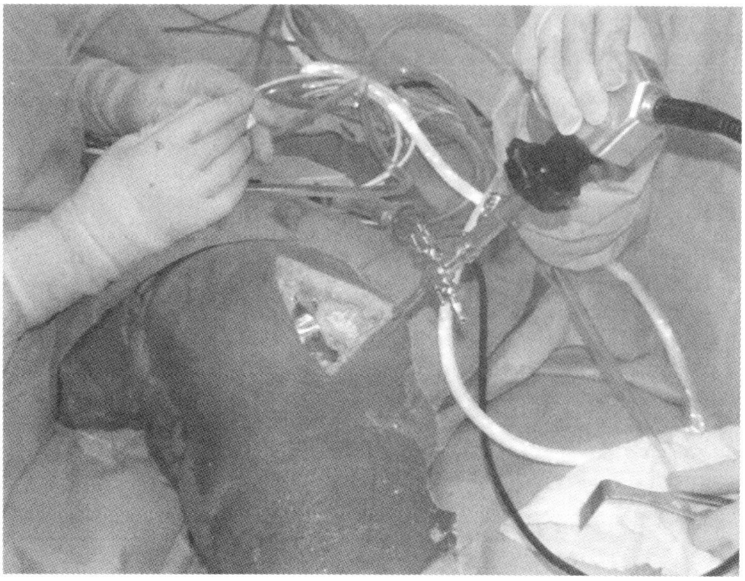

图9.12　利用关节镜器械检查关节，关节囊闭合前无需冲水，关节囊关闭后再接水。

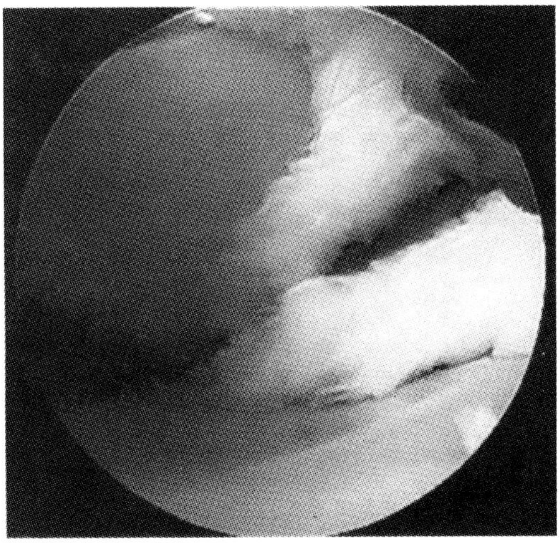

图 9.13 关闭关节囊，软组织紧贴外侧壁。

结果

我们采用回顾性病例对照研究来评估标准的 TKA，仰卧位的 MIS TKA 以及小腿悬垂体位下的 MIS TKA。本次研究包括患者的住院和康复情况。每组 16 名患者，由同一组医生操作，使用相同的内植物以及制订相同的康复计划，随访 3 年。第一组病例为标准入路，切口长 12～22cm，经髌旁内侧入路使用传统器械外翻髌骨。第二组病例患者取仰卧位，放置托腿架，采用 6～11cm 长的小切口经股内侧肌下方入路操作，术中不外翻髌骨。第三组病例采用小腿悬垂体位行 MIS 技术操作。

临床资料

三组病例中，并发症与影像学分析均相似（表 9.1）。MIS 手术组包括采取悬垂体位和仰卧位的患者，恢复得更快且术后疼痛更轻。但是 MIS 小腿悬垂体位组中，外科医生发现在韧带平衡和髌股关节面处理等方面存在少许的改善。尽管样本量较小，但小腿悬垂体位下的 TKA 仍具有微弱的优势。

表 9.1　标准 TKA、仰卧位 MIS TKA 以及小腿悬垂体位下 TKA 的对照研究资料

	第一组标准入路	第二组微创入路	第三组小腿悬垂体位
临床资料			
年龄（年）	75（65～85）	72（61～84）	71（60～83）
止血带时间（分钟）	49（3961）	54（5062）	61（5667）
膝关节社会评分（KSS）			
关节活动度（ROM）			
术前 KSS	113（92～122）	116（92～125）	118（86～128）
术后 KSS	42（3254）	41（3550）	42（3448）
	96（80～100）	98（88～100）	98（82～100）
影像学分析			
股骨/胫骨外翻角度	5.6°（2°～10°）	5.2°（1°～9°）	5.3°（2°～9°）
渐进透明线			
术后康复			
拄拐 2 周	65%	16%	25%
独立运动	8 周（4～16 周）	3 周（1～7 周）	3.5 周（2～7 周）
并发症			
外侧松解	2 例	2 例	1 例
处理	1 例	1 例	1 例
再次手术	1 例（伸膝不能）	0 例	0 例

关节镜辅助技术

22 例患者在小腿悬垂体位下采取了关节镜辅助治疗。在这些病例中，关节囊闭合前后分别使用关节镜来增加对软组织和骨的去除、内植物的位置、韧带的平衡以及髌股滑车的可视程度。对于所有患者，关节镜在关节囊闭合后对受影响的软组织、骨水泥、骨碎块、精细的韧带平衡和（或）髌股滑车都存在一定帮助（图 9. 14）。

小腿悬垂体位下联合关节镜技术可以增加手术视野，弥补 MIS TKA 中暴露的困难（图 9. 15 至图 9. 19）。

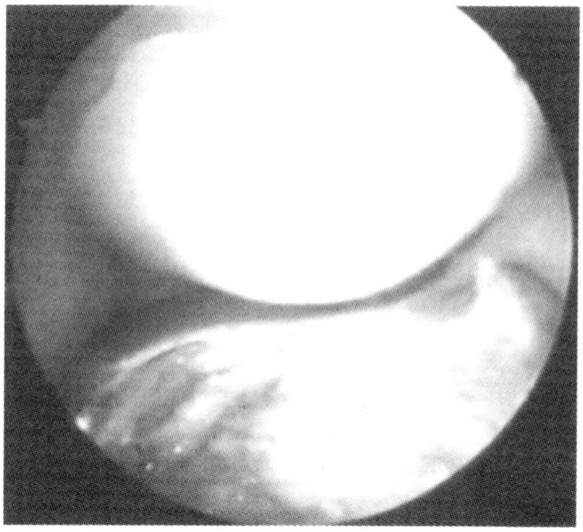

图 9. 14　关节囊闭合后检查髌骨滑车。

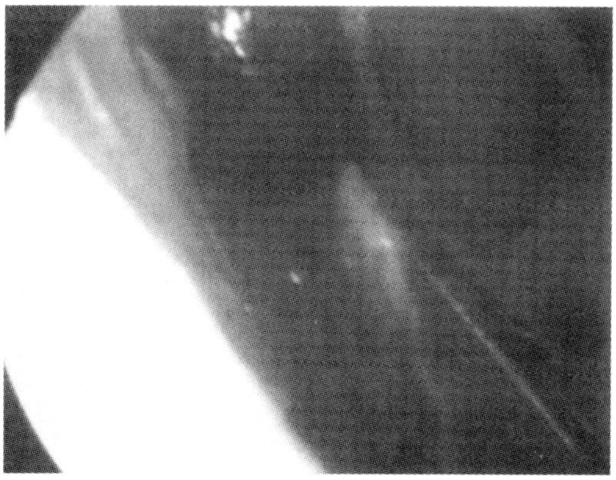

图 9. 15　关节镜在 70°时检查关节后方骨块并将其摘除。

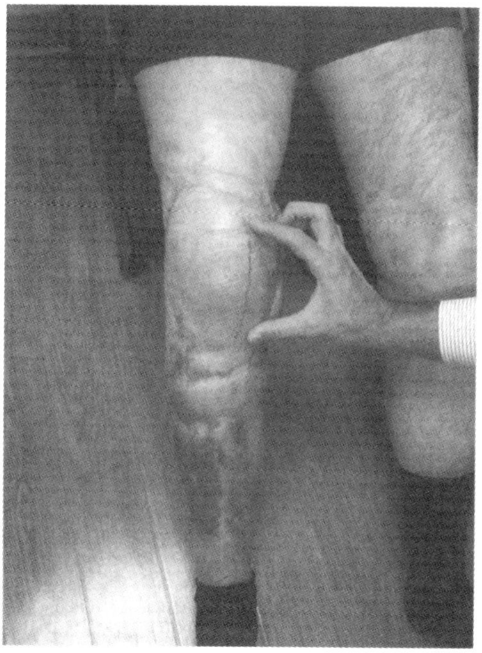

图 9. 16　使用小腿悬垂体位和关节镜辅助进行复杂的全膝关节置换术，患者远端肢体获得较好的承重和支撑。

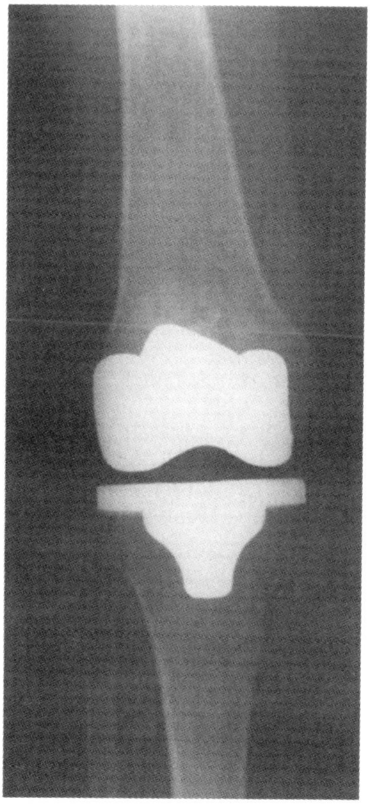

图 9. 17　术后正位像。

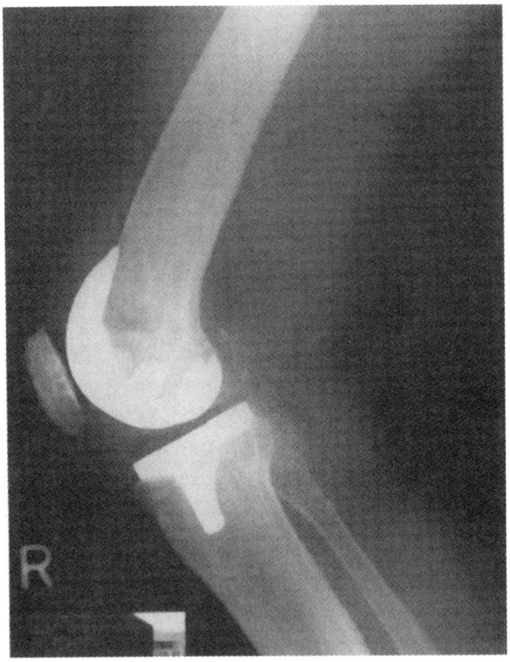

图9.18 术后侧位像。

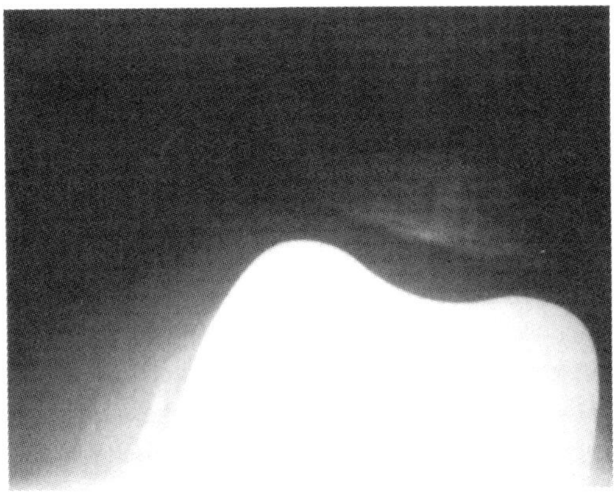

图9.19 术后切线位像。

结论

尽管MIS技术尚处于早期阶段，但是我们建议对所有手术均采用微创技术[15]。医生应该学会改变，循序渐进，首先学习微创器械，接着逐渐减小手术切口，然后掌握肌肉保护技术，最后适应原位截骨。

目前，小腿悬垂体位和关节镜等复杂技术越来越多地得到应用。计算机导航可以增加软组织及内植物定位的准确性，但并不能改善关节的视野、软组织和骨的去除及对髌股滑车平衡的直接测定。小腿悬垂体位、关节镜和计算机导航三者的结合可以优化MIS膝关节置换的所有方面，达到改善疗效的目的[16]。上述技术结合未来机器人系统以及触觉精确截骨等技术，使用最理想的内植物假体以及手术操作技术的改善可以达到患者恢复所有功能这一最高要求。这些技术的应用并不仅仅是为了增加内植物的寿命，更重要的是提高患者的满意度和改善功能状况，甚至使更高要求的患者获得最好的手术疗效。小腿悬垂体位以及关节镜辅助技术可以增强MIS TKA的疗效。

（刘兆杰 译　叶伟胜 李世民 校）

参考文献

1. Bonutti P. Minimally Invasive TKR. First Series MIS TKA. Scientific Presentation. LaQuinta, CA, October 2001
2. Bonutti P, Neal D, Kester M. Minimal incision total knee arthroplasty using the suspended leg technique. Orthopedics 2003;26:899–903
3. Bonutti P, Mont M, McMahon M, et al. Minimally invasive total knee arthroplasty. J Bone Joint Surg Am 2004;86:26–32
4. Mont M, Stuchin S, Bonutti P, et al. Different surgical options for monocompartmental OA of the knee: HTO vs. UKA vs. TKA: indications, techniques, results, and controversies. Instr Course Lect 2004;53:265–283
5. Bezwada H, Mont M, Bonutti P, Chauhan S, et al. Minimally invasive lateral approach to total knee arthroplasty. In: Scuderi G, Tria A, Berger R (Eds.), *MIS Techniques in Orthopaedic Surgery*. Springer, New York, Chapter 21:339–348, 2006
6. Bonutti P. Surgical Techniques in Orthopedics. MIS TKA Mini-Subvastus Approach. Standing Room Only AAOS DVD 2005
7. Bonutti P. In: Hozack W, Krismer M, Nogler M, Bonutti P, Rachbauer F, Schaffer J, Donnelly W (Eds.), *Minimally Invasive Total Joint Arthroplasty*. Springer, New York, Chapters:9.1:130–145; 28:284–288; 29: 289–294, 2004
8. Bonutti PM. Minimally invasive total knee arthroplasty. OKU Hip and Knee Reconstruction 3, 8:81–91:01/2006

9. Bonutti P, Seyler TM, Kesler M, et al. Minimally invasive revision total knee arthroplasty. Clin Orthop Relat Res 2006;4469:69–75
10. Bonutti P. Minimally invasive total knee arthroplasty: pitfalls & complications. AAOS Presentation, 2006
11. Kolisek F, Mont M, Bonutti P. MIS TKA prospective randomized multicenter study. JOA, 2006
12. Epinette JA. Personal communication, 1997
13. Bonutti P. The use of the suspended leg minimally invasive technique for total knee arthroplasty. AAOS Presentation, 2005
14. Bonutti P. Arthroscopic assisted total knee arthroplasty. Poster Exhibit. AAOS, 2006
15. Bonutti P, Mont M, Kester M. Minimally invasive total knee arthroplasty: a 10 feature evolutionary approach. Orthop Clin North Am 2004;35:217–226
16. Bonutti P, Mont M. The future of high performance arthroplasty. Semin Arthroplasty, August 2006

第 10 章 保护股四头肌的全膝关节置换术

Rodney K. Alan，Alfred J. Tria Jr.

20 世纪 70 年代，针对全膝关节置换术（TKA）的大量前期工作逐渐展开。数年来，手术质量的提高集中在关节假体和负重平面上，这些研究成果造就了现代高成功率的 TKA[1-4]。

同时，微创技术在普外和其他亚专业中逐渐发展起来。这种趋势使得骨科医师开始尝试通过微创技术进行关节置换。TKA 最早是从单髁置换术（UKA）开始的，UKA 的假体要小于 TKA。20 世纪 90 年代早期，Repicci 首先提出了微创膝关节置换术的概念。他证实可以通过小切口完成 UKA，从而减少失血量、降低发病率、缩短住院时间及康复时间[5]。自从 Repicci 报道以来，许多作者发表文章支持微创 UKA 的疗效。Argenson 和 Price 报道 MIS UKA 技术可以降低发病率、缩短康复时间[6,7]。在微创技术成功应用到 UKA 之后，研究人员开始将重心倾向于如何进行微创 TKA。

首例微创技术应用于 TKA 是在关节镜下进行的。Caspari、Whipple 和 Goble 几经尝试，借助关节镜来完成微创手术，但是并没有完善这一技术，因此也没有发表任何结论。当 MIS UKA 被成功报道后，人们将更多的兴趣集中在 TKA 的微创操作上。随着内植物获得改良，操作器械逐渐变小后，新技术由此诞生。

2001 年，采用股四头肌下入路的 TKA 开始逐渐兴起。第一例手术完成于 2002 年 2 月，早期的相关报道发表在膝关节协会的年会上[8]。这篇论文指出微创 TKA 在技术上是可行的，同时报道了一些早期并发症，其中包括腓神经暂时性麻痹 1 例，膝关节血肿 1 例，还有 1 例尽管在麻醉状态下同样出现了膝关节活动度的减少。

当时，股四头肌下入路并不只用于 TKA，同样适用于关节切开行半月板切除，但是这种入路对于 TKA 来说却是全新的。这种技术的设计者并没有对此手术方法命名，在第一年应用中，这种操作被称为“股四头肌保护”技术，但是在解剖学上并不完全正确。关节内侧切口起自髌骨上极至胫股关节线下 2cm。股内侧肌通常延伸至髌骨的内侧，某些病例中，该肌肉会扩展至髌骨的中部。有时关节切开需要分离此间隙，因此这项技术无法一直保护股四头肌。但是由于此命名与技术操作意思相近，因此该项技术一直被称为“股四头肌保护”技术。

对于 TKA，其他一些微创入路也一直有所报道。Tenholder 等采用微创髌旁内侧入路，患者无需输血，并且获得了更好的膝关节屈曲范围[9]。股内侧肌下入路可以避免破坏股四头肌的机械装置，术后膝关节功能恢复更快[10-13]。Boerger 等报道这种入路具有失血量少、疼痛轻、活动度大、直腿抬高迅速等优点，但是术后并发症较多[14]。

Bonutti 等采用经股内侧肌入路成功地对 420 例患者实施了微创 TKA[15]。Laskin 报道称，与对照组采用标准 TKA 相比，MIS 经股内侧肌入路的患者手术期间需要的镇痛药物更少，膝关节屈曲活动更快，术后功能恢复更为迅速[16]。由于存在多种微创 TKA 入路，因此很难比较哪种更具优势。但是股四头肌下入路创伤最小，这种技术对医师要求更高，需要较长的学习曲线。

微创的定义

膝关节置换的微创手术代表着膝关节手术入路和暴露的范围，这种手术的切口短于标准 TKA 切口，但是皮肤切口的大小并不能反应 MIS 的程度。理想的微创膝关节置换应该是在保证手术质量和安全的前提下限制手术切口的长度，减少对股四头肌装置的破坏，以及避免外翻髌骨。回顾过去可知，髌骨外翻是界定膝关节微创的一个重要因素[17]。

术前评估

患者术前需要对存在症状且保守治疗无效的骨性关节炎进行 X 线检查。年龄因素对保护股四头肌手术没有明显影响。最初，这种手术的时间是传统 TKA 的 2 倍，由于存在长时间的麻醉风险，资深学者反对将这种技术应用于 80 岁以上的老年患者。现在这种技术的手术时间和传统手术几乎相同，因此也不再予以区别对待。

患者术后应进行物理治疗，另外需要明确 MIS 手术的目的。拟行 MIS 手术的患者应除外既往有明确膝关节切开病史，关节周围也不应有明显的瘢痕，因为这些都会增加手术的难度。临床上膝关节在任何平面的畸形都应小于 15°，且应具有至少 105°的活动范围。肥胖因素影响手术方法的选择，但是仅仅是在膝关节的解剖层面上。如果小腿的周径明显短于大腿的长度，那么手术操作会明显简便。学者们正在尝试研究对这两个测量值存在意义的比例，目前来讲，理想比例（大腿长度与膝关节周径之比）应该是 3：1。

有些因素会增加手术操作的难度，但并不是绝对的禁忌证。风湿性膝关节炎不宜采用这种手术方法，因为这类患者骨质比较疏松，假体插入时可能会造成损伤。低位髌骨患者在髌骨沿股骨外侧髁向近端回缩时也会出现困难。如果患者属于肌肉发达的男性，手术入路应位于髌骨的中部，另外缝合内侧关节囊时会比较困难。任何设计类型的最大号的股骨假体在放置时通常都需要牵开切口内的关节囊，以利于假体的安装。

股四头肌保护技术并不适用于所有膝关节手术患者。术前应严格遵守既定标准，这样既有利于医生，同时也是对患者负责。笔者在特定一年时间里对 25% ~30% 的 TKA 患者采用了这种入路。

手术技术

患者取仰卧位，大腿近端放置止血带。如果采用股四头肌下方入路，由于需要在不同屈伸位置进行截骨，因此术中常规使用托腿架以固定肢体（图 10.1）。手术应取弧形切口，起自髌骨上极沿髌骨和髌腱的内侧直至胫骨近端关节面水平（图 10.2）。于髌骨内上方股内侧肌的边缘至胫骨近端关节面下方 2cm 切开关节囊。内侧关节囊切开时需辅助膝关节的内外翻。另外，手术也可以采用外侧关节囊切开，术中需要向后牵拉抵止于 Gerdy 结节的髂胫束。但是这种入路无法向近端延伸至股四头肌腱、股内侧肌或内侧肌下方间隙。

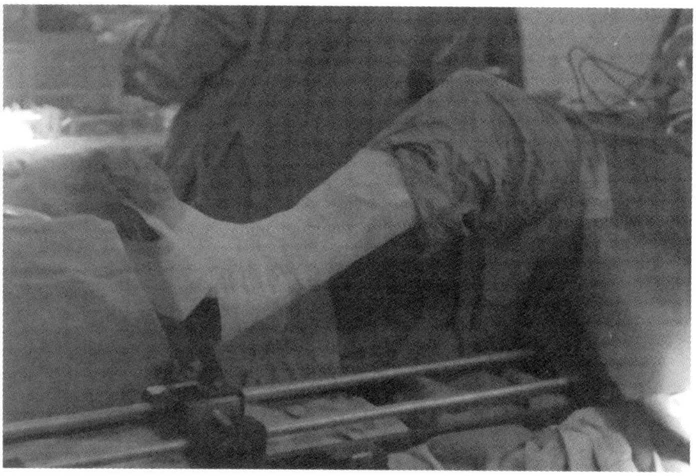

图 10.1 托腿架（医疗创新产品，Plainville，CT，USA）有利于保持膝关节固定于某一位置。（见彩图）

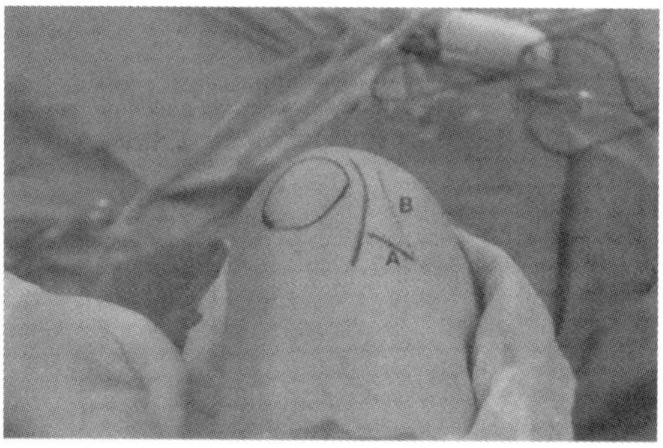

图 10.2 MIS 切口。“A”指胫股关节线，“B”指股骨内侧髁的轮廓。（见彩图）

首先将患肢处于极度伸直位，切除髌下脂肪垫。接着标记髌骨厚度，使用 MIS 髌骨截骨器去除多余骨质（图10.3）。徒手切除髌骨关节面，但是由于髌骨的位置存在差异，因此增加了手术的难度。然后在剩余髌骨的表面放置金属保护装置（图 10.4）。早期并非必须行髌骨切除，但是切除可以增加膝关节内的手术操作空间，有利于后续步骤的完成。

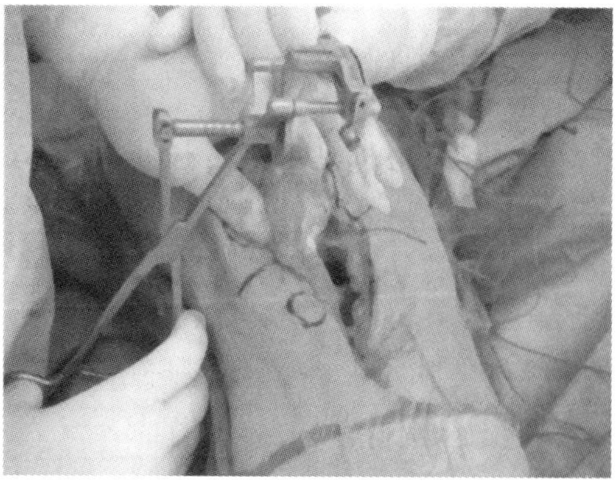

图 10.3 使用髌骨夹确定表面重建后的髌骨的预定厚度（Zimmer Orthopedics，Warsaw，IN，USA）。（见彩图）

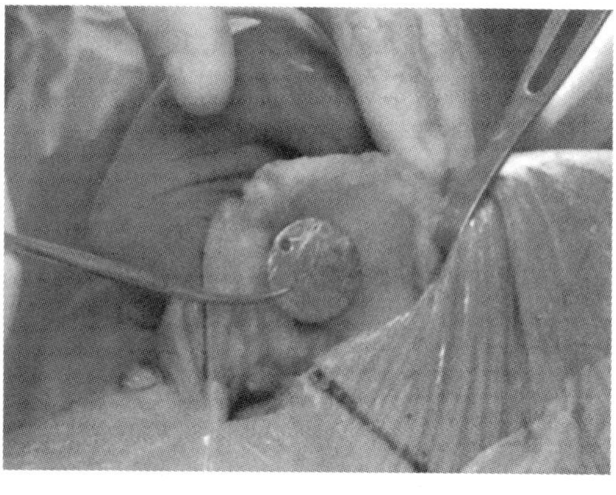

图 10.4 金属保护装置放置于去除关节面后的髌骨中心。（见彩图）

将患膝保持完全伸直位，去除股骨前侧关节面，有利于股骨前方截骨尺寸的选择以及位置的确定。将膝关节屈曲 45°，自髁间窝切断前后交叉韧带。笔者偏爱于在微创 TKA 和传统 TKA 术中均采用后叉韧带替代型假体。但是无论采用后叉韧带保留型假体还是后叉韧带替代型假体都可以采用股四头肌保护入路[18]。

标记出 Whiteside 前后位轴线后（图 10.5），通过髁间窝稍上方开孔，于股骨内置入一柄髓内杆。应用改良的髓内截骨导向器来指导股骨远端自内向外进行截骨。为了完成股骨远端的截骨，需要移除髓内参照杆。截骨导向器可以保证股骨内侧面的安全，当电锯接触到截骨导向器后才开始进行截骨。如果患者的股骨较小，可以通过该器械完成整个截骨过程；如果患者股骨较大，则需移除截骨导向器，徒手完成截骨，另外术中注意不要损伤外侧关节囊。

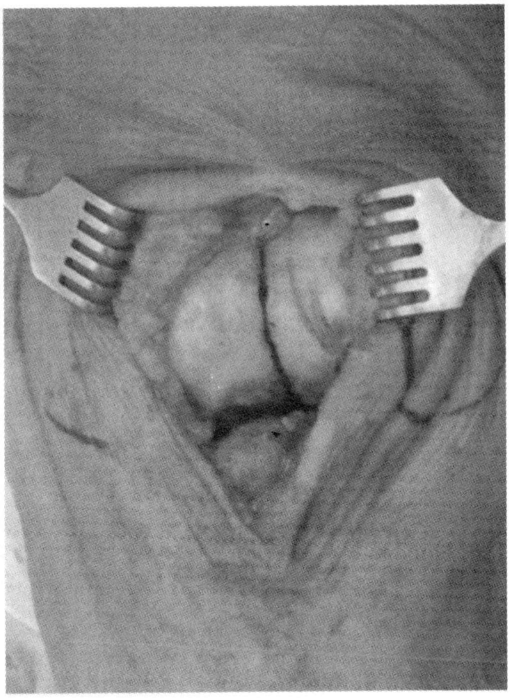

图 10.5　Whiteside 线作为股骨截骨的旋转参考。（见彩图）

胫骨近端截骨需使用标准的髓外截骨导向器，通过附件连接固定于胫骨的内侧（图 10.6）。胫骨近端的骨质可以整块截除。伸直膝关节插入垫块，评估膝关节的整体力线以及软组织平衡情况。由于截骨后在膝关节完全伸直时约有 20mm 的间隙，因此很容易完成韧带的松解。

股骨远端前侧面采用导向器截骨时需参照股骨后髁及矢状轴线（图 10.7）。将架子与适合的股骨最终阻隔块相连后，于膝关节完全伸直位将其置于股骨前侧面。使最终阻隔块位于股骨远端的中心，并用针进行固定（图 10.8）。屈膝 70°，完成股骨最终截骨以及假体孔的打入。将膝关节屈曲与伸直时的间隙进行对比，通过标准型号进行调整。

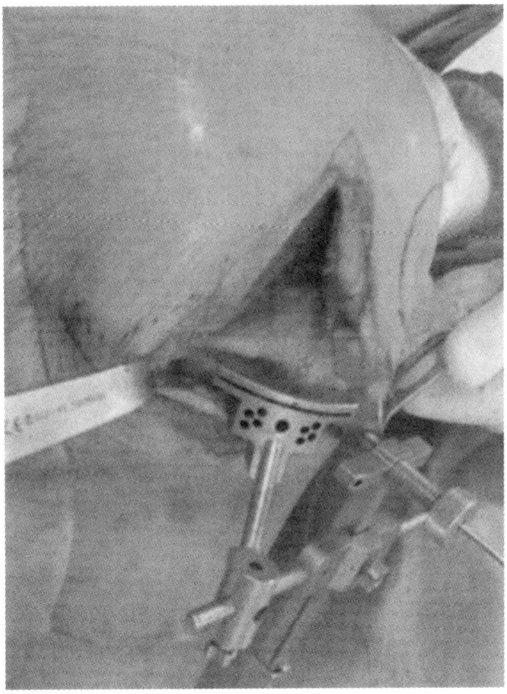

图 10.6　自内侧固定的胫骨髓外截骨导向器。（见彩图）

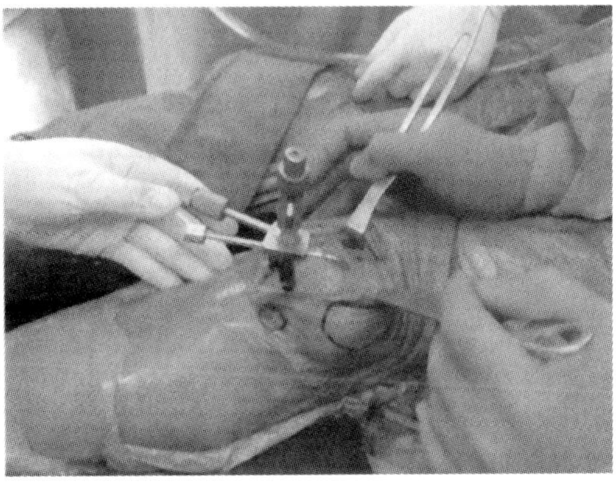

图 10.7　股骨截骨导向器参照股骨后髁进行定位以完成前方的截骨。（见彩图）

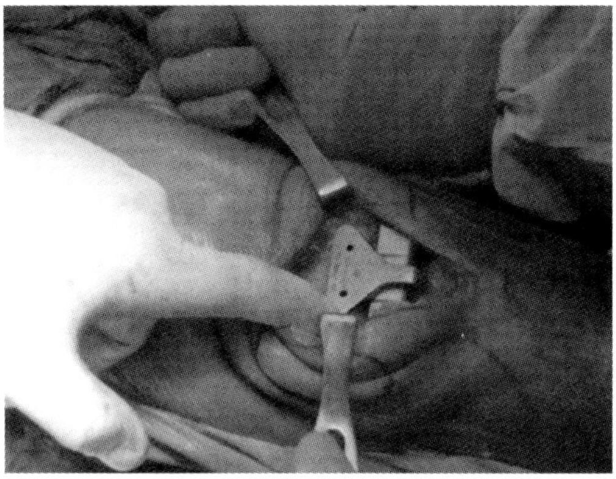

图10.8 股骨试模要位于内外侧的中心，并临时通过克氏针进行固定。(见彩图)

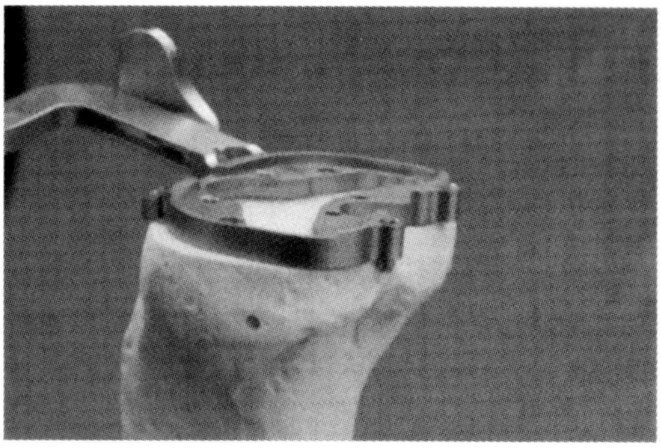

图10.9 胫骨截骨导向器上具有可调节的固定针，可用于钩住股骨的后侧皮质。(见彩图)

胫骨近端最终导向器的后方有两枚可调节的固定针，可参照胫骨的皮质进行固定(图10.9)。平托应位于内外侧中心，参照胫骨结节、股骨截骨情况以及踝尖来旋转定位。应用标准型号完成股骨钻孔。

如果髌骨表面需要重新处理，应先取下金属保护装置，填平钉孔即可。

根据要求，分别插入胫骨平托、股骨组件、聚乙烯插件和髌骨试模。确定髌骨的滑动轨迹、韧带的平衡情况、关节的活动范围以及膝关节的整体力线，表面准备涂注骨水泥。由于 Palacos 水泥“面团期”时间较长，因此作为首选。目前的 MIS 胫骨假体为髓内短柄以方便插入（图 10.10）。虽然这些有所帮助，但在术中并非必须使用。

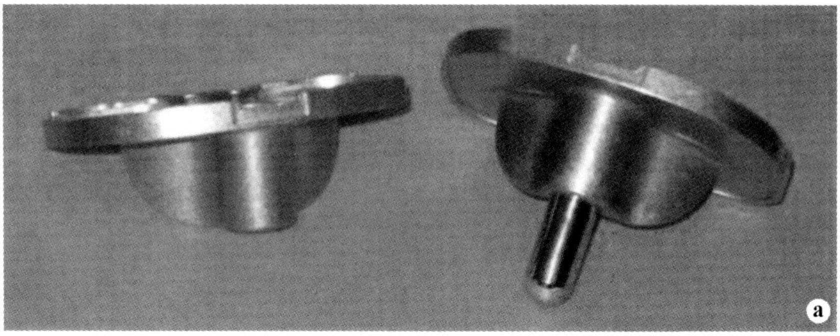

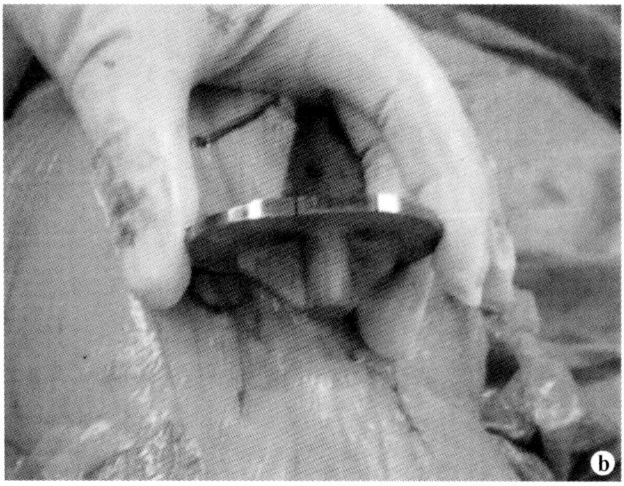

图10.10 (a) MIS 的胫骨部件可以通过或不通过固定针进行插入（MIS tibia，Zimmer Orthopedics，Warsaw，IN，USA）。(b) MIS 胫骨为带有髓内短柄的单一组件（MIS tibia，Smith and Nephew，Memohis，TN，USA）。(见彩图)

涂注水泥后，去除多余部分，将聚乙烯插件锁定于适当位置。然后松开止血带，电凝止血，必要时放置引流管，依次缝合伤口。

术后处理

过去 5 年内，笔者对术后处理进行改进。早期在没有任何改变的情况下尽量缩短住院时间[8]。在疼痛处理方面一直以来进行了小的改进，但是由于担心会存在肌肉瘫痪的风险，因此我们中心并没有应用外周神经阻滞。患者不再需要自体血回输，最快术后第一天就可以出院。通常，术后几个小时就可以进行全负重行走以及关节活动度的练习。应用低分子肝素（LMWH）预防深静脉血栓（DVT）。术后 12 ~ 14 天在停用低分子肝素时常规进行双下肢多普勒检查。

技术优势

该项技术成功与否，对患者的选择至关重要。理想选择为体型偏瘦、关节活动良好以及关节较松弛的患者。膝关节微创 TKA 区别于传统 TKA 重要的一点在于术中可以保持膝关节屈曲于不同角度，而行传统 TKA 时膝关节只能处于伸直位或屈曲 90°位。前者术中可以利用托腿架使膝关节处于不同位置而无需助手把持。

最初采用股四头肌保护技术时需要特殊的器械。作者意识到了骨科医师对于完全掌握各种器械使用的困难之处，因此对原有的器械进行了改进（图 10.11）。股骨远端截骨目前可以做到自前向后。股骨最终模块为前方支架的标准形状（图 10.12）。胫骨导向器可以更多地自前向后进行骨切割，并且无需利用后方拉钩将胫骨平托放置于截骨面。

目前有一些缩短的胫骨端髓内柄组件，更短的柄有利于假体组件的插入。但是随着学者

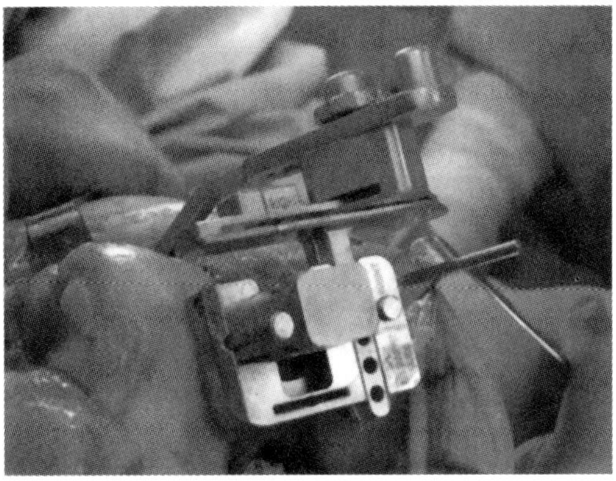

图 10.11　标准的髓内导向器已经被缩小了尺寸，前方截骨槽也进行了改良以适应更小的切口。（见彩图）

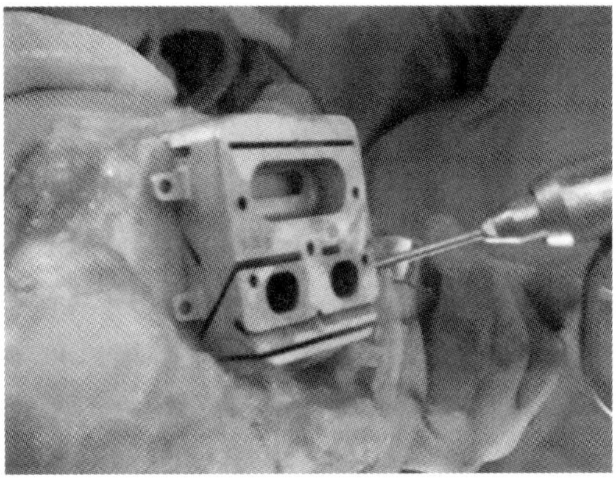

图 10.12　为适应更小的切口，标准截骨阻隔的边缘已被去除。（见彩图）

们 MIS 经验的积累，对假体组件改良的需求也逐渐下降。高屈曲度的股骨假体（Legacy High Flex，Zimmer，Warsaw，IN，USA）可以再多截除股骨后侧 2mm 的骨质，这样又在某种程度上增加膝关节内的操作空间。

结果

有资深专家采用股四头肌保护入路已经完成了 500 例 TKA。6 例进行了切口的延长，其中 4 例为放置更大的股骨假体；1 例因患者较为肥胖而增加了额外暴露切口；另 1 例因为出现了膝中间动脉的出血。目前手术时间逐渐减少，整个手术过程常规控制在 60 分钟

内。失血量少于传统 TKA，同时缩短了住院时间，减轻了患者的疼痛。术后早期可以获得更为满意的膝关节活动度，但是这种差距随时间而逐渐减小。通过 2 年以上的随访发现，股内侧肌保护入路术后患者可以获得更大的活动度，但是并不是很大。这并不能说明在临床上具有显著差别，但是对未来的发展传递出了一个积极的信号。

通过对随访结果分析发现，股内侧肌保护入路术后结果出现了更多的离群值，离群值被定义为向外偏离标准对线 4°或 4°以上，假体大小差异为 4mm，或者股骨槽大小差异为 2mm。32 例 MIS 患者中有 13 例离群值，38 例传统手术中有 5 例离群值。两组在冠状面排列上没有明显的统计学差异。2～4 年随访发现，两组都没有再手术或假体失败病例。

行股内侧肌保护入路 TKA 的结果与其他学者报道的微创 TKA 的结果一致，Laskin 等和 Haas 等经短期随访发现微创 TKA 术后关节活动范围更大，膝关节协会评分很高[16,20]。而采用股四头肌保护技术与传统 TKA 术后患者膝关节协会评分相比，二者没有明显的统计学差异。股四头肌保护技术组得分略高，但是在临床和统计学上都没有差异性。

小结

关于微创膝关节置换技术的争论至今仍未达成一致观点。微创技术的早期疗效非常鼓舞人心，但是仍缺乏长期随访资料。患者的期望值越来越高，他们希望通过微创技术减轻术后疼痛，缩短功能恢复时间。微创技术正好满足了患者的这种期望。这项技术需要进一步地完善和改进，学者们将会继续讨论研究。手术器械也需要改进以便更好地完成手术，术后管理技术也有待进一步提高。而计算机导航技术也已经运用到该技术以提高手术的准确性。

（刘兆杰 译　叶伟胜 李世民 校）

参考文献

1. National Institutes of Health. NIH Consensus Statement on total knee replacement December 8–10, 2003. J Bone Joint Surg Am. 2004;86-A(6):1328–35
2. Ritter MA, Herbst SA, Keating EM, PM, Meding JB. Long-term survival analysis of a posterior cruciate-retaining total condylar total knee arthroplasty. Clin Orthop Relat Res. 1994 Dec;(309):136–45
3. Scott RD, Volatile TB. Twelve years' experience with posterior cruciate-retaining total knee arthroplasty. Clin Orthop Relat Res. 1986 Apr;(205):100–7
4. Stern S, Insall J. Posterior stabilized prosthesis. Results after follow-up of nine to twelve years. J Bone Joint Surg Am. 1992;74(7):980–6
5. Repicci JA, Eberle RW. Minimally invasive surgical technique for unicondylar knee arthroplasty. J South Orthop Assoc. 1999;8(1):20–7
6. Argenson JN, Flecher X. Minimally invasive unicompartmental knee arthroplasty. Knee. 2004;11(5):341–7
7. Price AJ, Webb J, Topf H, Dodd CA, Goodfellow JW, Murray DW; Oxford Hip and Knee Group. Rapid recovery after oxford unicompartmental arthroplasty through a short incision. J Arthroplasty. 2001;16(8):970–6
8. Tria AJ Jr, Coon TM. Minimal incision total knee arthroplasty: early experience. Clin Orthop Relat Res. 2003 Nov;(416):185–90
9. Tenholder M, Clarke HD, Scuderi GR. Minimal-incision total knee arthroplasty: the early clinical experience. Clin Orthop Relat Res. 2005 Nov;(440):67–76
10. Faure BT, Benjamin JB, Lindsey B, Volz RG, Schutte D. Comparison of the subvastus and paramedian surgical approaches in bilateral knee arthroplasty. J Arthroplasty. 1993;8(5):511–6
11. Hofmann AA, Plaster RL, Murdock LE. Subvastus (Southern) approach for primary total knee arthroplasty. Clin Orthop Relat Res. 1991 Aug;(269):70–7
12. Matsueda M, Gustilo, RB. Subvastus and medial parapatellar approaches in total knee arthroplasty. Clin Orthop Relat Res. 2000 Feb;(371):161–8
13. Roysam GS, Oakley MJ. Subvastus approach for total knee arthroplasty: a prospective, randomized, and observer-blinded trial. J Arthroplasty. 2001;16(4):454–7
14. Boerger TO, Aglietti P, Mondanelli N, Sensi L. Mini-subvastus versus medial parapatellar approach in total knee arthroplasty. Clin Orthop Relat Res. 2005 Nov;(440):82–7
15. Bonutti PM, Mont MA, Kester MA. Minimally invasive total knee arthroplasty: a 10-feature evolutionary approach. Orthop Clin North Am. 2004;35(2):217–26
16. Laskin RS, Beksac B, Phongjunakorn A, Pittors K, Davis J, Shim JC, Pavlov H, Petersen M. Minimally invasive total knee replacement through a mini-midvastus incision: an outcome study. Clin Orthop Relat Res. 2004 Nov;(428):74–81
17. Laskin RS. *Acquired patella baja after total knee replacement may be related to patellar tendon eversion.* Presented at the Annual Closed meeting of the Knee Society, September 29, 2006, Alexandria, VA

18. Berger RA, Sanders S, Gerlinger T, Della Valle C, Jacobs JJ, Rosenberg AG. Outpatient total knee arthroplasty with a minimally invasive technique. J Arthroplasty. 2005;20(7 Suppl 3):33–8
19. Chen AF, Alan RK, Redziniak DE, Tria AJ Jr. Quadriceps sparing total knee replacement. The initial experience with results at two to four years. J Bone Joint Surg Br. 2006;88B(11):1448–53
20. Haas SB, Cook S, Beksac B. Minimally invasive total knee replacement through a mini midvastus approach: a comparative study. Clin Orthop Relat Res. 2004 Nov;(428):68–73

第 11 章 微创股四头肌保护技术行后交叉韧带保留型全膝关节置换术

Richard A. Berger，Aaron G. Rosenberg

微创技术一直以来被用于描述膝关节置换的整个操作过程，其范围从小的皮肤切口开始，到关节囊与股四头肌的标准显露，还包括髌骨的向外翻转。当前，这种技术转变为微小的皮肤切口、保护股四头肌行关节囊有限切开，并且不再向外翻转髌骨，这就是目前所谓的股四头肌保护技术或仅经关节囊入路。

无论使用哪种定义，膝关节置换术均能实现微创操作，而且在减少手术创伤、减轻疼痛及术后恢复等方面已经证明对患者有益[1-10]。所有不同的微创技术都具有一些共同点，包括减少必要暴露过程中的创伤、假体的调准、软组织的平衡及假体的固定。微创膝关节置换术所同样具有的这些优势使患者对治疗更加满意。

此外，为了获得微创技术的潜在快速恢复效果，整个传统的围术期处理均需要加快。而将微创膝关节置换术与新的手术入路相结合则加快了整个恢复过程，不仅快速恢复变为可能，而且门诊患者行全膝关节置换术也成为可能，而且目前我们医院每天都在开展[1-3]。

无论最终选用何种方法，微创技术必须要遵循膝关节置换的基本原则，即合理的力线、适度的平衡以及良好的固定。此外，与传统膝关节置换术相比，任何新技术都不应该增加并发症发生率，绝不能对治疗结果或患者的寿命产生不良影响。

适应证

髌骨与伸肌装置活动欠佳，无法翻转髌骨，以及膝关节高度屈曲时无法使胫骨向前脱位，这些因素使得支持带和关节囊小切口入路成为微创全膝关节术中操作最具挑战性的所在。尽管如此，如果术者具备一定经验，这种保护股四头肌的手术入路仍适用于所有已行传统全膝关节置换的患者。在绝大多数初次行全膝关节置换术（TKA）的患者中，这种入路可以顾及到适当暴露，充分截骨，保持韧带平衡以及假体的插入。

微创股四头肌保护技术最初仅限于较为简单的病例，即关节活动范围良好、软组织松弛且体型偏瘦的女性患者。高位髌骨和轻度内、外翻畸形患者也可采用这种技术。与所有骨科手术入路一样，这种入路也存在经验积累的过程。其关键在于通过变换体位以及牵拉切口来获得良好的术野显露。往往在膝关节伸展位时可以完成的手术操作步骤越多，则表示髌骨和伸肌装置活动越容易。一旦外科医生积累了足够经验并掌握了这种操作，就有可能通过这种方法去处理更为复杂的案例：比如活动度较差以及软组织僵硬的男性肥胖患者。另外，对于低位髌骨和严重内、外翻畸形的患者也可以尝试此种技术。根据我们的经验，即使是中重度膝关节畸形患者也可以采用股四头肌保护技术。

假体的类型和尺寸也对该技术的难易程度存在一定的影响。由于关节切开范围小且伸膝装置在膝关节屈曲位时相对固定，因此对于需要大尺寸股骨假体的患者术中操作比较困难。术中使用整体式或大尺寸柄胫骨假体，如果胫骨无法半脱位则操作极其困难。而对于初次全膝关节置换患者，这种入路最适用于术中使用低切迹或组合式胫骨假体。

最后，如果术中遇到困难，这种微创入路允许延长切口获得满意的术区显露。但任何时候都应尽量减小关节囊切口长度，尤其是在学习微创技术时。股四头肌保护入路能很方便地将关节囊切口延长成为髌旁内侧切口或进入股内侧肌或股内侧肌下方间隔。因此术中操作困难时，可以通过这种简单的方法来增加显露。

手术技术

患者体位

传统膝关节置换手术的主要步骤都在膝关节屈曲位完成，与此不同，股四头肌保护技术更多是在膝关节相对伸直位来完成操作。此外，这种入路与大多数微创入路一样，需要在每一步操作中不断屈伸膝关节以获得最佳的术区显露；膝关节很小程度的伸屈活动也会明显增加手术的暴露。在股骨端操作时，传统 TKA 常需膝关节高度屈曲，而此入路则需要膝关节尽可能保持伸直位以避免干扰切割模块。因此，术中需要使用托腿架来维持膝关节屈曲位的体位变换。

传统 TKA 术中，患者采用仰卧位，坐骨下置垫以倾斜骨盆，同时术中保持膝关节垂直位。按标准程序进行下肢手术准备以及铺单，包括使用托腿架保持患肢屈曲位。手术在止血带下进行可限制失血量。最后，虽然使用这种技术进行全膝关节置换只需一名助手就能完成，但两名助手可以使术者更轻松地完成手术。另外，需要特别注意两名助手不要同时牵开切口的两侧，因为这样会造成潜在的软组织损伤，而且会影响术区的显露。

术区显露

切口的正确定位是能否获得最大术野显露的关键所在。当膝关节屈曲 70°时，髌骨内侧缘、关节线和胫骨结节通常很容易被触及。弧形切口通常起于髌骨的内上方，止于胫骨结节的内侧缘（图 11.1）。同时，弧形切口的中点需距离髌骨内侧 1 厘米。

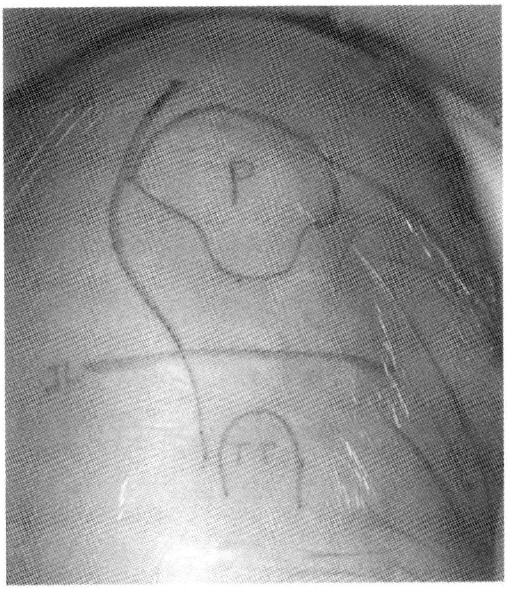

图 11.1　微创保护股四头肌入路全膝关节置换术的皮肤切口。P：髌骨；JL：关节线；TT：胫骨结节。

切开皮肤和皮下组织后需放置自动牵开器。牵开器的两个弧形拉钩置于切口的上内侧以显露股内侧肌斜头（VMO）的远端。这样，髌骨上极至胫骨结节内侧缘的整个关节囊均可得到良好的显露。

术中需辨识髌骨的边缘、VMO 的远端以及胫骨结节的内侧缘。VMO 远端附着并不完全一致，肌肉发达以及男性患者肌肉附着位置较低。术中自髌骨上极经髌骨内侧缘至胫骨结节的内侧做关节切开，避免损伤髌腱（图 11.2）。关节切开一直到胫骨平台下方 1 厘米。术中注意在关节囊切开处和 VMO 之间留有足够宽的支持带以防止损伤 VMO。对于某些尤其是肌肉发达的男性患者如果需要扩大切口，应反方向切开支持带 1 ~ 2 厘米。这样可以远离 VMO，约距 VMO 边缘 1/2 厘米。但切开不应超过 2 厘米，而且内下方支持带要用缝线标记，此缝线也可做拉钩用。

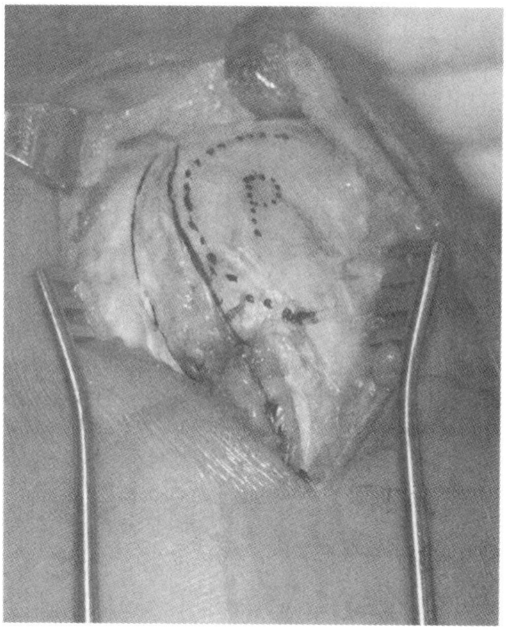

图 11.2 微创保护股四头肌入路全膝关节置换术中行关节囊切开。

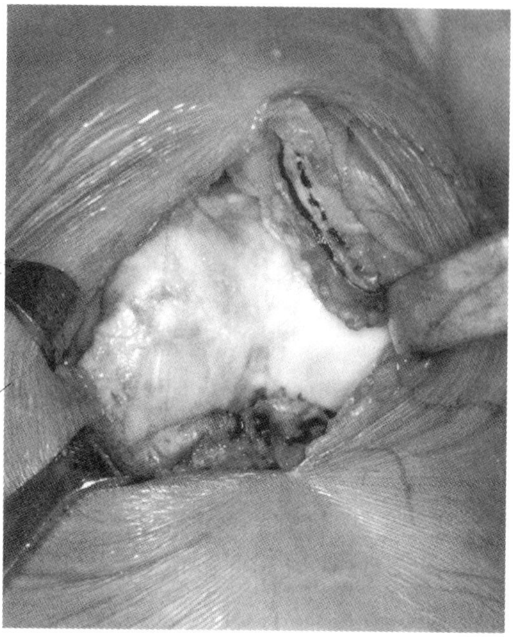

图 11.3 膝关节的初始暴露，可见股骨髁。

关节囊切开后，用钝性分离的方法来明确内侧支持带和滑膜之间的界限。切除内上方滑膜做部分可使内侧髁获得良好的暴露。在内侧髁周围放置牵开器以牵引内侧副韧带（MCL）和内侧支持带。自前方分离内侧半月板，暴露股骨内髁。与传统显露一样，从胫骨内侧平台近端松解内侧副韧带。术中使用弧形骨凿适当松解韧带。最后，伸直外旋患肢使内侧结构紧张后再做松解。这个体位下去除胫骨平台内侧骨赘。

膝关节伸直位时钝性分离，显露脂肪垫与髌腱的间隙，放置膝关节拉钩。用剪刀扩大此平面暴露，去除附着于髌骨和胫骨上的脂肪垫，从而切除大部分的脂肪垫。然后膝关节屈曲至70°。移除暴露股骨内髁以及髁上骨赘的拉钩。最后，切断前交叉韧带（ACL）和半月板附着以保证胫骨的活动度，同时也有利于胫骨端截骨。将膝关节屈曲至70°，股骨外髁放置双齿 Hohmann 拉钩将髌骨轻柔地拉向外侧（图 11.3）。

股骨远端截骨

在传统全膝关节置换术中，股骨远端为自前向后截骨，但常需过度屈曲膝关节，而股四头肌保护入路只需要屈膝 70°～80°。在此体位下，股骨远端截骨须从内向外，这样可以避免损伤伸膝装置。若膝关节屈曲超过 70°～80°，则因伸膝装置紧张而增加截骨的难度。

将双齿 Hohmann 拉钩置于股骨外髁，轻柔地向外侧牵拉髌骨以显露髁间窝（图 11.3）。然后在此位置沿股骨髓腔轴线钻一个 8mm 的孔（图 11.4）。

将股骨远端截骨导向器通过此孔插入至股骨髓腔。术中根据股骨解剖轴和机械轴之间的差异选择适合的截骨导向器。这个病例选择了一个 5°的股骨远端导向器。在插入之前，将 L 形的截骨拨片紧贴于股骨远端截骨导向器。插入髓内杆至股骨远端髓腔，将平板放置于股骨内髁上。在特定的外翻角度下，自股骨内髁平板上截骨 10mm。将 L 形的切槽置于股骨内侧髁的内上缘。以上操作均是

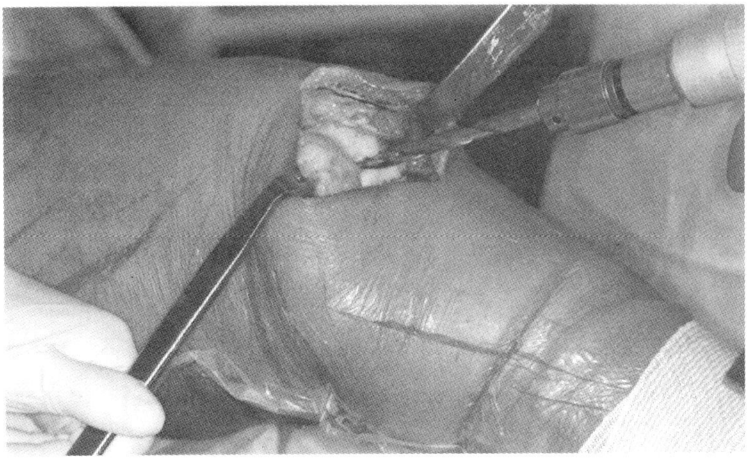

图 11.4　股骨远端髓内钻孔。伸直膝关节可松弛伸膝装置，以利于手术操作。

在屈膝约 70°～80°下完成的。这种截骨导向器的设计是为了避免损伤整个股四头肌腱，从膝关节的内侧开始对股骨远端进行截骨。注意该导向器必须紧贴股骨内髁。术中牵拉内侧的软组织则有利于导向器的插入（图 11.5）。

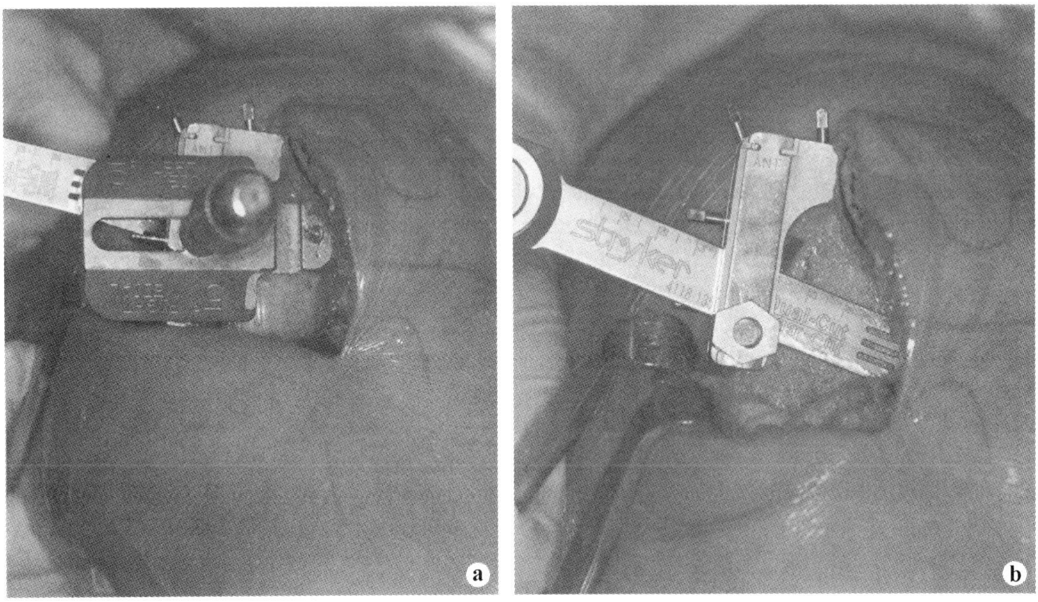

图 11.5　股骨远端截骨。(a) 正确放置股骨远端截骨导向器。内髁截骨后，自股骨前内侧向后外侧做斜行截骨。(b) 适用于股骨远端外髁中部的 L 形截骨模块。

用螺纹针将股骨远端截骨导向器固定于股骨内髁，然后通过垂直螺钉对截骨导向器进行固定以防止在股骨远端截骨过程中发生角度的改变。接着摆锯自内向外对股骨髁进行截骨，首先处理内髁，然后是外髁。术中通过 L 形的导向器从前向后对内髁进行截骨。外侧髁远端后方的截骨可在髓内插杆处进行。截骨的方法见图 11.5。术中需移除髓内插杆后才能对股骨外侧髁远端的前中部进行截骨。然后将 L 形截骨模块自髓内插杆拆下，移除插杆。由于L形截骨模块仍固定于股骨内侧髁，此时可对外侧髁的中部进行截骨（图11.5）。此步骤操作时需注意不要伤及外侧支持带；股骨外侧髁截骨时于膝关节外侧放置牵开器以保护外侧支持带，自前向后进行截骨。移除L形截骨模块，摆锯在膝关节伸直位截除股骨外侧髁远端前方骨质。膝关节在伸直位股骨外侧髁可以获得更好的显露以便截骨。

髌骨的准备

术中不要外翻髌骨。股骨髁截骨后，将膝关节置于轻度过伸位。过伸可以允许髌骨自冠状轴倾斜45°～90°，这就是股骨髁截骨后切除髌骨的原因。此外，暂时保留髌骨也能够防止在股骨远端截骨过程中对髌骨造成意外损伤。

在此体位下，于髌骨上下极各放置一把巾钳。通过巾钳的钳夹可使髌骨倾斜45°～90°。图11.6显示髌骨切除时视野充分的显露情况。切除髌骨时并不需要将其外翻。使用游标卡尺来测量髌骨的厚度，切除后应用内植物来重建其厚度。选择髌骨假体尺寸时，要使用能够覆盖切除的髌骨关节面但又不能过于突出的型号。此时髌骨已钻孔，并且准备完毕。最后，在已切除的关节面部位放置髌骨保护器，以保护其松质骨免受牵开器的损伤（图11.6）。

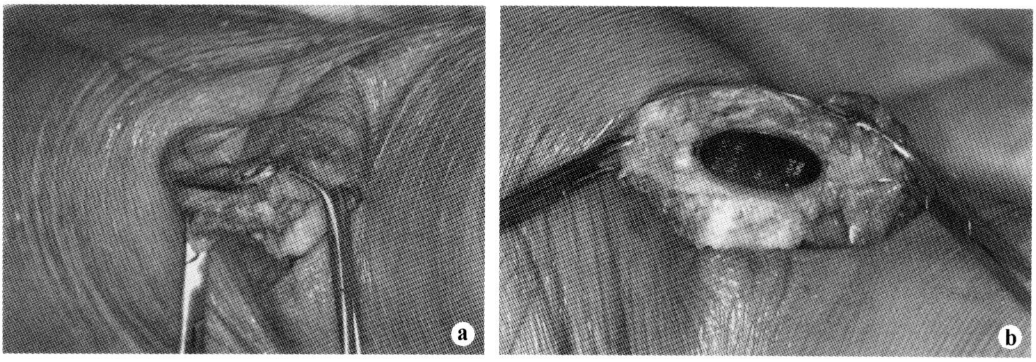

图11.6 髌骨的切除。(a) 股骨远端处于伸直位时对髌骨进行切除。(b) 髌骨保护器的放置。

胫骨端的准备

胫骨截骨时要保持膝关节处于相对伸直位。胫骨近端下方放置小垫枕，使膝关节大约屈曲15°（图11.7）。这种体位可以降低伸膝装置的张力，能够很好地显露胫骨近端，并且有利于胫骨截骨导向器自髌腱下方置入胫骨近端。导向器应沿胫骨结节内侧缘放置于胫骨结节的近端。测量下肢力线后倾斜放置导向器，使其位于胫骨平台的截骨水平面。于胫骨平台的内侧放置拉钩保护内侧副韧带，另一拉钩向外侧牵拉髌腱（图11.7）。然后使用摆锯进行胫骨近端的截骨。大部分截骨均可在直视下完成，而胫骨后外侧截骨时要格外小心，需放置拉钩或徒手保护以避免切断后外侧关节囊损伤到后外侧结构。

截骨后，应用Kocher钳把持住，以便切除胫骨内侧缘。借助Kocher钳外旋骨块以逐渐松解其近端的附着。当分离出前交叉韧带和半月板的附着后，就可以很容易地去除胫骨骨块了。骨块移除后，将腿置于完全伸直位，半月板于此间隙显露并能够很容易地切除（图11.8）。在膝关节伸直时，用于平衡膝关节的任何软组织，其松解均可轻松完成，而且膝内外侧结构也可以清晰显露（图11.8）。最后，使用试模来测量伸直位间隙，评估软组织平衡。

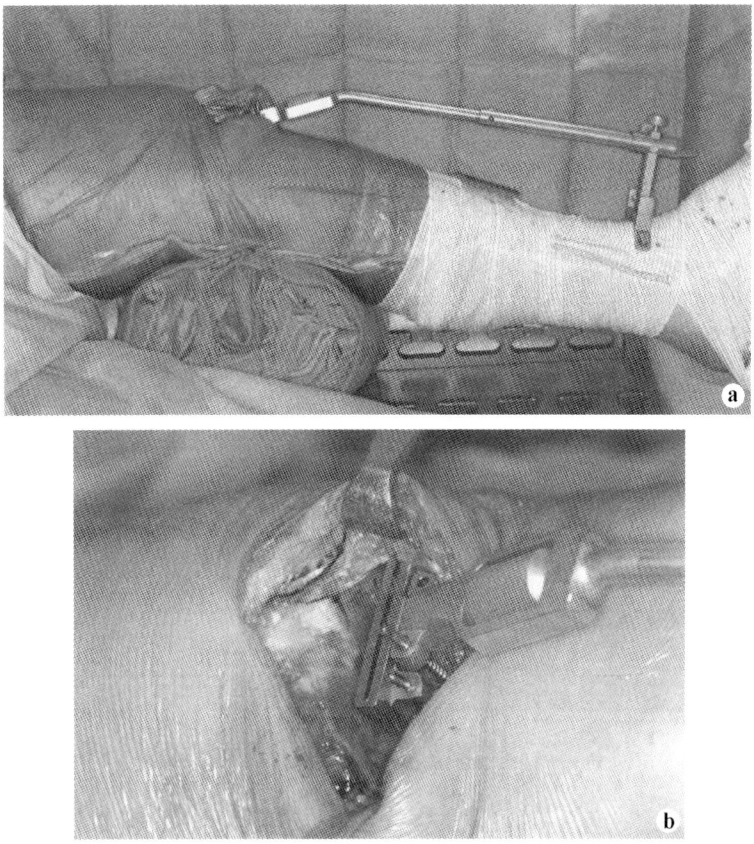

图 11.7　胫骨截骨。(a) 使用模板定位胫骨的截骨平面。(b) 膝关节伸直位可松弛伸膝装置，使用拉钩保护软组织。

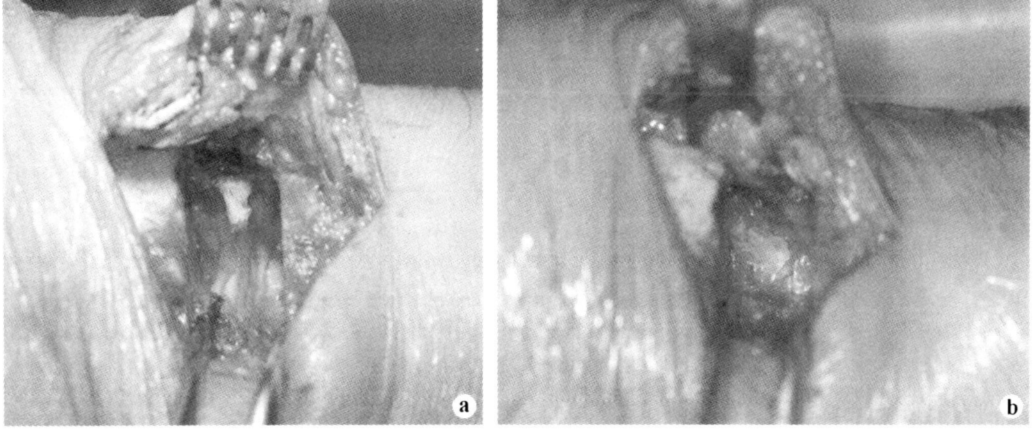

图 11.8　(a) 膝关节伸直位能够清晰显露外侧半月板。(b) 半月板切除后，可以清晰显露外侧结构以便于进一步松解。

股骨端的完成

股骨端的完成需要保持膝关节屈曲80°~90°，于股骨内外侧髁上方各放置一个双齿Hohmann拉钩以显露股骨。然后于股骨远端置入最终的股骨截骨导向器，并在后髁下方放置两个滑动棒（图11.9）。这样可以使后髁产生3°的外旋角度。在一些膝内翻病例中，此位置通常与Whitesides线重合，但在膝外翻中，后髁会使导向器发生内旋。因此，对于膝外翻患者，导向器需自股骨髁外旋放置，以使其与Whitesides线重合。导向器放置到位后，用两枚针将其固定于股骨远端。保持膝关节伸直位，使股骨尺寸导向器紧贴于前方拉杆。将前方的定位器置于股骨的前外侧面，调节以避开前方的股骨切迹（图11.10）。自股骨截骨导向器上读出股骨的尺寸。对于两种不同尺寸，通常于交叉韧带保留型膝关节置换选用较小尺寸的假体，而于后方稳定型假体选用较大的尺寸（图11.10）。移除前方的定位器。将膝关节屈曲至80°~90°，将套筒置于前方定位器移除后留下的插槽内。使用此导向器，于股骨远端钻两个孔，为最终完成截骨的导向器提供参照。

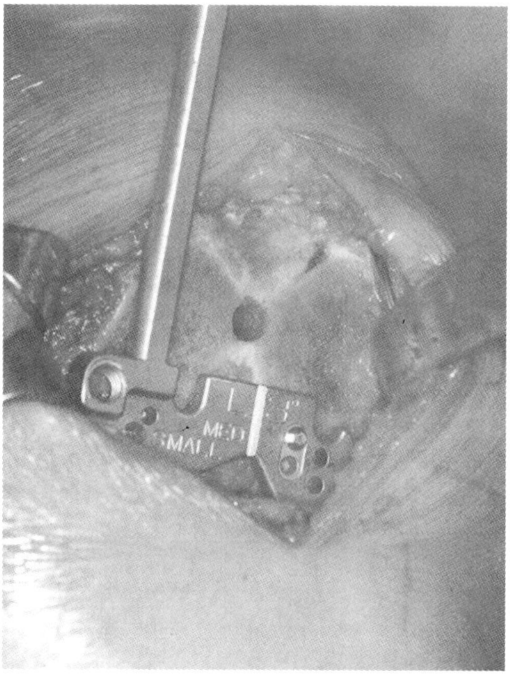

图11.9 膝关节屈曲位下，首先将股骨远端截骨导向器放置于股骨髁下方，与Whitesides线对齐。

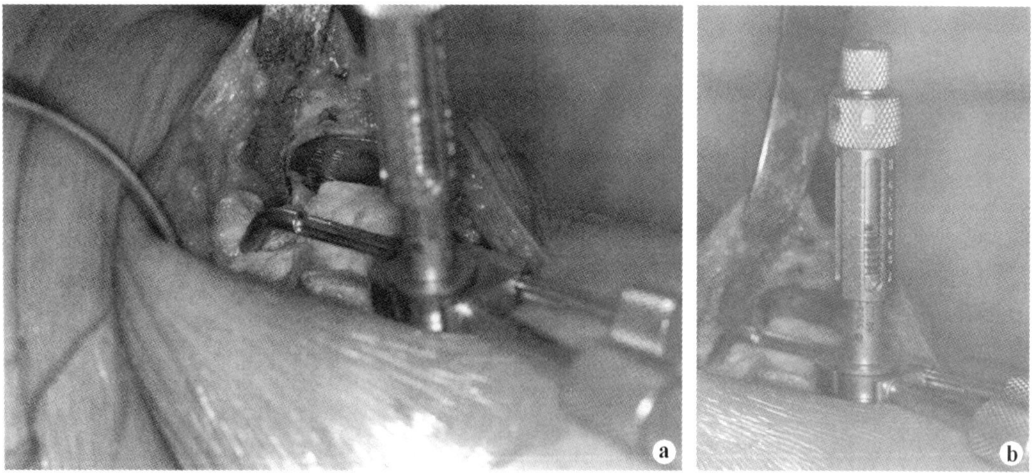

图11.10 股骨远端截骨导向器。(a) 前方定位杆连接后的正面观。(b) 图中为截骨导向器测量出的尺寸为“D”和“E”之间，由于是交叉韧带保留型全膝关节置换，因此选用“D”号假体。

保持膝关节屈曲至80°~90°，将最终的股骨截骨导向器置于股骨远端的髌骨下方。用两枚针穿过导向器并插入到股骨远端预钻的两个孔中，然后完全伸直膝关节，则导向器最终被定位于股骨中央。在此伸直位，股骨髁的内外侧缘可以获得清晰显露。于膝关节伸直位，在导向器内侧置一枚螺纹针将其固定于股骨，于膝关节屈曲至 40°固定外侧螺纹针。在内外侧副韧带附近放置拉钩。使用截骨最终导向器来完成最后的股骨截骨（图 11.11）。去除股骨最终导向器并清除截骨残留的碎屑（图 11.12）。

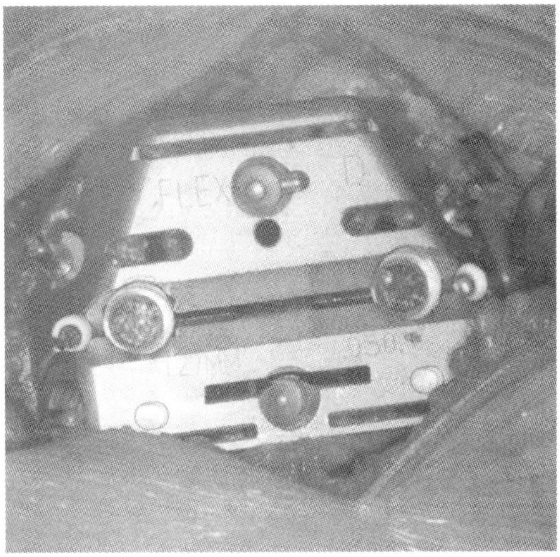

图 11.11　股骨远端放置截骨最终导向器。

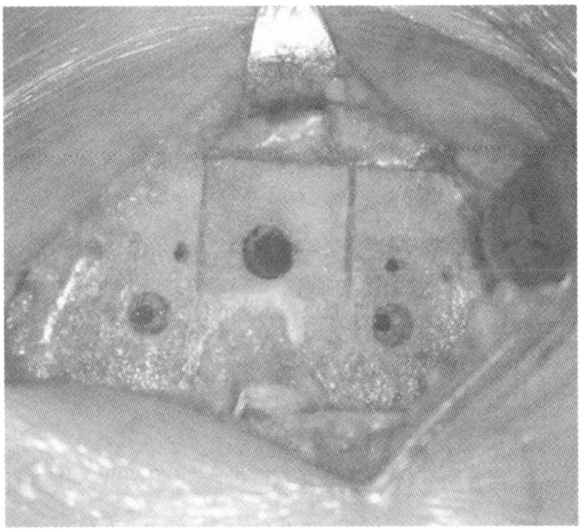

图 11.12　股骨远端完成截骨。

假体的测试

首先将膝关节置于伸直位，胫骨周围放置拉钩。伸直位下胫骨表面可以完全显露，故在此体位测量胫骨的尺寸。再将膝关节屈曲 90°，股骨内外侧髁上方放置 Hohmann拉钩。然后沿此暴露将股骨试模置于股骨远端表面，但在最终安放底座之前需仔细将试模突起和预留孔对齐，再次伸直膝关节以降低伸膝装置的张力，插入胫骨假体。评估假体的稳定性和活动范围，与标准膝关节置换手术一样对其进行调整。在膝关节伸直位钉入作为试模的胫骨底托。伸直位去除插入胫骨的假体，然后屈曲膝关节移除股骨假体模型。在此屈曲位，在胫骨上钻四个孔来为安装四桩胫骨假体做准备（图 11.13）。

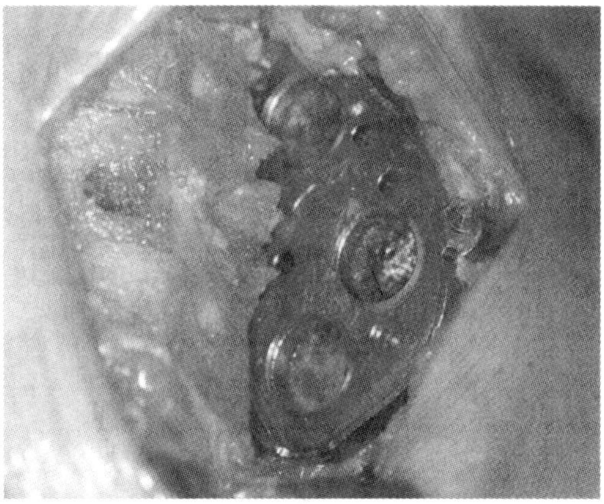

图 11.13　安装四桩胫骨假体做胫骨侧准备。

假体的固定

股骨假体可以选用骨水泥型或骨长入型假体，胫骨和髌骨假体则选用骨水泥固定。保持膝关节伸直位，冲洗胫骨后，使用弯嘴骨水泥枪于胫骨平台和胫骨假体的背面各涂抹一层骨水泥。然后将胫骨假体置于胫骨平台（图 11.14）。自后外侧向前内侧挤压胫骨假体，这样会把骨水泥挤压到前内侧，比较容易清除多余部分。于伸直位用间隔块来挤压胫骨假体，同时用刮匙去除假体周围溢出的骨水泥。胫骨上的骨水泥要保证完全固化，以防止在安置股骨假体时出现胫骨假体的移位。

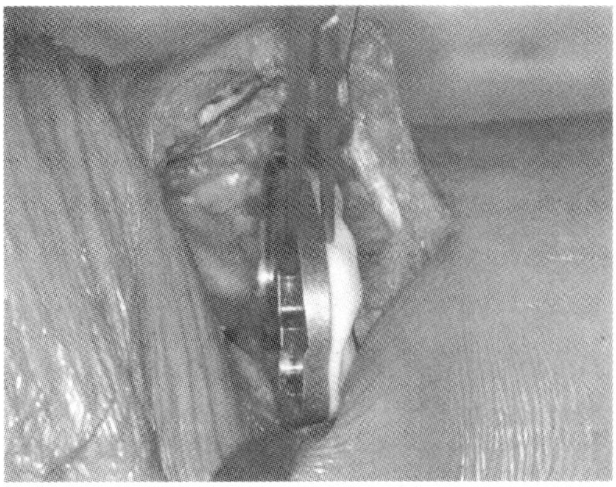

图 11.14 伸直位时用骨水泥固定胫骨假体，此体位可清晰暴露胫骨，有利于清除多余的骨水泥。

如果股骨侧也使用骨水泥固定，需仔细清除骨水泥碎屑。多孔长入型股骨假体可免去此步骤。将膝关节屈曲至 90°，Hohmann 拉钩分别置于股骨内外侧髁，沿此开口将股骨假体安装至股骨远端。但安装之前需将股骨假体与股骨上的孔对准。伸直膝关节以放松伸膝装置的张力，于屈膝 15°牵拉胫骨插入聚乙烯衬垫（图 11.15）。最后，用骨水泥固定髌骨。评估假体的稳定性和活动范围，与标准膝关节置换手术一样对其进行调整。

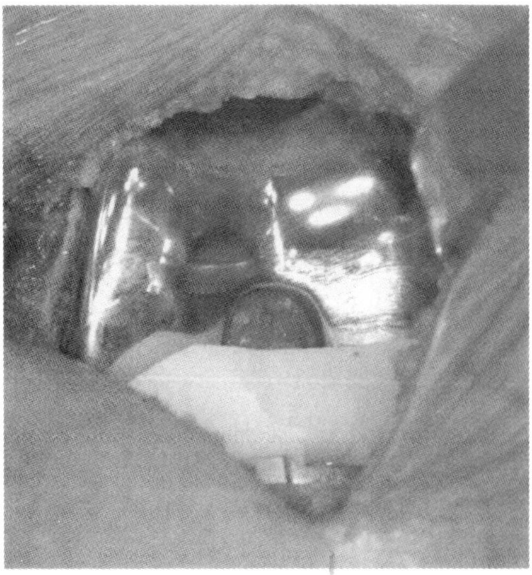

图 11.15 假体最终完成安装。

关闭伤口

冲洗膝关节并放置引流管。用 Vicryl 缝线缝合支持带。深层脂肪和真皮层用 2-0 缝线缝合。用 3-0 的 Monocryl 和 Derlnabond 缝线缝合皮肤（图 11.16）。

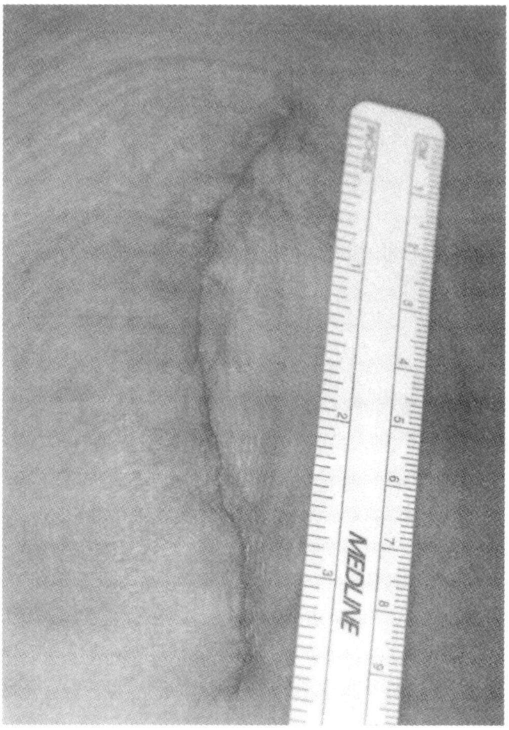

图 11.16 伤口闭合后的皮肤情况。

结论

股四头肌保护技术行全膝关节置换术可避免损伤股四头肌腱、股内侧肌斜头肌纤维和股内侧肌下方间隔。另外，由于此间隙位于支持带，因此切口无法像经股内侧肌和股内侧肌下方入路一样随意延长。此外，按照围术期快速恢复指导方案[2]，患者通常能在最少的辅助工具下行走，并于手术当天出院回家[3]。

这种微创的全膝关节置换术非常安全。如果有需要，这种手术入路可以随时延伸为内侧髌旁入路或经股内侧肌入路。在传统的全膝关节置换术中，过屈位可增加显露。与此相反，在股四头肌保护技术下伸直位可增加显露。最后，这种技术并不是靠传统的截骨导向器来完成，术中的每一步操作对于拉钩以及截骨导向器的正确使用是非常有必要的。

（刘兆杰 译　叶伟胜 李世民 校）

参考文献

1. Berger RA, Deirmengian CA, Della Valle CJ, Paprosky WG, Jacobs JJ, Rosenberg AG. A technique for minimally invasive, quadriceps-sparing total knee arthroplasty. *J Knee Surg*, 19(1):63–70, 2006
2. Berger RA, Sanders S, D'Ambrogio E, Buchheit K, Deirmengian C, Paprosky W, Della Valle CJ, Rosenberg AG. Minimally invasive quadriceps-sparing TKA: results of a comprehensive pathway for outpatient TKA. *J Knee Surg*, 19(2):145–148, 2006
3. Berger RA, Sanders S, Gerlinger T, Della Valle C, Jacobs JJ, Rosenberg AG. Outpatient total knee arthroplasty with a minimally invasive technique. *J Arthroplasty*, 20(6 Suppl 3):33–38, 2005
4. Bonutti PM, Mont MA, McMahon M, Ragland PS, Kester M. Minimally invasive total knee arthroplasty. *J Bone Joint Surg Am*, 86-A(Suppl 2):26–32, 2004
5. Goble EM, Justin DF. Minimally invasive total knee replacement: principles and technique. *Orthop Clin North Am*, 35(2):235–245, 2004
6. Hofmann AA, Plaster RL, Murdock LE. Subvastus (Southern) approach for primary total knee arthroplasty. *Clin Orthop Relat Res*, (269):70–77, 1991
7. Laskin RS. Minimally invasive total knee replacement using a mini-mid vastus incision technique and results. *Surg Technol Int*, 13:231–238, 2004
8. Laskin RS, Beksac B, Phongjunakorn A, Pittors K, Davis J, Shim JC, Pavlov H, Petersen M. Minimally invasive total knee replacement through a mini-midvastus incision: an outcome study. *Clin Orthop Relat Res*, (428):74–81, 2004
9. Tria AJ, Jr. Minimally invasive total knee arthroplasty: the importance of instrumentation. *Orthop Clin North Am*, 35(2):227–234, 2004
10. Tria AJ, Jr, Coon TM. Minimal incision total knee arthroplasty: early experience. *Clin Orthop Relat Res*, (416):185–190, 2003

第 12 章 双-单间室膝关节假体

Sergio Romagnoli, Francesco Verde, Eddie Bibbiani, Nicolo Castelnuovo, F. d'Amario

近年来，随着微创外科（MIS）的发展和对单间室假体（UKR）远期优异临床疗效的报道，我们正将注意力集中到保留前交叉韧带（ACL）的单或双间隔膝关节置换。UKR假体目前用于组织保留手术（TSS）[1]。TSS的外科理论是最大限度地保留组织并考虑到解剖和生物力学。TSS的目的是减少局部或整体侵入性的手术治疗以利于患者术后康复和促进功能恢复。TSS的外科手术路径的选择应留意软组织、软骨组织和骨。在保证足够的手术操作空间和顺利进行假体置换的条件下，皮肤的切口应尽可能地减小。术中应小心避免血管、神经以及肌腱和关节囊韧带系统的损伤。

单间室膝关节置换特别是那些仅行很小程度骨切除的手术，是TSS的基础性应用。这些单间室假体几乎都采用了小切口、保守性手术路径。单间室膝关节置换需要更仔细地插入复杂的生物力学和运动学膝关节装置，甚至比髋关节置换更要小心，特别是当应用双侧-单间室假体时。在这些病例中，组织保留的原则不是用假体替代关节而是与之相结合。实际上，当植入UKR时完全修正病变关节的生物力学是错误的，而应只简单地置换诱发疾病的骨质退变部分。

20纪70年代Marmor、Gunston和Lubinus首先应用双间隔假体[2,3]。手术技术采用两个股骨髁、两个胫骨髁独立假体置换双侧胫股关节，同时保留胫骨结节和前交叉韧带。当一次手术置换一侧胫股关节和髌股关节时，我们也可用双侧间隔室这个词。实际上随着膝关节炎影像诊断技术的发展和治疗水平的提高，更多的年轻患者考虑接受假体置换手术。在这些病例中，由于采用最小损伤程度的治疗手段从而保证高期望值的患者能最大限度地恢复。

流行病学

治疗双侧间隔骨性关节炎时，有功能前交叉韧带（ACL）的存在是手术适应证的基础。在米兰Galeazzi骨科中心做过的1000例双间隔/三间隔关节置换病例中，35.1%的患者的ACL是完整的，15.7%的病例的ACL仅出现了轻微的退化但仍有功能，其余49.2%的病例其ACL未在术中观察到。在对双间隔假体和Zimmer的单间室假体长达10～15年的长期随访观察期间，我们对ACL及其机械功能之间的相关性进行了研究[4-12]。这篇文章和其他一些单髁假体的长期观察研究报告都显示了膝关节前后位（AP）的长期稳定性不变[6-16]。这表明在假体置换术后多年，ACL仍可维持相同的机械功能。事实上，在我们研究的124例单髁假体置换患者中仅有一例因ACL缺损而导致手术失败。

如果我们将年龄作为选择标准，在这1000例膝关节假体置换者中，7.6%的患者年龄小于55岁，25.8%的患者年龄在55岁至65岁之间，39.5%的患者年龄在65岁到75岁之间，27.1%的患者年龄超过75岁。因此，33.4%的患者年龄小于65岁。而这些患者中35%有完整的ACL，是交叉韧带保留假体的潜在用户。

适应证

此手术的适应证为双侧胫股关节退变但髌骨无症状、交叉韧带完整、屈曲畸形小于 5°、内翻或外翻畸形小于 15°以及活动范围（ROM）大于 80°者（图 12.1）[8,9,13]。

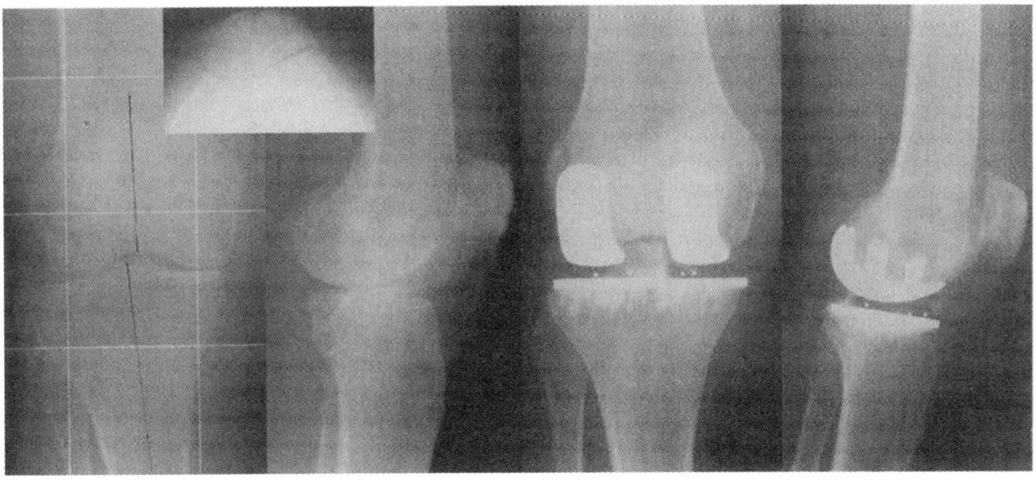

图 12.1　双侧间室膝关节炎，但髌股关节（PF）无症状和未退变（56 岁女性）。

放射学评价基于正位、侧位、sky 位 X 光片，显示胫股关节退变高于 Ahlback 评分Ⅰ级且髌股关节退变小于Ⅱ级。此外在负重正位 X 光上，我们应计算出下肢的机械轴和可允许畸形的正确范围。磁共振成像（MRI）既可显示 ACL 不稳或缺损，也可观察髌股关节（PF）的退变情况。在临床上膝关节必须是稳定的，只能容忍由于关节软骨退变导致的轻微松弛。我们通常可以观察到的临床症状包括步行和爬楼梯时关节疼痛和关节积液。虽然对年龄和体重都没有限制，但该手术特别适合于年龄小于 65 岁和身体质量指数（BMI）小于 32 的患者。实际上双-单间室假体也确实可以满足年轻患者对高功能的期望。正如前面所提到的，手术的主要限制因素是 ACL 和 PF 的完整性。在第一种情况下，双侧胫股关节退变是植入双间隔假体的适应证，但 ACL 缺损是其明确的禁忌，因此我们必须同时考虑行 ACL 重建。

而第二种情况，我们在考虑手术适应证时应注意 PF 退变引起的慢性膝前疼痛。评价标准包括患者症状、关节对位不良和过度负荷的 X 线征象，术中观察到髌骨软骨软化Ⅲ级或Ⅳ级。如果临床症状同时伴有 X 线征象或术中观察到严重髌骨软化，这应认为是明确的手术禁忌证。因退变行单侧 UKR 后，未手术侧胫股关节退变引起疼痛者有时可行双 UKR 解决。在这种情况下，UKR 需植入到另一侧退变的胫股关节而形成双侧 UKR。显然以前的植入假体必须是稳定的，唯一的禁忌证是聚乙烯（PE）的磨损和 ACL 缺损（图 12.2）。双侧 UKR 的绝对禁忌证是韧带不稳、严重的轴向畸形大于 15°、屈曲畸形大于 15°以及间隔骨缺损大于 12mm。

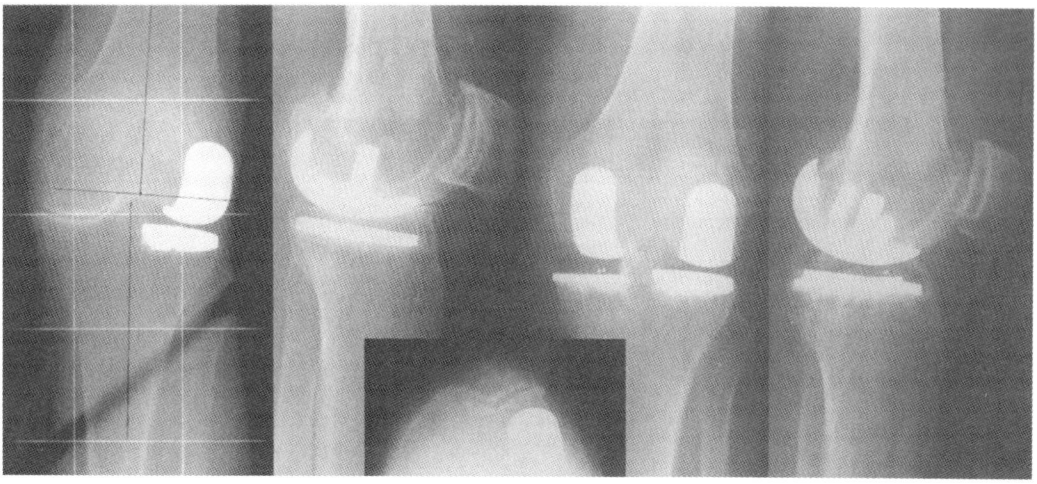

图 12.2 内侧间室骨性关节炎，内侧 UKR 手术已随访 16 年，相容性好。

手术技术

双侧 UKR 的手术技术与单侧 UKR 相同。我们可以选择两种不同的手术路径：双侧小皮肤切口或单侧的髌内侧切口。双侧小切口视个体情况差异分别在髌内侧切 4～6cm 的皮肤切口和髌外侧切 6～8cm 切口。通常情况下，我们从内侧间室开始手术，采取胫骨优先原则，一旦我们定位了试模（trial），将继续切割外侧间室。这样就达到了我们所要求的稳定性。我们更倾向于选择单侧的髌内侧切口，行长约 8～10cm 髌旁内侧的微创切口。这种病例可以采用经股内侧肌小切口使髌骨半脱位，有利于内、外侧间室获得更好的解剖暴露。一旦间室暴露，应采取胫骨优先原则进行表面骨切除。使用微创胫骨导引器的胫骨切除应在双侧间室同时进行。由于考虑前交叉韧带的存在，垂直切割应与内侧间室 AP 轴倾斜 15°～20°，与外侧间室 AP 轴倾斜 10°～15°[9]。横向切割应考虑关节线的高度和倾角，近端骨骺轴上的垂直切割要多于骨干轴（图 12.3）。

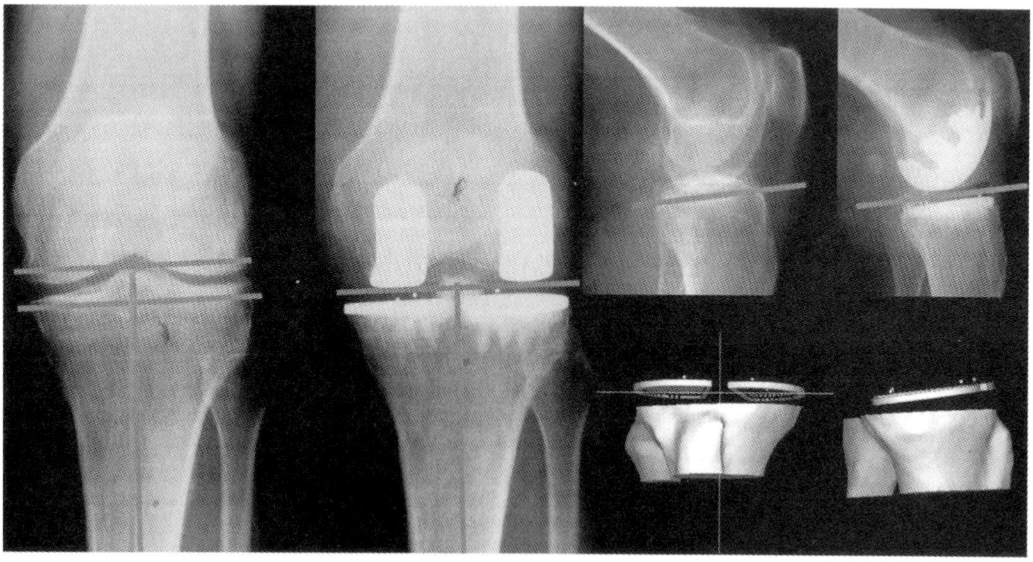

图 12.3 需考虑关节内翻倾角和后倾角。

关节线的倾角取决于内翻或外翻畸形，应避免不必要的松解。在矢状面上，胫骨切割应再现术前的倾角并保留后交叉韧带（PCL）的完整性。在股骨端，伸直位行股骨远端切割和屈曲位对股骨远端后部行切割，应进行等量切除，创造平衡的屈伸间隔（图 12.4）。

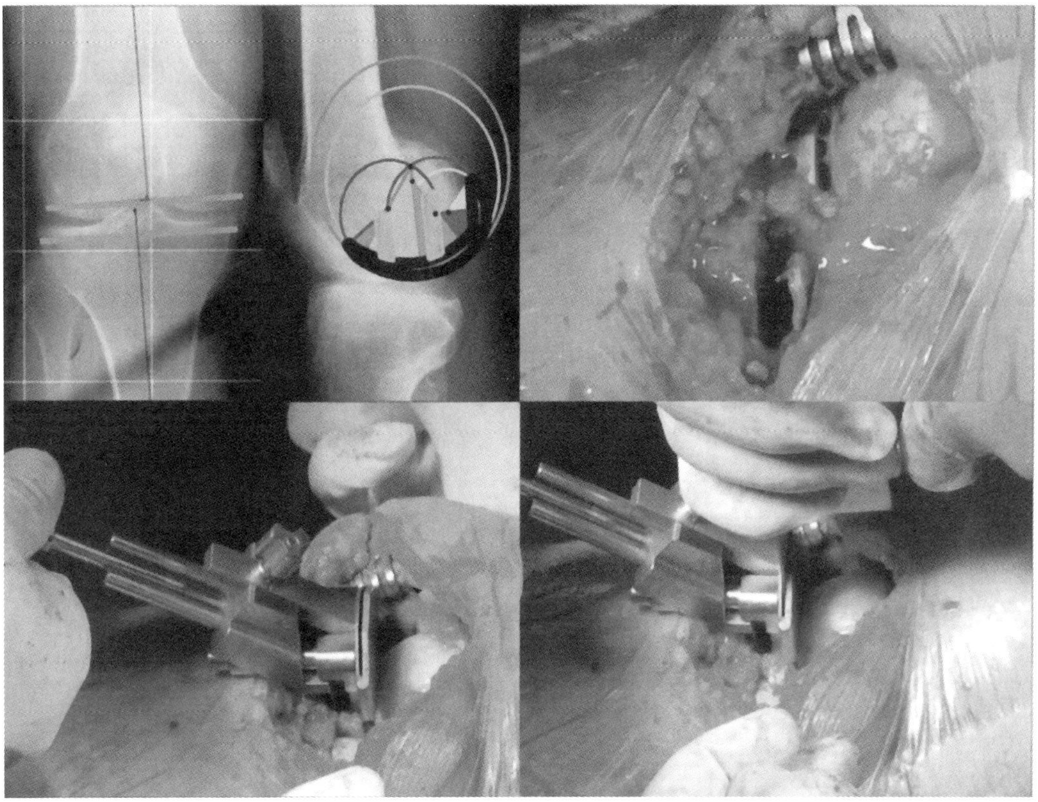

图 12.4　膝关节适度伸直，在对侧间室使用股骨间隔器和扩张器。（见彩图）

首先，在伸直位对股骨远端骨切除，以达到我们所期望的稳定状态，调整张力以避免过矫和松弛。随后于屈曲位切割等量的骨块并保持张力以便取得应力平衡。依据应力轴线修正的需要，相同厚度的植入假体需要削去 2mm，股骨内髁削去 2 ~ 3mm、股骨外髁削去 1 ~ 2mm。股骨远端组件要置于外侧以达到胫股关节屈伸时中心化（图 12.5）。一旦我们通过试验评估系统发现状态已达稳定，则可以准备骨水泥（图 12.6）。

年轻患者行双侧 UKR 手术的唯一限制是 ACL 的缺失，因此我们需要进行 ACL 重建术（图 12.7）。目前，我们更喜欢用腘绳肌腱替代，以避免髌腱替代所造成的并发症。对于髌股关节有症状且术中观察存在 Ⅱ ~ Ⅲ 级软骨软化的年轻患者，我们可使用双髁股骨组件并保留 ACL。其实，保留交叉韧带的全膝关节置换术（TKA）是一种很好的解决方案，但风险也更大（图 12.8）。

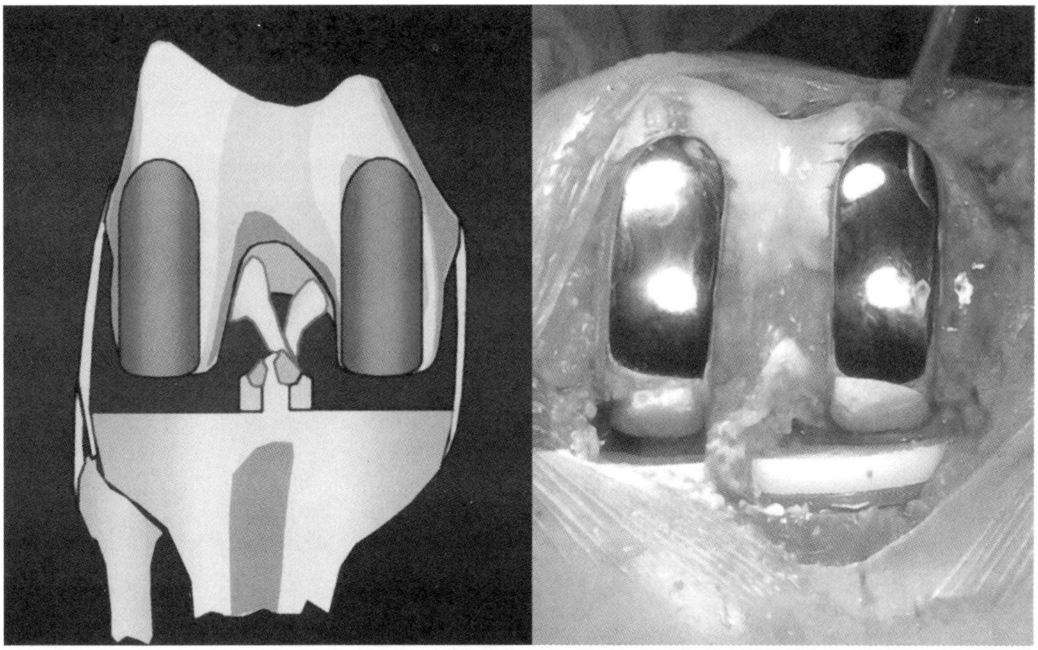

图 12.5 假体组件侧置。(见彩图)

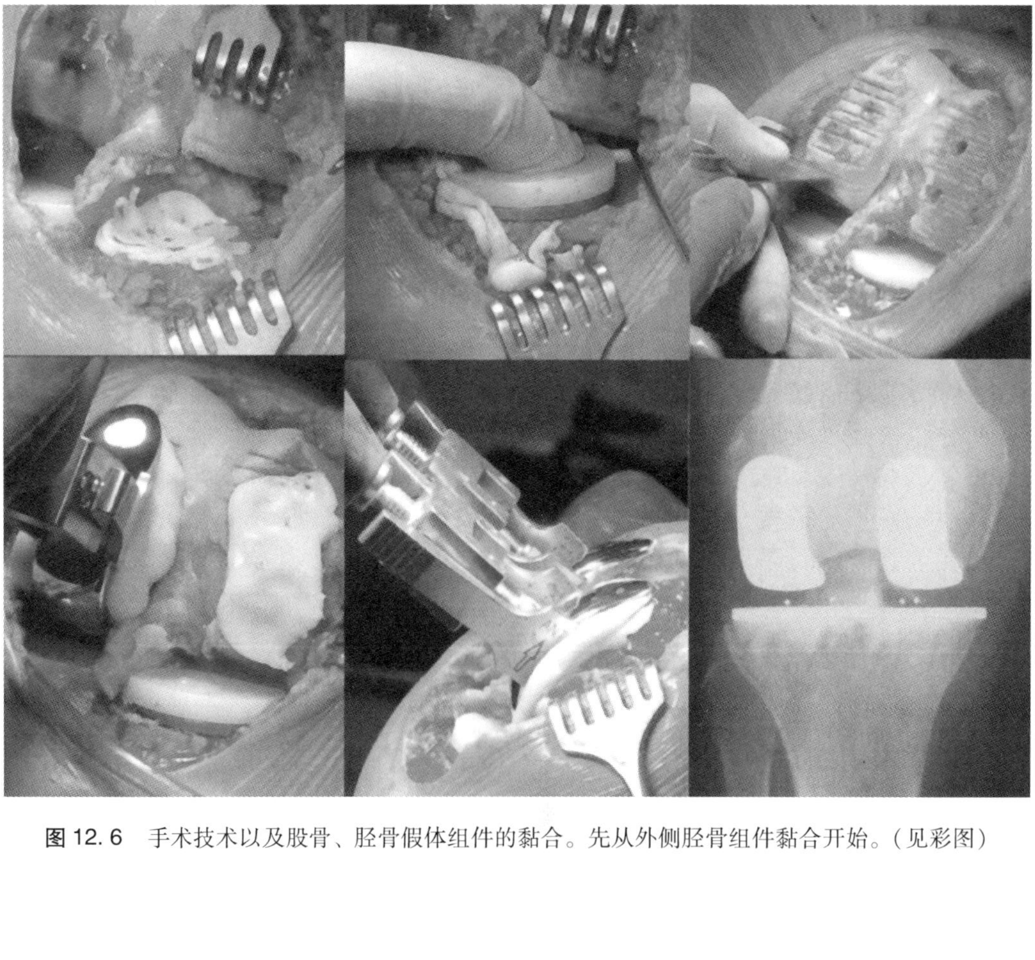

图 12.6 手术技术以及股骨、胫骨假体组件的黏合。先从外侧胫骨组件黏合开始。(见彩图)

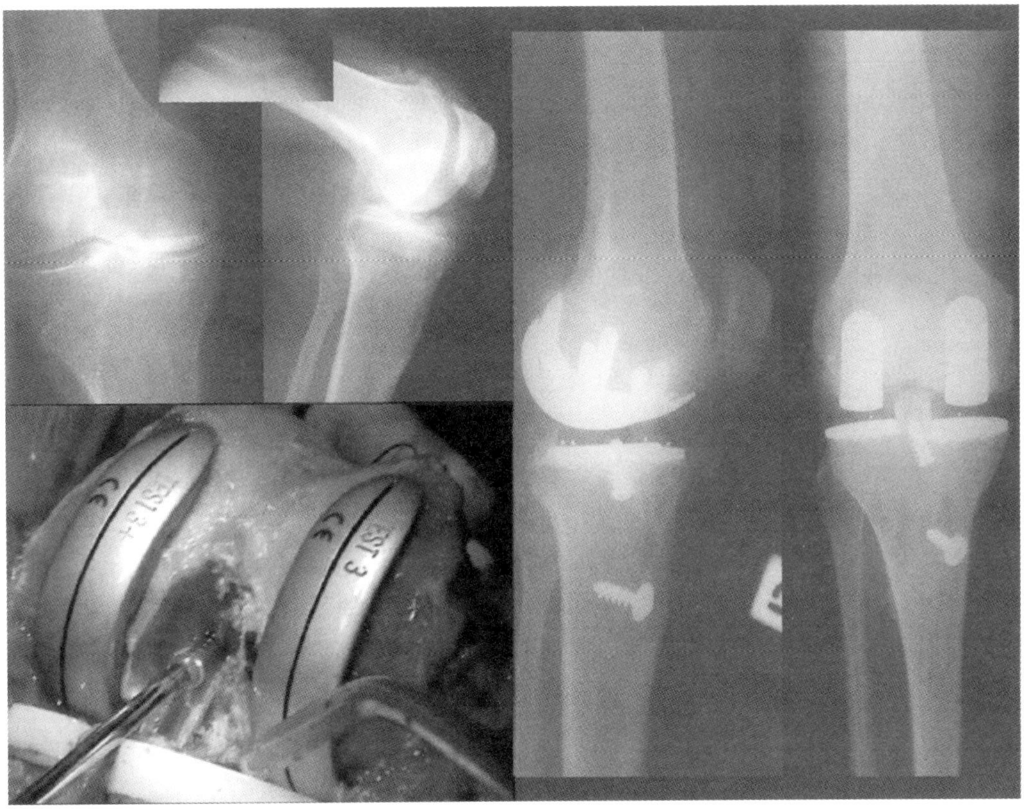

图 12.7　男 53 岁，双侧半月板切除并且前交叉韧带断裂。1986 年行 BTB 重建术。（见彩图）

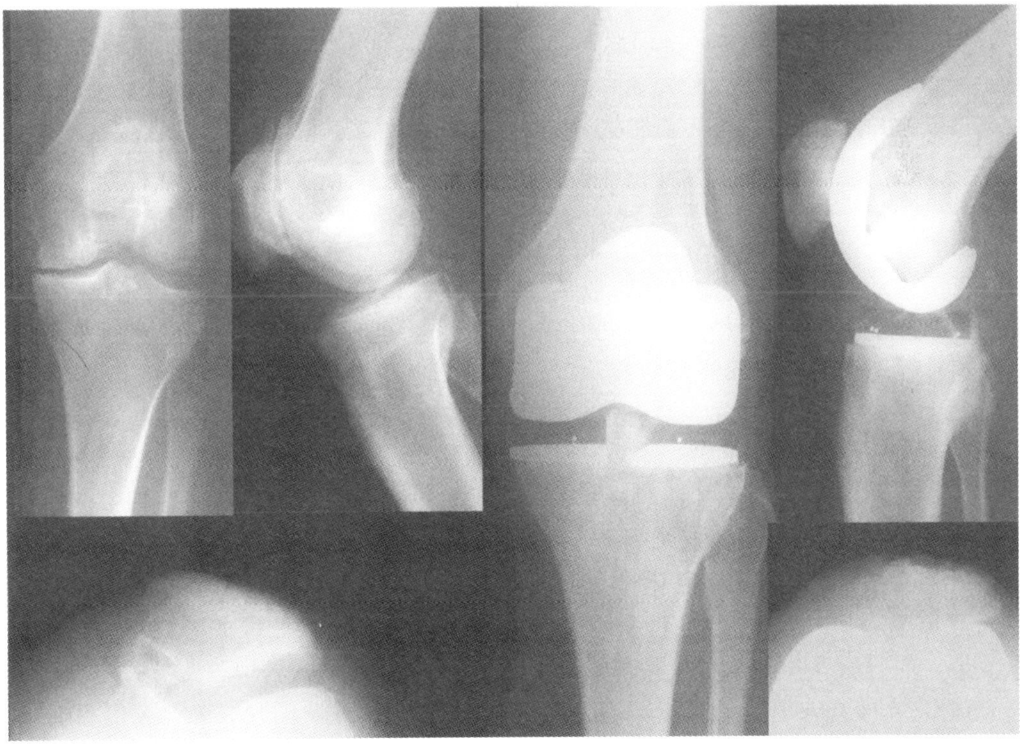

图 12.8　当合并髌股关节退行性变时，双侧 UKR 使用整体股骨假体组件（NexGen CR，Zimmer）。

并发症

双髁假体植入失败的原因可能是术中并发症或随后发生的术后并发症。术中并发症包括假体的位置不正确、胫骨髁间嵴骨折、韧带平衡不协调以及黏合错误。如果术中出现胫骨髁间嵴骨折，可以在黏合固定前通过一或两枚皮质骨螺钉固定[9-13]（图 12.9）。

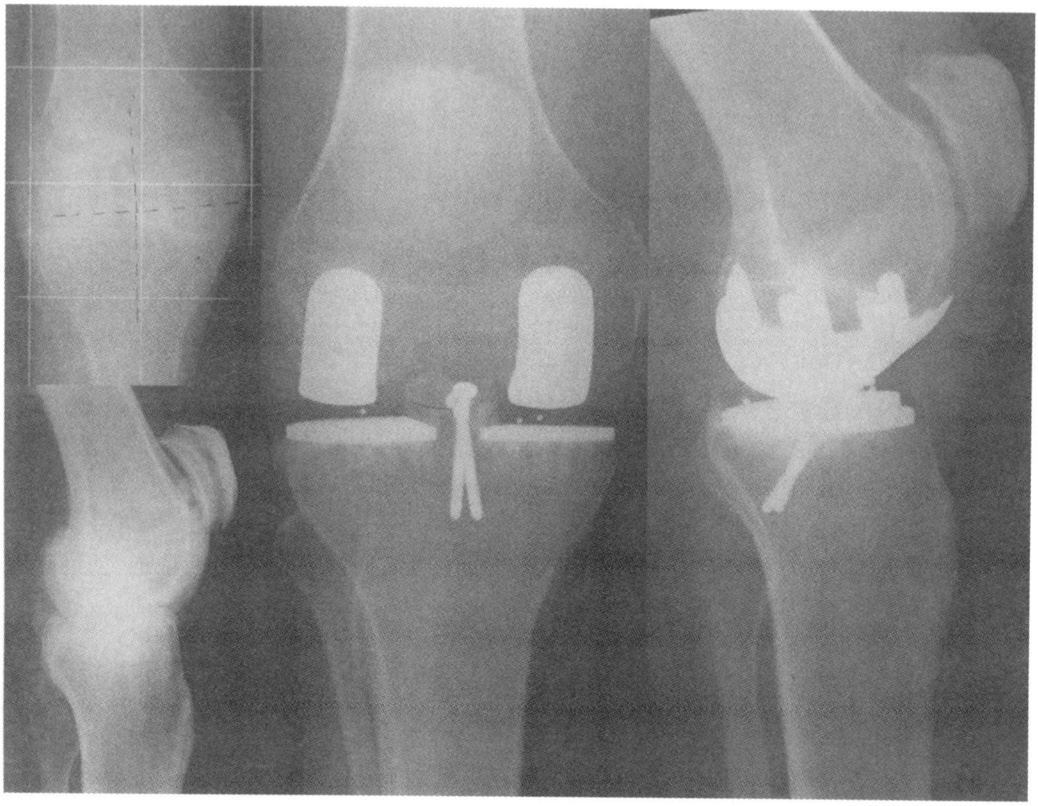

图 12.9 术中用两枚皮质骨螺钉固定胫骨髁间嵴骨折。

胫骨髁间嵴骨折固定后长期随访并未发现髁间棘再次松动。术后并发症包括髌股关节退变或继发韧带退变，假体松动，或 PE 磨损。感染性假体松动的发病率与其他假体置换手术相同。

双侧间室关节炎

膝关节炎往往只累及两侧胫股关节间室的一侧伴有症状的髌股关节退化。在我们的膝关节炎患者中，仅有 15% 患有双侧间室关节炎，而只有 5% 为单纯的双侧胫股关节炎。治疗双间室关节炎包括用内或外侧 UKR 治疗、纠正轴向畸形以及使用髌股关节假体[14]。这种联合使用将扩大手术适应证，减少 UKR 和单纯 PF 假体的使用限制。这种手术适应于胫股关节炎伴有髌股关节症状的患者和单纯需髌股假体置换但伴有 3°机械轴偏移致早期单侧胫股关节炎的患者。

以我们的经验，存在两种双间室关节炎即胫股关节和髌股关节。前一种情况，最初的 PF 病理改变与肢体的轴向偏差即膝内翻或膝外翻及继发性胫股关节炎有关。而后一种情况，PF 的最初病理改变与膝内翻或膝外翻形导致一侧或两侧胫股关节炎引起继发的 PF 退变有关。单独使用 PF 假体在参考文献中很少提及，甚至联合使用一侧 UKR 也很罕见。双间隔假体植入（即 UKR 加 PF）的优点是保留了交叉韧带和旋转轴，减少了骨切除，维持髌骨高度和运动，恢复正常关节运动功能以及保持原关节形态。选择标准与伴有 PF 退变的 UKR 手术相同（图 12.10）。

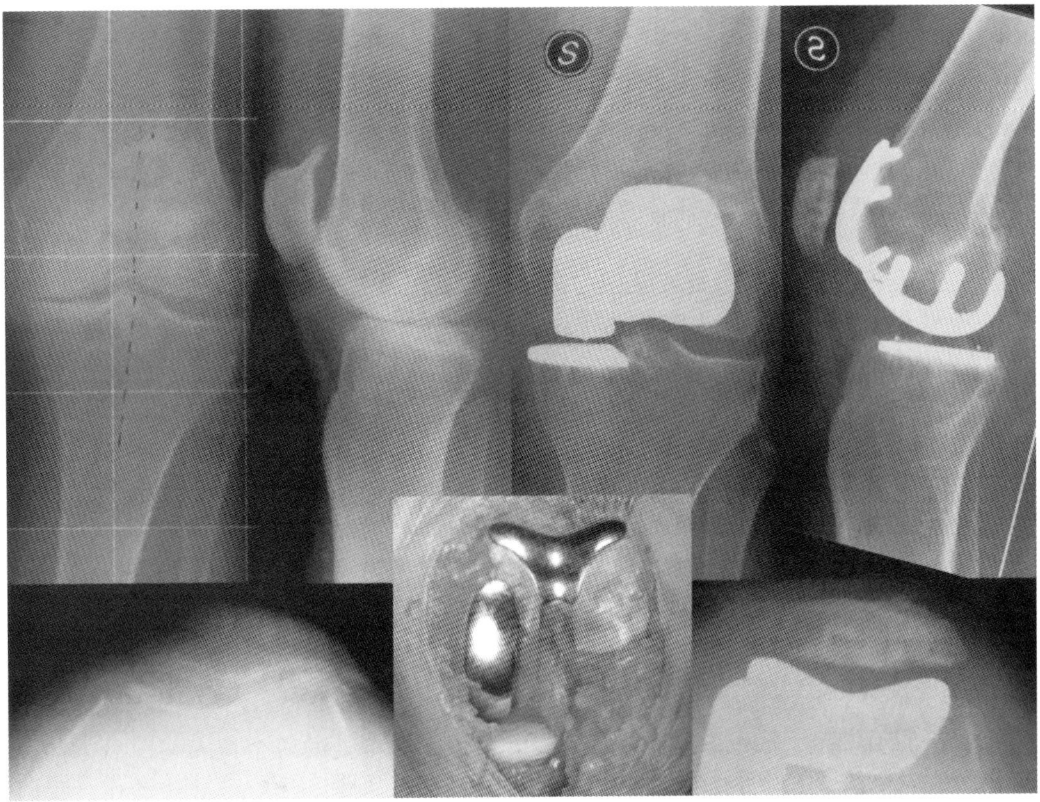

图 12.10　双侧间室关节炎（内侧胫股关节和髌股关节），解决方案为联合 PF + UKR 假体置换。（见彩图）

手术路径与 UKR 手术相同，内翻畸形从内侧入路而外翻畸形从外侧入路，但切口要较之长 2 ~ 3cm[4,8,10,12]。通常该手术以 TKR 步骤开始，采用胫骨优先原则，伸直位股骨远端切除。一旦系统稳定性经过测试后，准备植入 PF 假体，先是股骨滑车其后髌骨。两假体组件之间保持大于 3mm 的间距是很重要的。我们手术目标是保持股骨表面旋转轴和股骨滑车的深度，避免髌骨过度受力。植入的假体组件必须保证 PF 对合良好而不能在组件过渡区域出现髌骨弹响和倾斜。

生物动力学

在单髁膝关节置换术中，保留前、后交叉韧带可提供更多正常的膝关节机械功能，通过我们 2001 年的研究，显示其确实有助于提高患者的关节功能[11]。如果全膝关节置换术保留前、后交叉韧带，也应该比牺牲交叉韧带的全膝关节置换术提供更多的关节功能。我们也比较了拥有良好功能的、保留交叉韧带的内侧单髁和双髁关节置换术，以确定两者之间是否存在膝关节运动功能的不同。

材料与方法

在患者的同意下，12 名患者（7 名行单侧内侧髁置换术和 5 名行双侧髁置换术）参加了经伦理审查机构批准的一项回顾性研究。（表 12.1）此项研究招募的患者均至少术后 8 个月随访经膝关节协会评分大于 195，这些患者均在置换术后恢复了高水准的运动状态，并且对于手术过程和结果十分满意，他们都乐意参与这个时长4小时的研究活动。所有患者均由同一名医生手术，并且使用一个水泥固定金属衬垫胫骨平台假体以及一个水泥固定钴铬合金股骨假体。该手术技术可以保留交叉韧带以及尽可能保留关节面和胫骨平台后倾。植入胫骨假体以相对于胫骨机械轴2°~3°外翻。股骨假体需要在做好骨表面准备后垂直于胫骨内植物放置。股骨的内侧以及外侧部分需要轻微的侧移以保持在膝关节屈曲和内外旋转时，股骨接触胫骨承重面的中心。我们使用侧位C臂透视，记录患者在步态模拟机上以1m/s的速度单步上下一个25cm高台阶时的膝关节活动，在蹬上25cm高的台阶时，应当最大限度屈曲膝关节。在台阶上的腿最大限度屈曲膝关节并且另一条腿单独负重直立。

表12.1 膝关节置换患者的特征

性别	年龄	体重	右膝	随访时间（月）	左膝	随访时间（月）	生活方式
男	42	75	健康		双侧单髁	26	运动
女	55	65	双侧单髁	18	健康		积极
女	60	80	双侧单髁[a]	8	单髁	9	长走
男	73	78	单髁	10	单髁	10	长走
男	73	75	双侧单髁	21	健康		运动
男	74	72	单髁	21	单髁	21	运动
女	79	74	单髁	15	单髁	22	长走
男	79	65	单髁[b]		双侧单髁	36	积极

a. 全膝关节股骨假体组件使用双侧单髁胫骨假体。

b. 功能良好的单髁膝关节假体，但在研究上没有CT数据支持该结论。

我们常规使用内置物金属部分的表面模型，采用影像形态测量比对方法，测量关节置换术动力学数据。因为单髁置换系统胫骨部分有一个薄的金属垫片，并在PE有两个小链珠，用其可以确定假体和骨几何形态吻合关系，并可以更敏感地测量到其大幅度运动的强健性。人工关节远近端的三维空间位置和轨迹使用形状比对基础模型工具包（model-based shape- matching techniques）来确定，运用以前报道过的方法[24]，手工比对或使用非线性最小平方法（modified Levenberg-Marquardt）自动比对（图12.11）。

我们对3211张透视片进行分析（每个膝关节平均268张）塑形匹配过程的结果在旋转方向有差不多0.5°~1.0°的标准差，在矢状面上有0.5~1.0mm的平移。（使用Cardan/Euler角来确定膝关节组成部分的运动学）。通过将关节的姿态转换为一个平行于胫骨部分横截面的参考系统，我们可以估算胫骨股骨相接处的每个植入物前后方向。对于上楼梯、屈膝以及前弓这些动作，我们明确了单腿负重直立姿势的运动学数据。而步态试验，则是明确了足跟着地时的运动学数据。

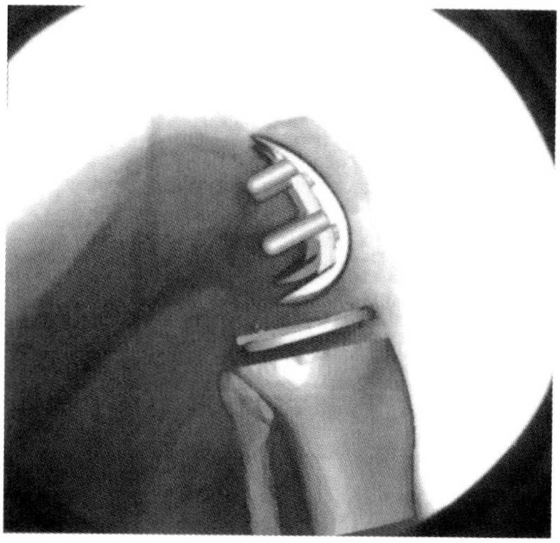

图12.11 三维测量股骨远端和胫骨/腓骨近端以便修正由X光透视影像制作的假体模型，这个模型将是最终的设计模型。(见彩图)

我们使用屈膝以及前弓姿势来做T检验对比组。依靠台阶试验以及步态试验的数据，我们收集了每个膝关节的平均运动曲度。我们会结合这些平均运动曲度来创立平均组。

结果

在单髁置换组中，屈膝下蹲和前冲时膝关节的最大屈曲角度要平均大10°（$P>0.22$），分别为135°和133°（表12.2）。在曲膝下蹲（$P=0.18$）和前弓（$P=0.06$）时单髁置换组的胫骨内旋角度更大。但这些差别在统计学上无显著差异。在屈膝和前冲时，两组膝关节的内髁后移位都平均小于或等于2mm。双髁置换组的股骨外髁后移位在前冲和屈膝时平均达到4mm。在上台阶时，两组膝关节会在屈曲时出现内旋（图12.12）。

表12.2　深蹲屈曲和前冲时膝关节的动力学（平均±1°标准差）

参数	深蹲		前冲	
	单髁	双侧单髁	单髁	双侧单髁
屈曲（°）	135±14（114~150）	123±14（108~136）	133±15（111~150）	124±12（107~135）
轴向旋转（°）	9.0±6（3~19）	3±7（-3~13）	12.0±7（-1~19）	4±6（-2~12）
内侧回转（mm）	2±5（-5~11）	0±5（-6~5）	2±4（-2~11）	1±5（-6~6）
外侧回转（mm）		4±9（-4~16）		3±9（-6~16）

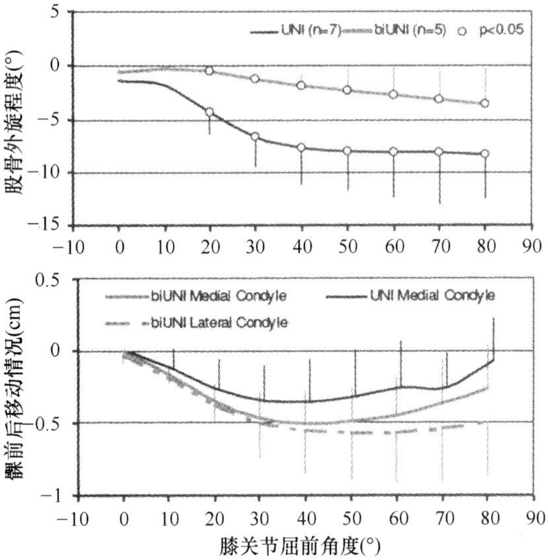

图12.12　（上图）上楼梯时，单髁与双髁UKR间胫骨旋转形式（平均±1标准差）的差别（$P<0.001$）。（下图）内髁在前后轴位上的移动存在差异（$P=0.035$），但在特定的旋转范围内无明显的统计学差异。双侧UKR的内、外髁在屈曲0°~40°时前后轴位的移动相同。白圈指出了两组数据在配对比较中存在显著差异的地方。（From[11]，with kind permission of Springer Science + Business Media）Uni：单髁假体，Bi-Uni：双单髁假体；Bi-Uni Medial Condyle：双单髁置换内髁；Bi-Uni Lateral Condyle：双单髁置换外髁；Uni Medial Condyle：单髁置换内髁。

单侧髁置换术组会在屈曲（20°~80°）膝关节时出现更大的胫骨旋转（$P<0.01$）。在上台阶膝关节屈曲0°~30°的过程中，在单侧髁置换组中，膝关节股骨内侧髁会向后移3.5±2.5 mm，在双侧髁置换组中，会后移4.7±1.9 mm。双侧髁置换组中，屈曲膝关节0°~30°时，股骨外侧髁会后移5.0±2.3 mm。在足跟着地到中立位置的过程中，双侧髁置换组比单侧髁置换组表现出更大程度的膝关节屈曲。（$P<0.01$）但是在摇摆姿态时，两组的屈曲度是类似的。这可能是由于在中立姿势时，股骨内侧髁有更大程度的后移。双侧髁置换组中，股骨外侧髁的前后移位程度比起内侧髁更小（图12.13）。

讨论

现在的膝关节置换术可以提供10年良好预后而与内植物的型号或特殊的心理学因素无关。在本文中，该项技术将焦点转移到了患者的功能活动和行动不便。比起全膝关节置换术，我们认为单侧髁置换术提供了更

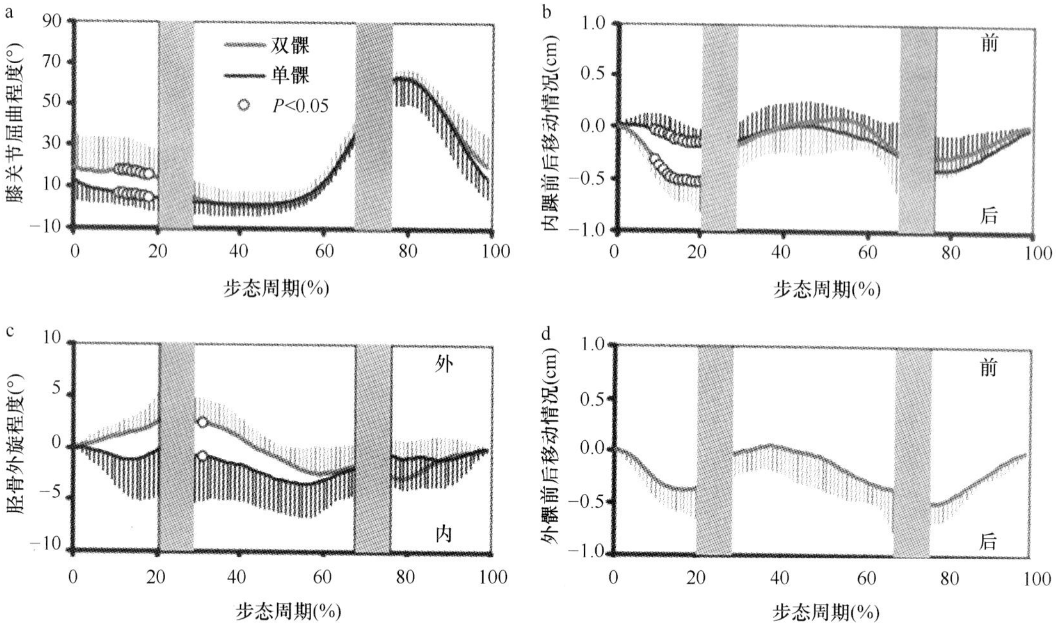

图 12.13 单髁与双髁 UKR 间（平均 ±1 标准差）在走步时运动力学的差异。双侧 UKR 在步态早期出现更大的屈曲，但在后期和摇摆期两者屈曲度相似（a）。双侧 UKR 在走步时存在更大角度的胫骨外旋（b）。双侧 UKR 在步态早期存在更大程度的内髁后移位（c）。两者外髁的前后轴位运动相似（d）。每幅图中的两个灰色区域显示了透视数据的缺口，这时对侧膝关节遮挡了图像。白圈指出了两组数据在配对比较中存在的显著差异的地方。（From[11]，with kind permission of Springer Science + Business Media）

正常的功能性活动，由于保留了交叉韧带的功能。因此，我们会探究是否双侧髁置换术也可以提供类似的膝关节运动功能。本组研究尝试去回答此问题。比起之前报道西方患者的全膝关节置换术，我们选择的单侧髁置换组和双侧髁置换组的患者，均表现出类似的甚至更优良的功能。此研究证明了该项技术可以保留膝关节良好的屈曲功能。但是，平均最大屈曲度会更小。两组中，膝关节在深度屈曲时的变化在统计学中是没有意义的。我们观察到在上台阶时，两组膝关节内侧髁均向后移位，单侧髁置换组为 3.5 mm，双侧髁置换组为 5 mm。该项研究结果与之前报道的保留交叉韧带的全膝关节置换术中的结果是一致的。但是，比起健康的膝关节，移位程度会更大。令人惊讶的是，在膝关节屈曲 0°～40°时，比起正常的膝关节运动，两组的股骨内侧髁和外侧髁表现出相同程度的后移位。

在步态模拟分析中，单侧髁置换组膝关节内侧髁表现出少于 2mm 的前后移位。在足跟着地时，双侧髁置换组膝关节内侧髁向后移位超过 5mm，显示出该组膝关节有更大程度的不稳。两个因素导致了股骨内侧髁的滑移。第一，这些膝关节在运动中出现更大的屈曲程度，在这一姿态下会加重膝关节的不稳定性。

第二，双侧髁置换组在术前就有膝关节双侧髁的疾患，在置换术后则不能维持膝关节的稳定。因此，在步态模拟中的膝关节活动的情况接近全膝关节置换术后的情况。如同在其他的相关研究中报道的那样，保留交叉韧带的膝关节置换术可以保持膝关节的基本正常的活动，包括膝关节屈曲时股骨髁的后移和胫骨内旋。双侧髁置换和单侧髁置换组都证实了这一研究。当膝关节置换术后，膝关节动态时的不稳会加重，在踏步时更加明显。我们得出结论，单侧髁置换和双侧髁置换后的膝关节运动学特征相同，但是术前疾患不一样，正常的股骨外侧髁后移程度不一样。

结果

我们在 1990 年开始研究至今。单侧髁和双侧髁置换术的例数每年都有所变化。从 1990 ~ 2006 年，单侧髁和双侧髁置换术占整体膝关节置换术比例为 2.3%。而从 2002 ~ 2006 年占到 4.8%。然而，手术指征仅仅考虑年龄低于 55 岁的稍年轻的患者，从 1990 ~ 2006 年该手术例数占总置换术比例的 14.6%。这一数据也表明该手术主要在年轻人群中开展。UKR + PF 假体在 2003 ~ 2005 年占了总膝关节置换术的 8%。这一看似新颖的手术技术实际上已经有着 15 年的经验，只不过该技术的手术指征被局限于膝关节骨性关节炎和由于关节软骨退变造成的慢性膝关节前部疼痛单侧部分膝关节置换术。在 2006 年，我们改进了三种内植物和前交叉韧带相关的部分。双侧 UKR 可以保留前交叉韧带同时置换胫骨和股骨部分，双侧髁置换术通常使用 Zimmer 公司假体。1990 ~ 2005 年，我们行 148 例双侧 UKR 置换术和 103 例两个独立胫骨部分的置换术并且保留前交叉韧带。（图 12.14）我们连续研究了 129 例 Bi-UKR 置换并且做了 1 ~ 15 年随访。研究表明膝关节平均活动度在 126°。在研究中，我们有 3 例失败病例，另一例是由于先天性韧带不稳定，一例是由于膝关节退变严重，还有一例是慢性膝关节前部疼痛。

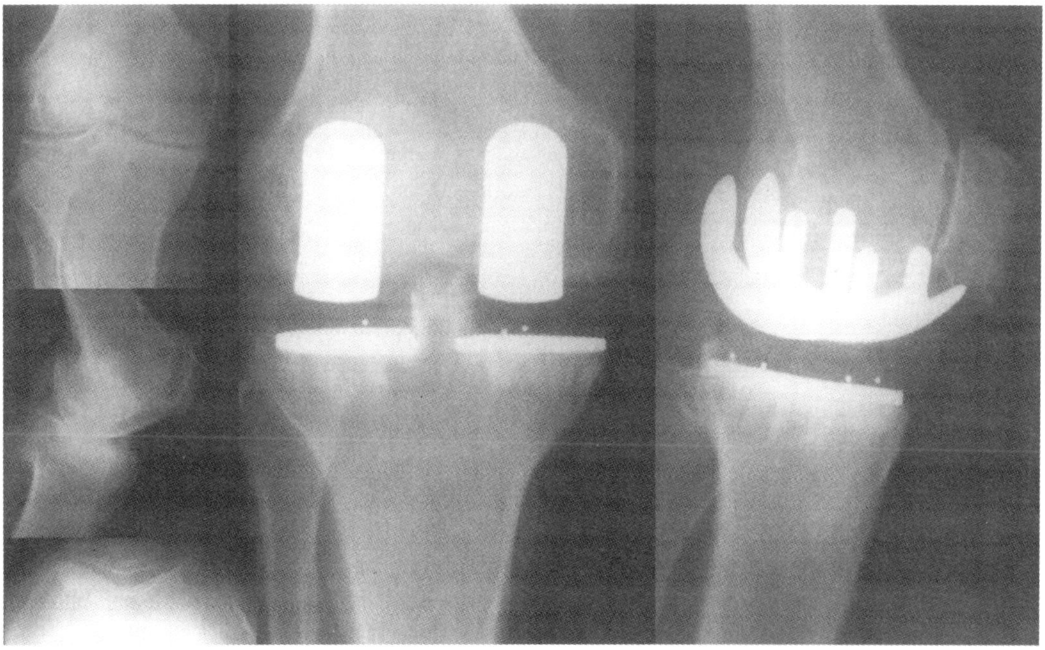

图 12.14　双侧 UKR 置换术后 12 年 X 线片表现。

我们也连续研究了 91 例手术的假体（包括胫骨双部分置换和股骨部分置换，时期为 1990 ~ 2004 年间）并且有 2 ~ 11 年随访。在这些例子中，平均活动度为 116°并且有一例因为韧带不稳定而手术失败。在 UKR + PF 置换术的 88 例中，仅仅有一例由于假体设计问题导致的髌骨倾斜，我们最后采取全膝关节置换术翻修（图 12.15）。

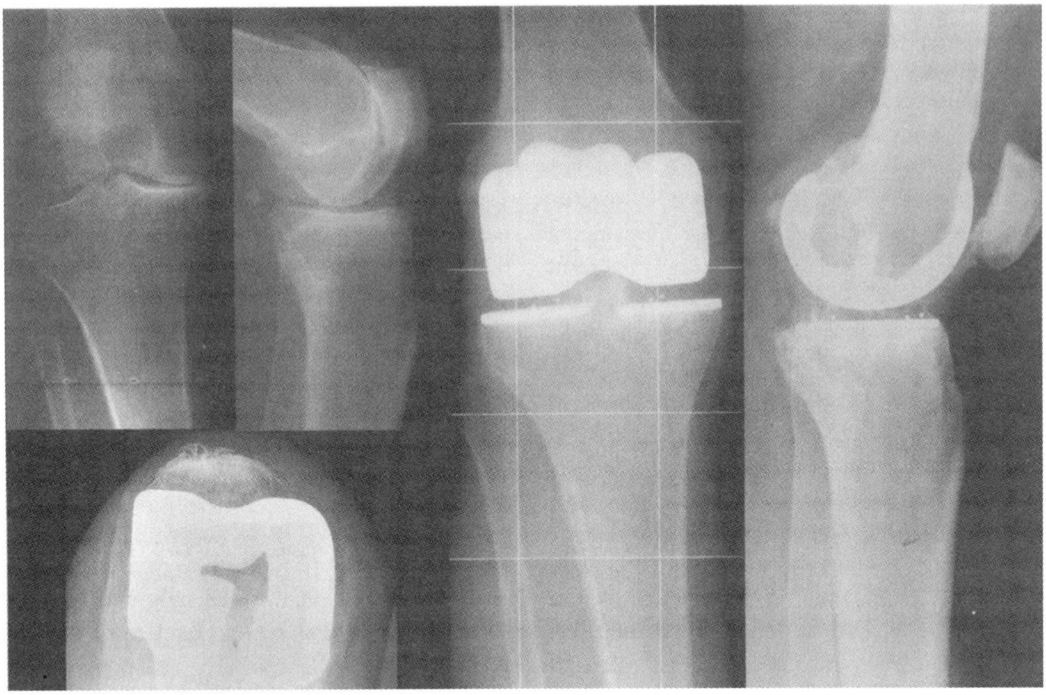

图 12.15 双侧 UKR 及全股骨术后 11 年随访的 X 线片表现。

结论

保留交叉韧带的膝关节两间室假体置换术虽然并不普及，但其可提供类似于正常膝关节的高水平生理功能和必需的关节运动力学特性，而其生存率与 TKA 也相似。双侧 UKR 的平均活动度为 126°，其高于全膝关节置换（TKR）的平均活动度。虽然双侧 UKR 从来没有对髌骨行表面置换，但也没有出现髌股关节（PF）的长期并发症。UKR + PF 代表了技术的发展方向，有着广阔的发展前景。

（郭 林 译　叶伟胜 李世民 校）

参考文献

1. Pipino F (2006) Tissue sparing surgery (T.S.S.) in hip and knee arthroplasty. J Orthop Traumatol 7:33–35
2. Gunston FH (1971) Polycentric knee arthroplasty. Prosthetic simulation of normal knee movement. J Bone Joint Surg Br 53(2):272–277
3. Marmor L (1973) The modular knee. Clin Orthop Relat Res 94:242–248
4. Romagnoli S, Verde F, Eberle RW (2006) 10-year minimum follow-up of medial unicompartmental knee arthroplasty with the allegretto prosthesis. Presented at AAOS, Chicago 2006, San Francisco 2007; exhibit SE41, Poster P203
5. Romagnoli S (1996) The unicompartmental knee prosthesis and the rotatory gonarthrosis kinematic. In: *Current Concept in Primary and Revision, Total Knee Arthroplasty*, edited by John N. Insall, W. Norman Scott, Giles R. Scuderi, Lippincott-Raven Publishers, Philadelphia
6. Cartier P, Sanouiller JL, Grelsamer RP (1996) Unicompartmental knee arthroplasty surgery. 10 years minimum follow-up period. J Arthroplasty 11(7):782–788
7. Romagnoli S, Grappiolo G, Ursino N, Broch C (2000) Dexa evaluation of bone remodelling in the proximal tibial after unicompartmental prosthesis. Traumalinc 2:2 Pabst Science Publishers
8. Romagnoli S, Grappiolo G, Camera A (1998) Indicazioni e limiti delle protesi monocompartimentali, Il Ginocchio, Anno XIV, vol. 18
9. Romagnoli S, Camera A, Bertolotti M, Arnaldi E (2000) La protesi Bimonocompartimentale con rispetto ricostruzione del LCA, Il Ginocchio, Anno XIV, vol. 19, anno
10. Romagnoli S, Camera A, Bertolotti M (2000 Deformità rotatoria e protesi monocompartimentale Il Ginocchio, Anno XVI, vol. 19

11. Romagnoli S, Banks SA, Fregly BJ, Boniforti F, Reinschmidt C (2005) Comparing in vivo kinematics of unicondylar and bi-unicondylar knee replacement. Knee Surg Sports Traumatol Arthrosc 13(7):551–6
12. Romagnoli S (2004) Allegretto: Protesi Monocompartimentale di ginocchio. Pronews, Anno 2 – numero 1, Marzo
13. "Die unicondylare Schlittenprothese – (Unicompartmental Knee Arthroplasty). Klaus Buckup Herausgeber, Steinkopff Darmstadt 2005
14. "Bi-Unikondylare Schlittenprothese" S. Romagnoli, F.Verde
15. Romagnoli S., Verde F., Damario F., Castelnuovo N (2006) La protesi femoro-rotulea. Archivio di Ortopedia e Traumatologia 117(1)-
16. Chassin EP, Mikosz RP, Andriacchi TP, Rosenberg AG (1996) Functional analysis of cemented medial unicompartmental knee arthroplasty. J Arthroplasty 11(5):553–559
17. Banks SA, Hodge WA (1996) Accurate measurement of three-dimensional knee replacement kinematics using single-plane fluoroscopy. IEEE Trans Biomed Eng 43(6):638–649
18. Tupling S, Pierrynowski M (1987) Use of Cardan angles to locate rigid bodies in three-dimensional space. Med Biol Eng Comput 25(5):527–532
19. Scott RD, Cobb AG, McQueary FG, Thornhill TS (1991) Unicompartmental knee arthroplasty. Eight- to 12-year follow-up evaluation with survivorship analysis. Clin Orthop Relat Res (271):96–100
20. Cloutier JM, Sabouret P, Deghrar A (1999) Total knee arthroplasty with retention of both cruciate ligaments. A nine to eleven-year follow-up study. J Bone Joint Surg 81-A(5):697–702
21. Stiehl JB, Komistek RD, Cloutier JM, Dennis DA (2000) The cruciate ligaments in total knee arthroplasty: a kinematic analysis of 2 total knee arthroplasties. J Arthroplasty 15(5):545–550
22. Iwaki H, Pinskerova V, Freeman MAR (2000) Tibiofemoral movement 1: the shapes and relative movements of the femur and tibia in the unloaded cadaver knee. J Bone Joint Surg 82-B:1189–1195
23. Hill PF, Vedi V, Williams A, Iwaki H, Pinskerova V, Freeman MAR (2000) Tibiofemoral movement 2: the loaded and unloaded living knee studied by MRI. J Bone Joint Surg 82-B:1196–1198
24. Komistek RD, Allain J, Anderson DT, Dennis DA, Goutallier D (2002) In vivo kinematics for subjects with and without an anterior cruciate ligament. Clin Orthop Relat Res (404):315–325
25. Insall JN, Dorr LD, Scott RD, Scott WN (1989) Rationale of the Knee Society clinical rating system. Clin Orthop Relat Res (248):13–14

第 13 章 微创髌股关节成形术

Jess H. Lonner

单纯髌股关节炎发病率高，一项骨性关节炎的研究表明，55 岁以上有症状的男性患者和女性患者，该病的发病率分别高达 11% 和 24%[1]。有症状的髌股关节软骨软化的发病率更高，尤其在 30 ~ 50 岁之间的女性，这也是制定骨科评分系统的原因。性别上的差异毫无疑问与女性常出现的轻微髌骨力线不良以及髌股关节发育不良有关。髌股软骨也存在直接创伤性损伤的危险，这是由于其部位易于受损。

髌股关节成形术是治疗单纯髌股关节炎的好方法，尤其在髌股软骨软化达 IV 度时。由于传统手术方法长期以来公认的缺陷，在面临不断出现的新治疗方法时已不再被应用。髌股关节成形术可缓解膝关节疼痛，其效果优于其他的髌股关节治疗策略（比如髌骨切除术和胫骨结节重置术）。此外，大家对髌股关节成形术的热情不断高涨，经改良的新手术设计也随之出现，手术指征也被重新定义，同时手术技术和手术器械也进行了改进。在髌股关节成形术后，也不须行全膝关节翻修术。对于患有单纯髌股关节炎的年轻及中年患者这是更为理想的治疗方法[2]。

选择一个设计合理的内植物对于手术效果十分重要，但是手术技术和精确的内植物组件安装以及平衡软组织也很重要。对微创全膝关节置换术与单髁关节置换术的成功运用也为髌股关节成形术微创化提供了借鉴。然而，由于其对于大多数手术者而言都是一种新技术，因此重要的是如何熟悉这种新技术的运用。可以先通过熟悉自身技术与之细微差别之后，逐步减少皮肤切口长度以及关节切口。直到不久前，手术设计和内植物系统要么仍需要完全手工技术，要么由于手术器械的过于巨大笨重而不得不采取较大的皮切口和关节切开（图 13.1）。但现在由于手术器械的改进，使得微创技术在髌股关节成形术的应用成为可能。

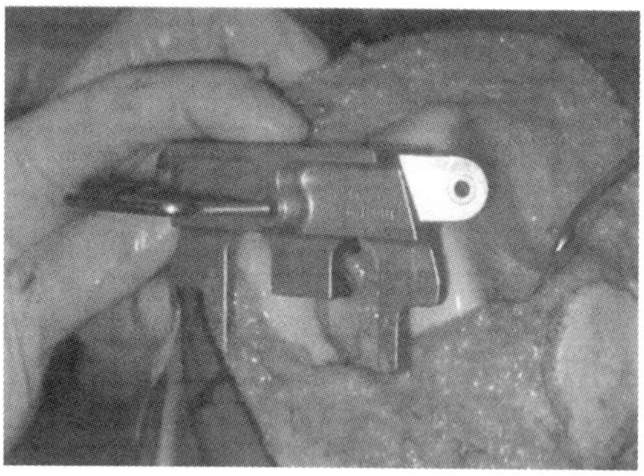

图 13.1 术中照片显示不实施微创手术而行大块骨切除。

该章节将讨论髌股关节成形术对于治疗单纯髌股关节炎的作用，并且描述一种不借用工具的微创治疗方法并且回顾该手术的治疗结果（单纯手术入路）。

适应证与禁忌证

髌股关节成形术用于治疗局部髌股关节骨性关节炎，创伤后关节炎以及四 IV 双面软骨软化（包括髌骨关节面和股骨滑车关节面）和单面软骨软化（髌骨关节面或者股骨滑车关节面）。曾有关节镜手术史的患者通常不会失去髌股关节成形术的机会。比起股骨髁负重关节面，自体骨软骨移植、自体软骨细胞移植在髌股关节治疗效果更差，此种情况更应当选择髌股关节成形术。当然即使上述治疗不成功也很容易再选择髌股关节成形术治疗。

髌股关节成形术适用于治疗发育不良性髌股关节炎，髌股关节成形术不适用于治疗严重的髌股运动失常和髌股对位不良，除非手术前可以矫正。轻度髌骨倾斜或者股骨滑车发育不良并非手术禁忌证，在这些的病例中，关节成形术过程中需要松解外侧支持带[3-5]。在成形术之前或者术中，应当通过胫骨结节重新定位以便矫正过大的 Q 角。该手术不适于炎症性关节炎、累及半月板或胫股关节软骨面的软骨钙质沉着病以及全身弥漫疼痛的患者[3-5]。胫股关节炎和弥漫的 III ~ IV 级关节软骨软化是髌股关节成形术的禁忌证。尽管最近的科学研究提出了对于股骨髁负重面局部软骨软化 IV 级伴髌股关节软骨软化时可采用髌股关节成形术加生物性单髁关节置换术治疗[6]。

对于 55 岁以下单纯前侧间室关节炎的患者，髌股关节成形术是最有效的方法[3-5]。而老年患者则更应当选择全膝关节置换术。

临床评估

病史和体格检查

当决定是否采用髌股关节成形术时，应详细询问患者病史并行全面彻底的体格检查。事实上应该明确膝关节前间室的疼痛来自于髌股关节软骨表面放射而不是来自周围软组织（比如髌骨或者股四头肌肌腱或者滑液囊）或者腰椎以及髋关节引起的疼痛。

病史询问应包括膝关节是否受过创伤以及创伤机制、髌骨脱位以及其他的髌股关节问题。非创伤性复发髌骨脱位说明存在严重的髌股关节对位不良。典型的疼痛部位应位于髌骨后方或者髌骨内外侧，经常由于活动加剧疼痛，如上下楼、爬山、从椅子上起立或者屈膝、下蹲等动作。膝关节内外侧疼痛不是典型的髌股关节炎患者的症状，而膝关节前部疼痛才是典型症状。

体格检查发现压髌试验和髌骨研磨试验以及膝关节主动或被动屈曲时出现明显的髌后疼痛。而内外侧胫股关节压痛提示存在更弥漫的关节软骨软化（即使普通的 X 线片显示正常），这时应被视为髌股关节成形术的禁忌证。还需要评估髌骨运动轨迹和 Q 角，因为髌股运动失常和髌股对位不良会影响髌股关节成形术的疗效。

影像学研究

站立前后位以及半屈曲前后位 X 线片对于确定胫股关节炎必不可少。应避免拍摄仰卧位正位 X 线片，因其会低估胫股关节炎的存在或者严重程度。如果患者在活动和体格检查时没有疼痛感以及关节镜检查或关节切除术时发现关节软骨退变低于 III 级，那么轻度股骨髁退变或者小的边缘骨赘都不是该手术的禁忌证。侧位 X 线有时可以发现髌股关节骨赘，但是于年轻患者可能仅仅存在很轻微的关节间隙变窄和骨赘形成。侧位 X 线可以显示髌骨高位还是低位。轴位 X 线可以显示髌骨在股骨滑车窝内的位置以及关节炎的程度。但是轴位片也会低估髌股关节软骨损伤的程度。关节软骨下硬化和关节面变平为仅有的 X 线征象（图 13. 2a-c）。CT 和 MRI 对于评估髌股关节炎并不是必须的，尽管它们对于评估髌骨不稳是有用的。关节镜图像可以对膝前部间室关节炎提供有价值的信息并反映胫股关节软骨和半月板情况。

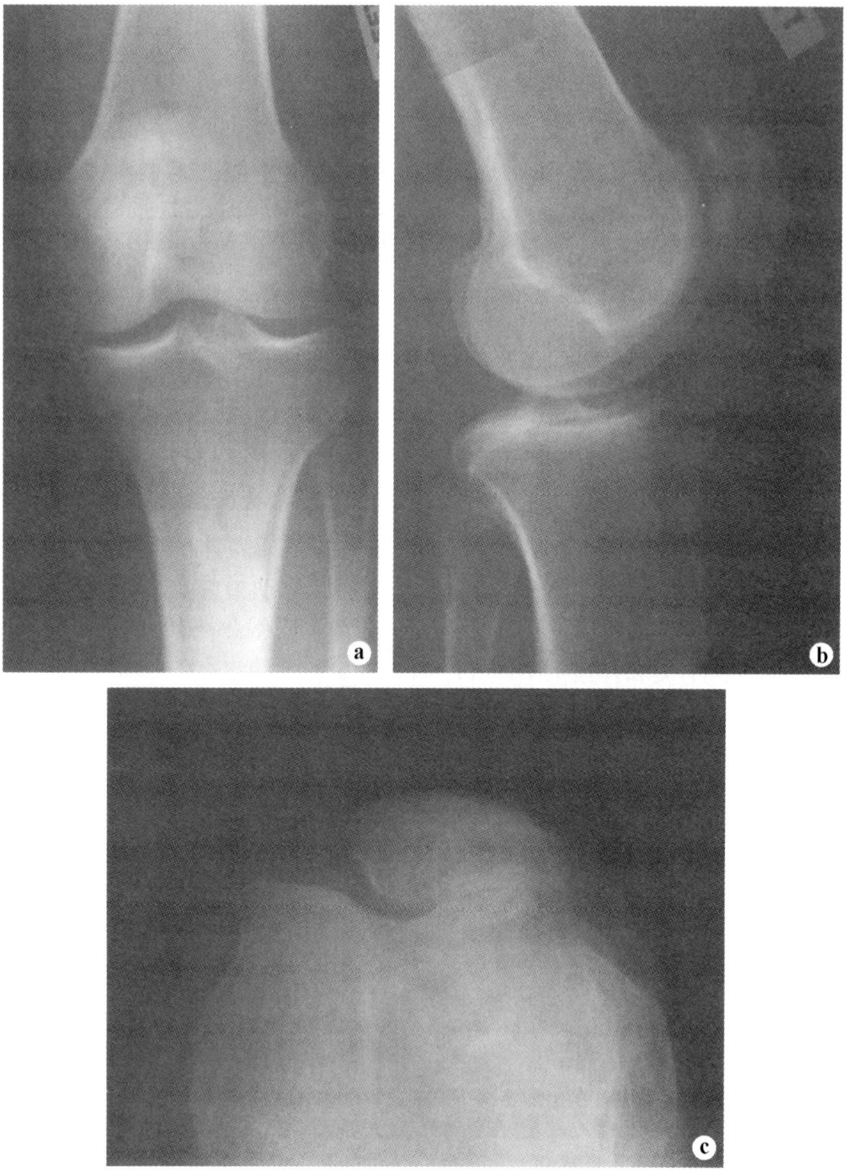

图 13.2　(a-c) 负重正位、侧位、轴位 X 线显示严重的髌股关节骨性关节炎而不伴有胫股关节骨性关节炎。

手术技术

像所有手术一样，此类手术首先通过开放式关节切开术逐步掌握手术技术、熟练手术器械并达到一定水平后再发展出微创手术技术。髌股关节成形术是不能翻修的，在调整力线和周围软组织处理过程中的错误会严重影响手术结果。可以确定的是，没有一个医生会以手术失败为代价来追求微创治疗。此外，髌股关节成形术的手术工具目前也未微创化。当截骨块比较大时，不可能通过微创的关节切开术实施手术（图 13.1）。而徒手技术更易于应用微创，但是存在不精确的风险。新的设计和手术器械可以应用于微创治疗（Zimmer, Warsaw, IN）。

考虑到股骨前表面和髌骨后面的暴露准

备，应十分小心地在股四头肌或肌腱上切开小而合适的切口，特别是对于没有这种手术操作经验者而言更应谨慎。随着术者技术水平的提高、器械操作的熟练以及新式手术器械的应用，可以使用新的微创经股内侧肌下方入路（图 13.3a，b）。髌股关节切开术的演变过程包括标准的内侧髌骨旁入路、标准的经股内侧肌入路和经股内侧肌下方入路，以及随后发展的微创关节囊切开。作者通常使用微创手术入路，包括微创髌骨旁和有限的股四头肌切口，微创经股内侧肌切口和微创经股内侧肌下方切口，可从以下几个条件进行选择，比如髌骨倾斜和半脱位（这类患者作者倾向应用微创经股内侧肌切口或微创经股内侧肌下方切口以适应髌骨的运动轨迹）；髌骨上股内侧肌水平植入（如从远端插入，作者倾向于微创髌旁股四头肌切口或微创经股内侧肌切口）；股四头肌的体积和体量。

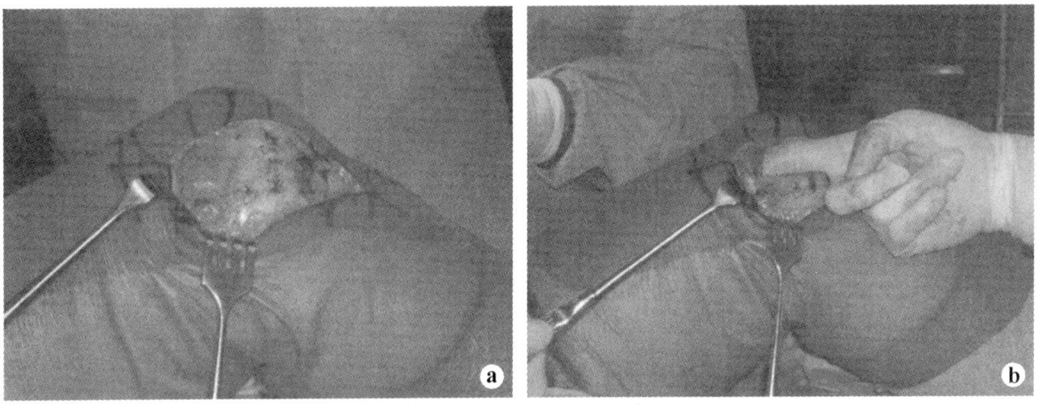

图 13.3 （a，b）确定微创经股内侧肌下方入路的股内侧肌下缘。

最保守的皮肤切口应从髌骨近端沿着内侧缘延伸达关节线（屈曲位），相当于胫骨结节内上方（图 13.4）。膝关节的微创入路切口，如果在皮缘受损或者不是必须要行小切口的情况下，切口应当适当延长。在关节切开时，必须要避免损伤关节软骨和半月板。

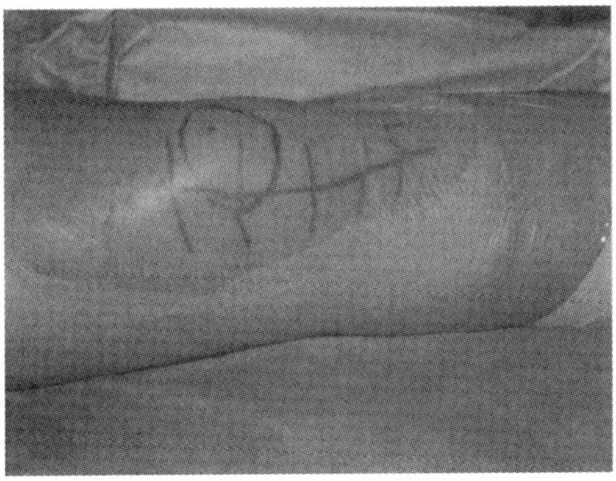

图 13.4 髌股关节置换术微创手术路径的典型皮肤切口。

在行关节成形术之前，仔细探查关节腔确认胫股关节的关节软骨没有严重退变。

对于微创髌股关节成形术，该手术过程大多数情况下在膝关节完全伸展（髌骨准备），或者在 0°～60°膝关节屈曲位（以便股骨滑车准备）下进行，屈曲角度取决于股骨滑车的前、后部准备状态。作者倾向于在准备股骨滑车关节之前切除髌骨关节面以便于膝关节前部准备并更好地暴露滑车关节面。随后使髌骨外侧半脱位并翻转 90°（图 13.5a-c）。髌骨关节面置换的目的是恢复原始的髌骨厚度并处理相关结构。暴露的髌骨外侧缘切除面不会被髌骨假体覆盖，应被打磨或者去除以减轻伸展位或半曲位时作用在滑车关节假体的潜在疼痛关节面（图 13.6）。重要的是避免在准备滑车关节时，外侧肌肉收缩挤压髌骨切除关节面。

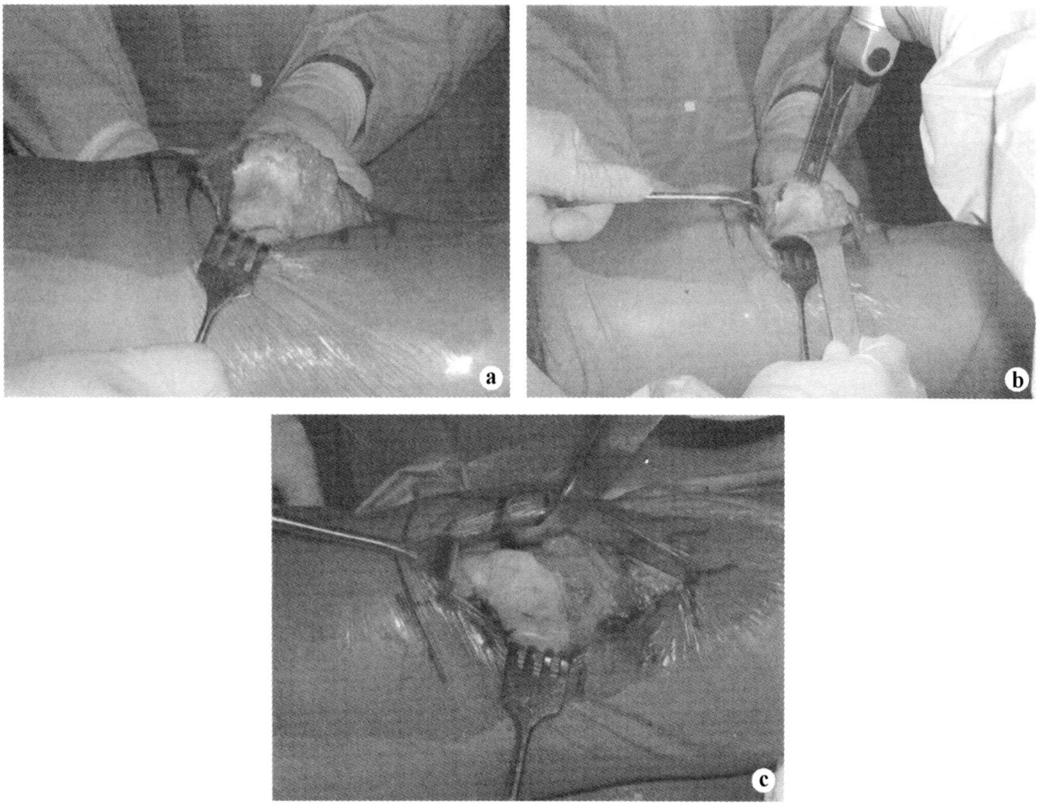

图 13.5 （a-c）膝关节完全伸直位时行髌骨手术准备，髌骨呈垂直位以便手术切除。髌骨手术后，由于髌骨体积变小加之髌骨半脱位易于股骨远端前缘的暴露。

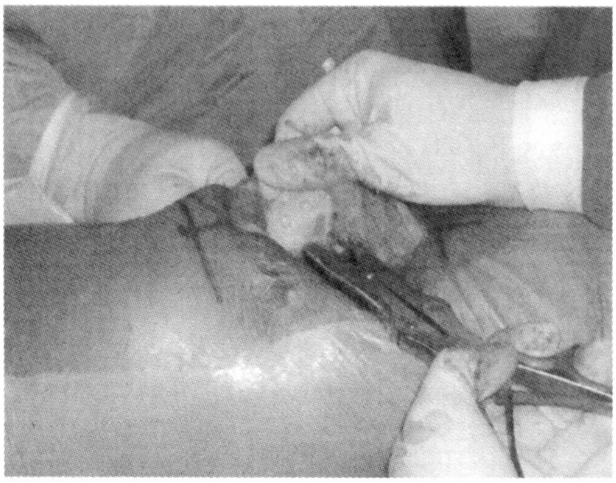

图 13.6 髌骨外侧缘应手术切除以免骨间撞击。

车假体应当永远平行于髁上轴旋转，为了保证髌骨运动轨迹[4,5]。然而当使用微创手术入路时，触及髁上部分十分困难，甚至不可能。使用一条垂直于前后轴的直线来精确确定向导假体的旋转，除非存在潜在的滑车发育不良（图 13.7）。从股骨皮质前表面切开避开滑车切迹（图 13.8 和图 13.9），滑车部分假体应当最大程度的覆盖滑车关节，而不能超过股骨内外侧缘，避免损伤胫股关节的承重面或者进入髁间窝。髁间窝边缘骨赘应

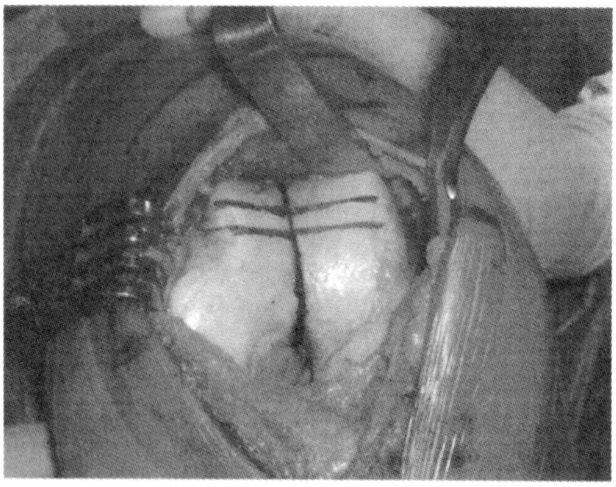

图 13.7 这是被标记的前后轴和垂直线。

该切除以避免其撞击髌骨假体和胫骨。股骨滑车假体边缘应该相较于邻近的股骨髁移行部位关节软骨短 1mm（图 13.10 和图 13.11）。

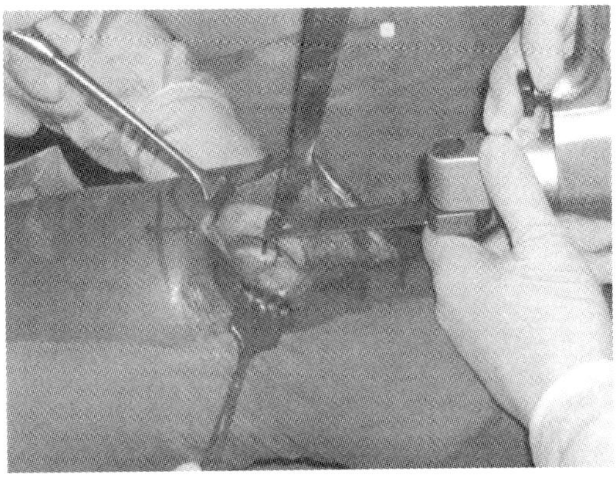

图 13.8　徒手切除股骨前部，应垂直于前后轴，在膝关节屈曲约 30°时切除。

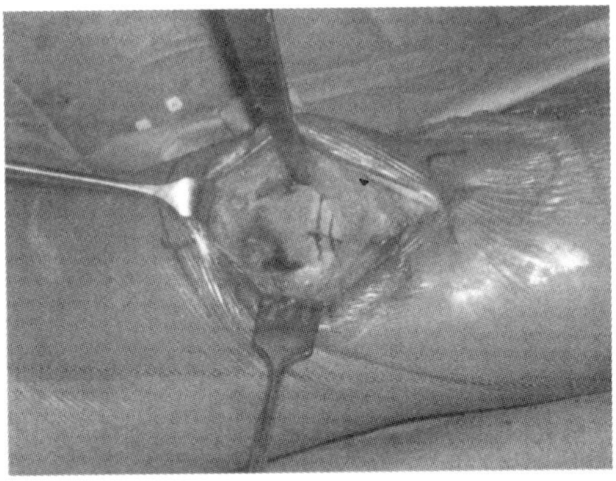

图 13.9　股骨滑车的切除应与股骨前面平齐。

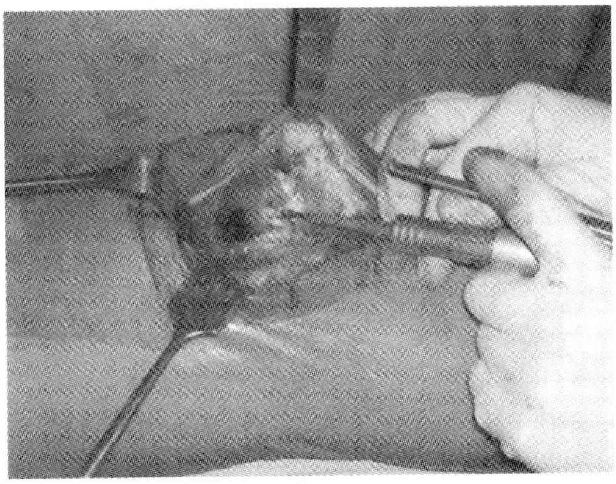

图 13.10　徒手准备安装股骨滑车假体组件。

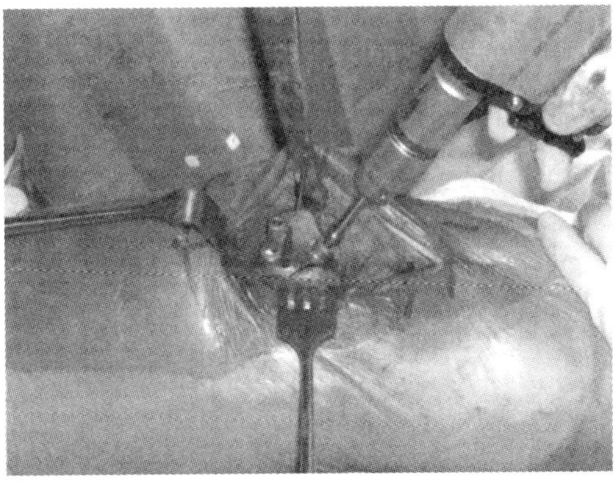

图 13.11　假体模板边缘应与股骨髁过度部平齐。

可以使用试模来评估髌骨植入物的尺寸位置，要特别注意髌骨的倾斜度、半脱位状态或与假体的匹配程度（图 13.12）。髌骨的倾斜和适当的半脱位可以通过松解膝关节外侧支持带来获取。除非患者存在严重的伸展机制障碍，此类患者需要行胫骨结节重置（如果 Q 角过大）。Q 角并不大，则可以先放置试模，如出现髌骨异常活动说明假体组件位置可能不正确。随后可以黏合假体，当其愈合后再去除溢出的骨水泥（图 13.13a-c）。

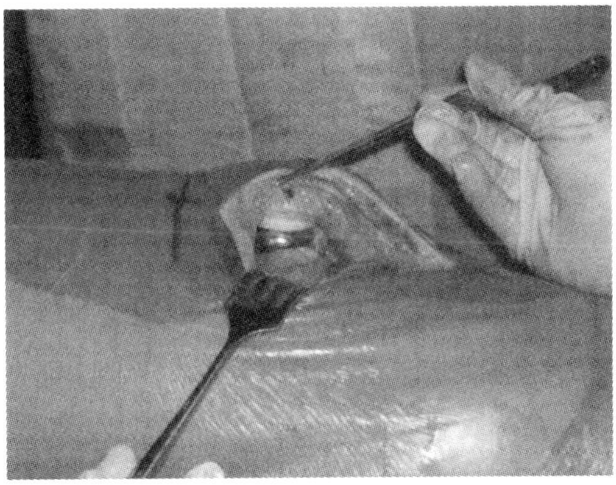

图 13.12　评估髌骨的运动。

术后处理

针对不同的麻醉镇痛要求采用相应的策略，在本书的其他章节将有论述。术后护理

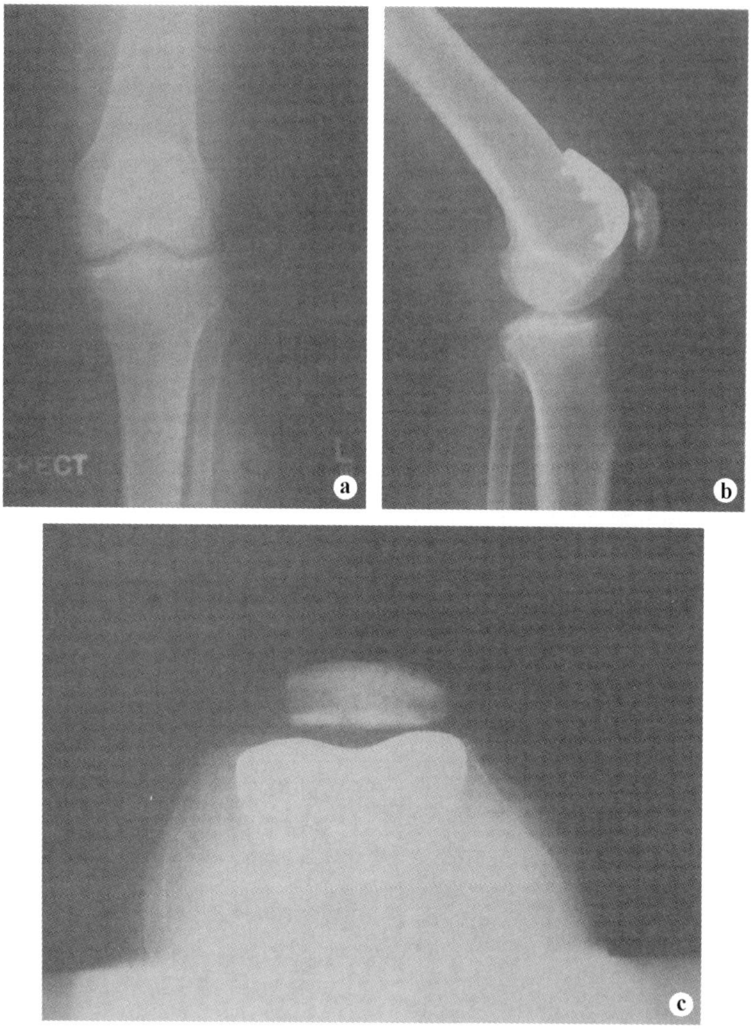

图 13. 13 （a-c）术后的 X 线片。

类似于全膝关节置换术。患者术后应立即行连续的被动活动练习，住院期间应持续锻炼（平均 2 ~ 3 天）；虽然这样可加快患者恢复屈曲功能，但更重要的是鼓励患者积极参加屈曲功能锻炼。可以立即开始相同幅度和范围的康复运动，并且允许患者负重运动，开始时需要拄拐活动，直到股四头肌恢复足够的力量。依据术前股四头肌萎缩程度的不同，股四头肌力量恢复的时间也因人而异。在某些极端的例子中，甚至需要 6 个月或者更长时间康复。预防血栓栓塞的措施应持续 4 ~ 6 周。需要在 24 小时围术期应用抗生素。有关预防性应用抗生素或其他干预措施应该遵循美国骨科医师学会的标准[7]。

临床结果

目前没有研究特别关注手术入路如何影响髌股关节成形术的结果。然而从微创全膝关节置换术（TKA）和单侧髁膝关节置换术（UKA）的经验来看，我们能预估到各种微创技术都有助于促进患者术后康复，并且相对于标准入路的髌股关节成形术而言，微创手术会减少术后早期疼痛。

大部分研究报告都显示了优良的结果，

约占病例的 85%，尽管也有部分例外（见表 13.1）。在一些研究报道的临床结果中，部分病例同时进行了髌股关节以及单侧胫股关节置换术或者截骨术，但是并没有将这些患者与单纯髌股关节成形术区分开，故其临床结果也混淆在一起[8-12]。

表 13.1　微创髌股关节成形术的临床疗效

病例组	植入物	PFA 数目	年龄(年)	诊断	随访时间	疗效好/优比例(%)
Blazina [13]	Richards Ⅰ/Ⅱ型	57	39 岁(19～81 岁)	NA	2 年（8-42 月）	NA
Arciero [8]	Richards Ⅱ型(14)；CFS-Wright(11)	25	62 岁（33～86 岁）	骨性关节炎(25)；对位不良或关节不稳(14)	5.3 年（3～9 年）	85
Cartier [9]	Richards Ⅰ/Ⅱ型	72	65 岁(23～89 岁)	发育不良/软骨软化Ⅳ级(29)；PTA(3)；软骨钙化(5)	4 年(2～12 年)	85
Argenson [10]	Autocentric	66	57 岁(19～82 岁)	发育不良或脱(22)；PTA(20)；OA(24)	5.5 年（2～10 年）	84
Krajca [20]	Richards Ⅰ/Ⅱ型	16	64 岁(42～84 岁)	原发 OA（10)；PTA(2)；复发性脱位(1)	5.8 年（2～18 年）	88
Tauro [15]	Lubinus	62	66 岁(50～87 岁)	PTA(2)；原发性 OA(74)	7.5 年（5～10 年）	45
DeWinter [14]	Richards Ⅱ型	26	59 岁(22～90 岁)	原发性 OA（17)；对位不良(8)；PTA(1)	11 年（1～20 年）	76
Ackroyd [16]	Avon	306	62 岁(34～92 岁)	原发性 OA（187)；发育不良(12)；半脱位/脱位(41)；PTA(5)；其他(4)	NA	NA
Smith [17]	Lubinus	45	72 岁(42～86 岁)	原发性 OA（44)；PTA(1)	4 年(6 月～7.5 年)	69
Kooijman [19]	Richards Ⅱ型	45	50 岁(20～77 岁)	OA(45)	17 年(15～21 年)	86
Lonner [5]	Lubinus	30	38 岁(34～51 岁)	原发性 OA（26)；PTA(4) 原发或继发性胫骨结节重置(10)	4 年（2～6 年）	84

续表

病例组	植入物	PFA 数目	年龄(年)	诊断	随访时间	疗效好/优比例(%)
Lonner [5]	Avon 滑车; Nex-gen 髌骨	25	44 岁(28~59 岁)	原发性 OA (25);原发或继发性胫骨结节重置(2)	6 月(1 月~1 年)	96
Merchant [18]	LCS	15	49 岁(30~81 岁)	半脱位/脱位(12);PTA(2);剥脱性骨软骨炎(1)	3.75 年(2.25~5.5 年)	93
Cartier [11]	Richards Ⅰ/Ⅱ型	59	60 岁(36~81 岁)	原发性 OA (7);发育不良/半脱位(41);软骨软化Ⅳ级(4);PTA(3);原发或继发性胫骨结节重置(13)	10 年(6~16 年)	72

PFA：髌股关节成形术；NA：无效；OA：骨性关节炎；PTA：创伤后关节炎；LCS：低接触应力。

髌股关节成形术的结果受假体部件的位置和对位关系、软组织平衡、股四头肌角和髌股关节对位、植入物设计、手术适应证以及胫股关节软骨软化程度等诸多因素影响。源于软组织失衡、假体位置不良或者伸展机制不稳而导致的髌骨不稳是该手术中短期预后不良的主要原因[5,9,13-16]。假体设计的改进已经大大地减少了关节成形术的并发症。在研究报道中，只有不到1%的髌股关节成形术因内植物松动或磨损而失败，虽然大部分病例平均随访不足7年。

有一项研究证实了股骨滑车形状如何影响髌股关节疾病的发病率[5]。30例髌股关节成形术对比另外一组25例病例，两组分别使用不同的内植物。各组患者有相似的人口统计学特征以及术前关节运动范围和膝关节评分。髌股关节成形术的满意程度高达84%，但是髌股关节发育不良，包括半脱位、绞索、疼痛在两组中分别为17%和不到4%[5]。

滑车关节部分假体几何学设计特点会影响髌股关节的运动力学和髌骨运动，其包括矢状面的曲率半径、前凸缘的近端伸展、内植物前表面的宽度和限制程度。滑车内植物解剖弧度要符合膝关节的正常解剖结构。滑车内植物的钝角曲率通常导致错位，即假体屈曲时自股骨前缘骨皮质向近端移位或延伸到股骨髁间窝区域。前者的问题常导致关节屈曲30°时髌骨的挤压、弹响和异常运动，这是由于髌骨假体的下缘越过了股骨滑车假体的上缘；后者的问题可引起类似的力学症状，当膝关节从深屈曲状态伸展开时，如髌骨假体上缘撞击到了凸出的股骨滑车假体下缘，也可能伸展时撞击胫骨或前叉韧带。滑车假体的曲率如能更好地与远端股骨匹配，就可以避免这类问题。增宽的假体前表面会给予髌骨运动更多的空间。限制在股骨前缘近端伸展的内植物更易导致髌骨假体的嵌顿，以及在股骨前表面上从完全伸展到滑车假体10°~30°屈曲状态时出现绞索症状。如果滑车假体屈曲或者前移会栓系住。这也更不可能使滑车假体向近端进一步伸展，因为在伸直状态时髌骨假体与滑车假体完全相关节。这个问题也许和轴位像上股骨滑车的限制程度（称为“沟角”）相混淆。股骨滑车窝增加自由角度会在伸展时比小“沟角”的假体更具包容性，其会减少髌骨假体的磨损和运动异常。

几项研究已经报道了髌股关节成形术的长期结果。胫股关节退变是最常见的髌股关节成形术失败的晚期原因。Kooijman 等报道在平均 15.6 年随访中（随访期为 10 ~ 21 年），45 个髌股关节成形术患者中有 25% 因髌股关节炎需要二次手术，其中包括 2 例近端胫骨截骨和 10 例全膝关节置换。换句话说，这项研究中 75% 的患者在髌股关节成形术后一二十年仍功能良好。其中 86% 的髌股关节假体仍位置良好[19]。Cartier 等对来自 117 个队列中的 59 例髌股关节成形术进行了分析[11]。许多患者先前或在行成形术同时做了相关手术，包括胫骨结节重置术或因髌股关节异常运动做的软组织手术。在平均 10 年的随访（随访期为 6 ~ 16 年）中，47 例膝关节无痛，12 例中到重度疼痛。疼痛主要是由于胫股关节炎，但是也有 1 例源于髌骨外侧半脱位以及 2 例股骨滑车软组织撞击。91% 的患者上下楼正常。膝关节协会评分 77% 为优，14% 为良，9% 为差；膝关节功能评分 72% 为优，19% 为良，9% 为差。没有患者出现髌骨和滑车松动。1 例出现了严重的聚乙烯磨损、5 例出现中度磨损。在生存曲线上有两个下降点：一个点在早期，术后 3 年时，这与手术适应证不合适有关；第二点在术后第 9 和第 10 年，这与术后发展的胫股关节骨性关节炎有关。作者报道在术后 11 年的生存率为 75%[11]。

Argenson 等人报道一组髌股关节成形术治疗创伤后关节炎（源于髌骨骨折）或髌骨半脱位/发育不良的病例，并取得了优异的临床结果。术后发展的胫股关节炎是手术失败的最常见原因[10,12]。66 例髌股关节成形术患者的平均年龄为 57 岁（年龄范围为 21 ~ 82 岁），平均随访 16.2 年（随访期为 12 ~ 20 年），有 14 例置换术中同时做了相关手术，包括 9 例胫股关节截骨和 5 例远端髌骨重置。大部分患者疼痛明显缓解，25% 患者因胫股关节炎而翻修做了全膝关节置换（髌股关节成形术后平均 7.3 年），14% 出现无菌性滑车假体松动（髌股关节成形术后平均 4.5 年，其中 38% 没有骨水泥固定）；5% 感染。最近对那些仍保留髌股置换假体患者进行了随访，膝关节协会评分和功能评分分别由 53 分（范围为 43 ~ 70 分）升至 79 分（范围为 60 ~ 100 分），41 分（范围为 10 ~ 80 分）升至 81 分（范围为40 ~ 100分）。累积 16 年生存率达到 58%，但是作者仍提倡将此手术作为一个全膝关节置换术前的过渡阶段，这是由于胫股关节炎和冠状面对位不佳[12]。

小结

髌股关节成形术是治疗青年或中年因原发性骨性关节炎、发育不良、创伤性关节炎而形成的髌股关节炎但存在正常的髌股关节对位关系、不存在异常运动或半脱位的一种有效治疗手段。髌股关节成形术的结果受股骨滑车假体设计特点、存在不可纠正的髌骨不稳或对位异常、假体位置不正确以及胫股关节软骨软化或胫股关节炎等诸多因素影响。不断改进的假体设计可以明显减少髌股关节功能障碍的发生率、减缓作为髌股关节成形术潜在失败因素的胫股关节炎的发病进程。如果早期髌股关节失败因素被排除，那么术后短期失败率将明显减少。

作为一种膝关节手术，微创技术也运用到了髌股关节成形术中，但是该手术只有在开放式手术入路有效而准确进行后才能开展。微创手术对那些术前发现有股四头肌萎缩以及进展性髌股关节关节炎的患者更为有利。因为微创技术可以尽可能减少对伸肌群的损伤，可以减少医源性的术后股四头肌萎缩。手术入路应该不会影响髌股关节成形术的结果，因为错误多发生在内植物的放置或固定方面。但微创技术可以丰富经验、加快患者康复而不影响远期效果。这就是微创技术，做得好的话就应该应用。

（郭 林 译　叶伟胜 李世民 校）

参考文献

1. McAlindon RE, Snow S, Cooper C, Dieppe PA. Radiographic patterns of osteoarthritis of the knee joint in the community: The importance of the patellofemoral joint. Ann Rheum Dis 51:844–849, 1992
2. Lonner JH, Jasko JG, Booth RE. Revision of a failed patellofemoral arthroplasty to a total knee arthroplasty. J Bone Joint Surg (Am) 88:2337–2342, 2006
3. Lonner JH. Patellofemoral arthroplasty. Semin Arthroplasty 11:234–240, 2000
4. Lonner JH. Patellofemoral arthroplasty. Tech Knee Surg 2:144–152, 2003
5. Lonner JH. Patellofemoral arthroplasty: pros, cons, design considerations. Clin Orthop Relat Res (428): 158–165, 2004
6. Lonner JH, Mehta S, Jasko JG. Ipsilateral patellofemoral arthroplasty and femoral condylar osteochondral autograft. J Arthroplasty (in press)
7. Hanssen AD, Osmon DR, Nelson CL. Prevention of deep periprosthetic joint infection. J Bone Joint Surg 78A:458–471, 1996
8. Arciero R, Toomey H: Patellofemoral arthroplasty. A three to nine year follow-up study. Clin Orthop Relat Res (236):60–71, 1988
9. Cartier P, Sanouiller JL, Grelsamer R. Patellofemoral arthroplasty. J Arthroplasty 5:49–55, 1990
10. Argenson JN, Guillaume JM, Aubaniac JM. Is there a place for patellofemoral arthroplasty? Clin Orthop Relat Res (321):162–167, 1995
11. Cartier P, Sanouiller JL, Khefacha A. Long-term results with the first patellofemoral prosthesis. Clin Orthop Relat Res (436):4754, 2005
12. Argenson JN, Flecher X, Parratte S, Aubaniac JM. Patellofemoral arthroplasty: an update. Clin Orthop Relat Res (440):50–53, 2005
13. Blazina ME, Fox JM, Del Pizzo W, Broukhim B, Ivey FM. Patellofemoral replacement. Clin Orthop Relat Res (144):98–102, 1979
14. deWinter WE, Feith R, van Loon CJ. The Richards type II patellofemoral arthroplasty: 26 cases followed for 1–20 years. Acta Orthop Scand 72: 487–490, 2001
15. Tauro B, Ackroyd CE, Newman JH, Shah NA. The Lubinus patellofemoral arthroplasty. A five to ten year prospective study. J Bone Joint Surg 83B: 696–701, 2001
16. Ackroyd CE, Newman JH, Webb JM, Eldridge JDJ. The Avon patellofemoral arthroplasty. Two to five year results. *Proceedings of the American Academy of Orthopaedic Surgeons*. New Orleans, LA, February 2003
17. Smith AM, Peckett WRC, Butler-Manuel PA, Venu KM, d'Arey JC. Treatment of patellofemoral arthritis using the Lubinus patellofemoral arthroplasty. A retrospective review. Knee 9:27–30, 2002
18. Merchant AC. Early results with a total patellofemoral joint replacement arthroplasty prosthesis. J Arthroplasty 19:829–836, 2004
19. Kooijman HJ, Driessen APPM, van Horn JR. Long-term results of patellofemoral arthroplasty. J Bone Joint Surg 85-B:836–840, 2003
20. Krajca-Radcliffe JB, Coker TP. Patellofemoral arthroplasty. A 2 to 18 year follow up study. Clin Orthop Relat Res 330:143–151, 1996

第 14 章 关于微创全膝关节置换术的圆桌讨论

Giles R. Scuderi，Mark W. Pagnano，Steven B. Haas，Richard A. Berger，Alfred J. Tria Jr.，Peter Bonutti

Giles R. Scuderi：微创全膝关节置换术已成为一种较普及的外科技术，外科医生通过较小的皮肤切口和有限的截骨完成这一操作。然而，这种技术不适于所有患者和所有外科医生。我召集了一组专家，分享他们各自的临床经验。小组成员包括 Mark W. Pagnano，Steven B. Haas，Richard A. Berger，Alfred J. Tria Jr. 和 Peter Bonutti。让我们就患者的选择开始讨论。我们自己的经验显示微创全膝关节置换术较适用于伴有小的畸形和良好术前活动度、偏瘦的女性患者。Mark，你是否有方法来确定哪些人才是微创全膝关节置换术的理想接受者？

Mark Pagnano：就我的体会，易操作的患者人选应是轻微偏胖伴有中等度畸形和可接受活动度的女性患者。稍胖的患者肌肉间会有一些脂肪组织分布，这使肌肉和软组织在手术中较容易移动，中等度成角畸形患者我可以先做韧带松解，并且在直视情况下便于观察，在使用牵引器时可保护侧副韧带和后方的神经血管结构。小的屈膝结构可能不被重视，但我希望至少有 100°的屈曲度。最后，理想的患者人选，其需要胫骨、股骨假体的大小是在小到中等这样一个范围，最大的假体直径已接近切口大小，这样就难以轻松的推送到置入处。

Giles R. Scuderi：了解了这些变数，Steven 您以为哪些患者用较传统的方法效果更好？

Steven Haas：一般来说给女性患者实施微创全膝关节置换术更容易些，具有强壮肌肉的男性最困难。体重超过 210 ~ 220 磅的男性将要行延伸到股四头肌的较大截骨以及与之相适应的较大切口。然而，这种情况就不必翻转髌骨了。带有严重成角畸形的患者，特别是屈曲装置大于 20° ~ 25°，需要行标准的髌旁内侧截骨。另外，屈曲角度小于 80°的僵直患者不是微创全膝关节置换术（MIS TKA）好的候选者。

Giles R. Scuderi：Rich，Mark 和 Steve 已经很好的描述了患者方面的因素，但是医生们的看法如何？医生在开始学习这种技术时，大家对此有何建议？

Rich Berger：幸运的是微创全膝关节置换术的开展是逐渐过渡的过程，我建议首先要熟悉微创手术器械，可应用你最熟悉的任何手术入路，可以是髌旁内侧入路。等到你能够自如操作这些器械后，开始在不翻转髌骨下行较小的截骨。如果你在某个病例中操作困难，就简单地扩大截骨。随着经验的积累，进一步减少截骨，最终用关节囊切开（如 Fred 将要提到的）或探索出其他手术入路，如股内侧肌小切口入路或股内侧肌下方小切口入路，两种入路都将较单纯关节囊切开，为你提供更好的术野暴露。然而，股内侧肌小切口入路或股内侧肌下方小切口入路在你压迫组织时会自动扩大，这样几乎接近了标准的经股内侧肌切口入路或股内侧肌下方切口入路，同时这种自动扩大加大了暴露，它难以控制，并且有碍患者的恢复。我认为有限的髌旁内侧入路及单纯关节囊切开不会发生自动扩大，你能通过关节囊切开的长度确切地控制暴露野的大小。

Giles R. Scuderi：Rich，同意你的观点，

我之所以愿意使用有限的髌旁内侧截骨是因为它能够让我按照需要的长度去暴露，这个入路让我获得了很多的经验，并觉得操作起来最舒服且相信它能适用于绝大多数患者。我仍使用类似于传统的手术器械，仅有的不同是缩小了器械的大小，以适应有限的截骨。现在，Fred，对比起来，你在手术中使用股四头肌保留入路，它的困难之处在哪？你在手术中对这一方法有什么改动吗？

Fred Tria：对于保留股四头肌入路，最初我们曾对手术方法做了改变以适应有限的切口。首先，切除了髌骨表面以增大膝关节的整个空间。股骨远端截骨和胫骨近端截骨一样是从内侧实施的。对股骨远端的修整固定块进行削减，固定块用的对位原件都是特制的。在胫骨修整板的后方放上抓钩，通过减小髓内钉的长度来修整胫骨托盘。我们这一方法的精确度不如标准截骨方法，并且正在寻找一种途径来简化这一技术。目前我们正在使器械更加标准化，能让医生自前向后用改良的方法截骨。我们希望这些努力再结合导航系统能在整个精确度上有所改进。

Giles R. Scuderi：但是，Fred，你知道在如此有限的截骨处操作就是一场战斗，我总是担心自己还没足够精确地行股骨、胫骨截骨然后将假体植入关节。我赞赏你为保留完整的伸膝装置所做的努力。Steve，你用的是经股内侧肌切口入路，你认为它比股四头肌保留技术有优势吗？

Steve Haas：我认为用小切口经股内侧肌入路比用股四头肌保留技术更容易获得适当的暴露，更能靠近股骨前方，更方便暴露胫骨和植入胫骨假体。股四头肌保留技术同样要拉伸股内斜肌（VMO），较小切口股内侧肌入路有更大的扩张，两种入路临床结果相同，我认为小切口经股内侧肌入路的学习曲线要短一些。

Giles R. Scuderi：Steve，我要说的是，当我用经股内侧肌入路时，要从近侧劈开筋膜直到股内侧肌松解，不知道你注意到这些了吗？你认为这是个实际的问题吗？

Steve Haas：当用经股内侧肌入路股内斜肌（VMO）进一步延展时，我们的研究表明小切口经股内侧肌入路比标准经股内侧肌入路股内斜肌（VMO）延展要小，即便标准经股内侧肌入路需较大地劈开筋膜，长期研究也显示不会造成劈开肌肉的持续肌电图改变。一般来说，小切口经股内侧肌入路劈开长度小于 2～3cm，我们没见过劈开长度大于 4cm 的情况。

Giles R. Scuderi：Peter，你也采用经股内侧肌入路这一技术，还有什么要补充的吗？

Peter Bonutti：我曾用过多种入路，包括小切口经股内侧肌入路，小切口股内侧肌下方入路，还有直接外侧入路。我们进行了随机术后等速分析研究，发现小切口经股内侧肌入路术后疼痛要轻，但等速分析对比起来，股内侧肌下方入路股四头肌的回复较快。近日来，我们从小切口经股内侧肌入路转向用改良的股内侧肌下方入路并普及至所有患者。用股内侧肌下方入路会在股骨暴露上有一些困难，但可以轻度加快股四头肌功能的恢复。

Giles R. Scuderi：我同意你的看法，而且认为是很好的见解。但我要问一问 Mark，就股内侧肌下方入路来说，你觉得它仍然是股四头肌保留入路，你觉得它比经股内侧肌入路更容易？我发现如果股内侧肌粗大会给髌骨外侧半脱位造成困难。

Mark Pagnano：将微创股内侧肌下方入路形象化，其关键是理解股内侧肌后方的纤维是以相对于股骨长轴 50°角插入的，并且股内侧肌腱从各个方向扩展至髌骨内缘，必须保留肌腱在髌骨内缘的三角形分布，因为此处是你在移动髌骨至外侧沟时牵拉器的附着点。保留位于髌骨内缘上方肌腱的三角形部分会获得两个好处：第一，牵拉器总会着力于肌腱粗壮的边缘，这样股内侧肌本身不会被切断、劈开或损害；第二，你可以利用几何结构上的优势，即当你向外侧牵拉髌骨时股内侧肌附着在股骨的前方而不是其远端。当手术医生向外移动髌骨遇到困难时，通常是因为入路在股内侧肌下方过于接近水平位，水平位关节囊切开常常导致部分内侧髌股韧带仍旧完整，限制了髌骨的外移。另外，关节囊切开到股内侧肌下间隙应平行于股内侧肌后方纤维，即切口扩展要从髌股内侧缘开始沿自前向后成50°角展开。

Giles R. Scuderi：Rich，这个问题我好像听同事讲过，实际问题是伸膝装置要不要部分松解以及要不要使髌骨外侧半脱位，这的确是个实际问题，临床结果有什么明显不同吗？

Rich Berger：理想情况下，如果各种入路都用非常小的器械，它们的结果应该差别不大，不必在张力下翻转髌骨，不压迫周围组织，不使膝关节脱位。在任何入路手术过程中，对伸膝装置牵拉越小对患者似乎越好。不幸的是，大部分器械仍然太大，在屈曲时牵拉器压迫伸膝装置。在这种情况下，我认为入路可能自动扩展（经股内侧肌入路和股内侧肌下方入路），可明显地扩展到皮肤下。这样，小切口经股内侧肌入路和小切口股内侧肌下方入路变成接近标准经股内侧肌入路和标准股内侧肌下方入路，这种标准入路明显不如限制股四头肌分离入路给患者带来的益处多。

这里讨论的四种入路，每一种我都做了许多例，我相信，你要的暴露有多大，给患者造成的创伤就有多大。所以为了帮助患者尽快地进行术后恢复，努力锻炼是必要的。从这个经验上，我发现单纯关节囊暴露的创伤最小，效果最好，所提供的暴露也最小。

Giles R. Scuderi：总结起来，全膝关节置换术的手术入路有很多技术，重要的是医生要了解他的选择并且在临床效果上不打折扣，选择一种入路必须能够扩展暴露，以便获得完全暴露。现在我们谈一些特殊的问题，先从纠正原有畸形开始，Fred，你是如何在微创股四头肌保留技术中处理原有内翻畸形的？

Fred Tria：股四头肌保留入路在纠正内翻畸形时并不困难，因为切开正好位于膝内侧的手术野。开始暴露时内侧副韧带深层作为一部分总要做松解，随着韧带松解可以看到关节囊的内后侧，膝关节屈曲近30°并向外旋转胫骨可暴露半膜肌插入点。内侧副韧带浅层在韧带下可以用骨膜起子松解，骨膜起子远端沿胫骨内侧干骺端至鹅足囊下。如果需要彻底松解，内侧副韧带插入点上方比目鱼肌滑囊可用手术刀沿胫骨内后脚松解。股四头肌保留入路很少需要彻底松解，因为我们在选择适应证时膝关节内翻畸形都不大于10°。外翻畸形可用股四头肌保留技术解决，但是会有一些困难，因为所有松解要在关节对侧。我们不推荐股四头肌保留技术行外侧截骨入路。

Giles R. Scuderi：我同意。Mark，固有外翻畸形怎么办？你能用股内侧肌下方入路纠正吗？如果可行，你是怎么做的？

Mark Pagnano：股内侧肌下方技术可以简单地解决固有外翻畸形。一种新的方法即所谓苹果派外壳或多穿刺技术。开始行胫骨、股骨截骨，然后在伸膝间隙和屈膝间隙放置垫片决定内外侧相对对称。当发现外侧紧时，我们使大腿伸展，在伸展间隙置入层状扩展器，完全伸展时，伸直装置没有实质拉伸，股内侧肌下方入路为伸膝间隙提供了无障碍视野，医生可触到外侧结构，包括髂胫束、腓侧副韧带、外后侧关节囊、腘肌腱，并且确定哪个结构最紧。用a#15刀片在最紧处做多个小型的穿刺，注意穿刺方向不要朝向外后角的腓神经。如果一个结构松解不够充分平衡内外侧，要对下一个最紧结构进行一系列多针刺松解，直到获得直角伸展间隙。

Giles R. Scuderi：Peter，关于韧带平衡悬吊肢体技术你有什么看法？你是否觉得它在纠正畸形方面更容易？你在股骨假体旋转方面有何评论？

Peter Bonutti：悬吊肢体技术具有多个优势。操作是在膝关节屈曲位下进行，利用重力进行牵拉。这样可以加大股骨远端暴露，悬吊肢体技术值得注意的是股骨旋转，在使用牵引器时肢体可以发生旋转，因为悬吊的肢体可自由旋转。重力牵引可以加大暴露，患者在坐位状态下医生可以通过扭转、屈曲、伸直关节位置达到更好的暴露，坐位状态下还有助于达到真正的韧带平衡。

Giles R. Scuderi：我认为你所强调的重点是微创全膝关节置换方法不能改变手术原则。我发现安装假体有时会有困难，因此，我先在胫骨安装假体，再安装股骨假体，然后安装胫骨聚乙烯。如果不能使胫骨向前半脱位，我在中度屈曲位插入胫骨聚乙烯，屈曲大概为60°~70°。这适于前负荷胫骨盘。Fred，在股四头肌保留入路中你是怎么做的？

Fred Tria：我们也是先插入胫骨盘，倾向于用更有限髓内钉的微创胫骨模，我们在将关节盘插入关节时膝关节几乎处于完全伸直位。现在，随着在暴露方面的经验积累，已能在屈曲大约80°下使胫骨向前半脱位，然后将关节盘置于截骨端。这样可使关节盘置入更精确，骨水泥去除更容易。骨水泥固定组件是分批间隔进行的。在屈膝关节大约70°下，用夹具靠近股骨，插入股骨假体。聚乙烯插入是在前负荷设计屈膝关节大约30°下完成的。髌骨不必表面重塑，但我们的病例都这么做了，这是最后一步，在完全膝关节伸直下利用股骨假体剩余的骨水泥完成。

Giles R. Scuderi：你们都知道，在我做的病例中我喜欢后稳定植入，发现这种植入设计在操作微创置换中比较简单，因为一旦你松解前交叉韧带（ACL）和后交叉韧带（PCL），屈膝和伸膝间隙打开就可以方便控制膝关节并利于插入假体和平衡膝关节。Rich，交叉韧带保留膝关节设计是什么样的？你觉得有何不同？

Rich Berger：我曾在微创全膝关节置换术中利用过交叉韧带保留和交叉韧带替代设计。发现在微创方法中没有一种设计明显优越于其他设计。我发现保留交叉韧带会稍微增加暴露困难并且截骨也会稍难一些。但是，因为没有股骨箱和胫骨假体龙骨（四钉胫骨设计），在交叉韧带保留设计中假体置入会略容易一些。相反，在交叉韧带替代设计中，后交叉韧带松解后暴露更好，截骨会更容易。然而，如同你上面提到的，最后假体置入因为股骨箱和龙骨的关系会难一些。（小龙骨胫骨组件和铸型胫骨组件的开发是为了使交叉韧带替代设计中假体置入更容易，但是比交叉韧带保留设计仍有较多困难）。因为没有一种设计明显优于其他设计，我强烈推荐医生们在使用微创全膝关节置换技术时坚持使用你最熟悉的的设计。

Giles R. Scuderi：对骨水泥固定和无骨水泥固定有何看法？Rich，你不是在做无水泥膝吗？

Rich Berger：即便是标准大切口清除所有多余骨水泥也是困难的，存留的骨水泥作为第三者，在我们全膝良好功能研究中成为磨损的最显著原因之一。小切口使恰当地行骨水泥假体固定和清除多余骨水泥更加困难。因此，我相信应用无水泥膝方法在不远的将来会有所增加，就像髋关节无水泥固定已成为主要模式。就我个人而言，已做了许多混合型全膝关节置换（无水泥股骨侧固定）。我相信随着无水泥固定技术的改进，特别是小梁金属的应用，我将做更多的股骨、胫骨无水泥固定，我不能肯定将来是否能方便地用无水泥髌骨固定。

Giles R. Scuderi：随着微创全膝关节置换术的兴起，引发了各种临床改进措施，特别是在除痛方面。我现在采用预先镇痛、局部阻滞麻醉及改良的术后除痛技术，它包含在一系列康复和护理措施之中，这样既增加了患者的满意度，也缩短了住院时间。Mark，我知道你有一套特殊的除痛方法，能否和我们共享你的经验？

Mark Pagnano：我们发现术后除痛措施能明显加大患者满意度，减少住院时间，使在家中康复能代替在康复中心和护理中心康复。关键在于用综合多模式方法并且有预先性。

在多模式方面，不要超过副作用的临界但又要预防疼痛，患者可用少量类鸦片药，我们方法的焦点是避免注射性类鸦片药物的协同使用。手术前给患者环氧化酶 II（COX-II）抗感染，对乙酰氨基酚（扑热息痛）和口服持续释放性类鸦片制剂。手术中，股神经阻滞并在术后前两夜置留导管，还要给患者行一次坐骨神经阻滞麻醉，因为单纯股神经阻滞不能止住术后膝后部疼痛。术中用短效脊髓麻醉并静脉给镇静剂。术后按计划用药预防疼痛：术后前两天口服持续释放性类鸦片制剂（Oxycotin），每日 2 次；对乙酰氨基酚每日 3 次，西乐葆每日 2 次，准备氧可酮，需要时突击止痛。患者可在保留股神经导管下第一天即用脚趾负重行走，肢体锻炼也不必推迟，但在股神经导管拔出前不能让患肢全部负重。采用这种方法，在住院的 2～3 天内，常规行口头模拟测量其疼痛计数为 0～2，患者可撤掉对乙酰氨基酚、环氧化酶 II（COX-II）抗感染类药以及口服短效类鸦片制剂。

Giles R. Scuderi：Rich，我对你现在能在门诊行微创全膝关节置换很感兴趣，你是怎么做的？

Rich Berger：给门诊患者做全膝关节置换是一个综合过程，包括手术、围术期麻醉和除痛措施、术前患者指导、快速康复方法。显然，用微创全膝关节置换术，不探查、不切断股四头肌是手术原则。我在完成手术过程中大多取伸直位，不做髌骨翻转，周围组织轻度拉紧。这种技术可稍加围术期麻醉和除痛药物。轻度软组织损伤可给些药物，大部分患者在术后几小时就可借助拐杖或不用任何辅助工具行走。对有轻度疼痛和轻度功能不全的，大部分患者选择术后回家。我的围术期处理和除痛方法和 Mark 在前面讨论中提到的相似，但不做股肌间隔松解，不做膝关节脱位，不做伸膝装置加压，几乎所有单纯关节囊切开全关节置换的患者手术当天就可回家。

Giles R. Scuderi：Peter，如何预防深静脉栓塞（DVT）？快速康复方法中如何抗凝？你最近是怎么做的？

Peter Bonutti：我认为抗凝是个重要问题。许多医生在快速康复方法中不用术后抗凝。在我们有限的研究中发现，用抗凝药物（香豆素、依诺肝素钠、肝素）的患者和用阿司匹林及血管袜的患者存在着实质性的不同，用阿司匹林和血管袜的患者明显恢复较快，术后疼痛也较轻，因此，这可能成为一种重要的辅助手段。快速回复和及时的活动范围（ROM）以及负重可减小深静脉栓塞（DVT）发生的危险，因为在这两组恢复对比中存在着实质性的差异，方法的选择需要进行评估。

Giles R. Scuderi：好的，感谢大家与我共同分享微创全膝关节置换的宝贵经验，这是一个非常有见解有启发的讨论，在全膝关节置换技术转向小切口和有限截骨的形势下，全膝关节置换已确立的良好宗旨不会变，恰当的暴露必须适应纠正畸形、膝关节平衡、力线调整和坚固的组件固定。这个原则不要因为追求小切口而打折扣。同时也表明微创全膝关节置换不仅仅是个手术技术，新的临床手段同样影响临床效果。

（潘涛 译　叶伟胜 李世民 校）

第 15 章 计算机辅助骨外科手术（CAOS）：利与弊

James B. Stiehl

计算机辅助骨外科手术近来已发展为一种重要的技术手段，较传统操作方法具有实质性的改进。把计算机应用于全关节置换的可能性不是最近才发现的，1987 年 Bargar 和 Paul 就已介绍了第一例成功利用机器人完成的全髋关节置换术[1]。他们所用的系统是 IBM 公司研究的成果，这显示出 IBM 公司为将机器人应用于医学投入了大量的研究。在当时最为显著的突破可能是提高了数字软件的算法，使之达到“像素精确”水平（20 ~ 30mm）。这是预制全髋股骨置换机械精度水平的需要。随后几年，在欧洲新的方法兴起，计算机算法进步为可在术中注册，代替了需在术前进行基准定位的方法。DiGioia 和 Jaramaz 开发出第一个计算机断层成像（CT）系统，可应用于髋臼假体置入的导航[2]。实际上，这一方法是一种倒退，因为并不需要如此复杂的机器人。免图像导航全膝关节置换方法更简单，因为它不再需要术前影像的准备。

从纯科学角度出发，这些系统在增加手术精确度和所预测到的收益都是值得肯定的。本文中我将清楚地概括计算机辅助技术相对于传统方法的优势。大部分研究显示，即便利用低精确度免图像导航全髋关节置换术，计算机辅助外科（CAS）较传统操作方法也显示出统计学方面的进步。这一章中，我引用大量有关这种方法现状的观点文章。随着微创外科（MIS）的兴起，一些早期的拥护者提出他们更热切的观点。如文中所示，我将讲述我近来的经验和研究，比如质疑一些有关电磁和免图像全髋关节置换应用的观点。然而，这一技术的发展是动态的，在我们讨论它时，进步正在发生。

发展回顾

全膝关节置换术

很多作者研究了全膝关节置换术（TKA）后的结果，发现力线偏差大于 3°，导致假体松动和关节置换失败的潜在性明显增高。Petersen和 Engh 调查了 50 例患者的 X 线结果，这 50 例最初均采用了传统方法行全膝关节置换，有 26% 未达到最佳力线 3°范围内的内翻或外翻[3]。Berend 等调查了胫骨假体失败的机械原因，结果胫骨假体力线不佳致内翻大于 3°，关节置换失败几率也会增加。

计算机辅助力线设计的发展改善了全膝关节置换术（TKA）所处的地位。这些系统包括基于图像和免图像导航系统。基于图像系统是利用术前 CT 扫描或术中透视图像辅助关节置换的定位。免图像导航系统是利用带有红外线探针的手术器械获得信息（图 15.1）。早期利用这一系统的资料显示该系统对于改善机械力线具有促进作用，其中包括股骨机械轴冠状和矢状力线以及胫骨机械轴冠状力线。此外，并无研究报道该方法较手导式技术产生更多的并发症。Yau 等比较全膝关节置换术（TKA）中的综合误差，术中由免图像导航获得参考标记，结果发现，冠状面机械轴力线的最大综合误差为 1.32°[5]。Bathis 等比较了免图像导航系统与传统方法中骨髓内股骨引导及骨髓外胫骨引导方式，报告称用导航系统病例术后机械力线内翻或外翻在 3°内为 96%，用传统方法为 78%[6]。Sparmann 等确认免图像导航系统在股骨机械轴冠状和矢状力线以及胫骨机械轴冠状力线（$P<0.0001$）上较手导式技术具有显著改进，其用传统方法病例术后机械力线内翻或外翻在 3°内为 87%，导航系统为 100%[7]。

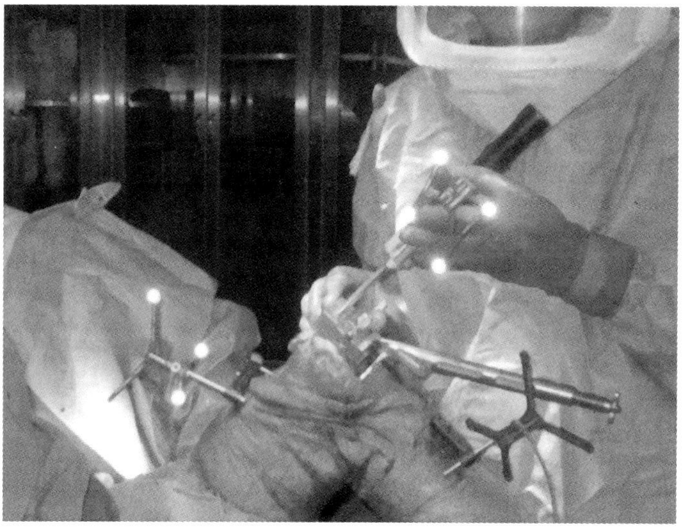

图 15.1 计算机导航用于全膝关节置换术，在示踪器上使用视线跟踪，反射球和 LEDs。（见彩图）

表格 15.1 列出了一些有关免图像计算机辅助导航系统与传统方法在全膝关节置换术（TKA）中运用的最新比较研究。所有研究均可显示达到理想机械轴即最终膝关节力线在 3°以内已取得显著的统计学进展。此外，我们的统计结果是，用计算机导航系统达到这种精度的占总病例的 94%，用传统方法的占 73%。在其他文献统计中总病例累加后这一差异没有明显变化。

除目前标准免图像全膝置换系统外，还有其他一些图像获取和示踪方法，这包括 CT、透视和电磁示踪。Bathis 等比较了 CT 与免图像参考法在全膝关节置换术中应用的效果，结果发现，使用 CT 全膝关节置换术，92% 机械轴力线小于 3°；使用免图像参考法，97% 机械轴力线小于 3°[8]。Victor 和 Hoste 用透视图像获取法和导航系统行全膝关节置换术随机性研究，结果，使用导航系统膝关节取得机械力线在 ±2°以内的为 100%，使用传统方法膝关节取得机械力线在 ±2°以内的为

表 15.1 近一时期发表的有关人工导航或传统方法与计算机辅助外科在确定机械轴方面比较的文章

参考文献	病例数	导航（%）	人工（%）	% 差别
Haaker 等（2005）	100	96	75	21
parmann 等[7]	120	98	78	20
Victor andHoste [9]	50	100	74	27
Jenny[15]	235	97	74	23
Jenny 等（2001）	50	94	78	16
Kim（2005）	69,78	78	58	20
Perlick 等（2004）	40	93	75	18
Song 等（2005）	47,50	96	76	20
Bathis 等（2004）	160	96	78	18
Perlick 等（2004）	50	92	72	20
Hart 等（2003）	60	88	70	18
Oberst 等（2006）	13	100	62	39
Anderson 等（2005）	116,51	95	84	11
		94	73($P<0.001$)	20

73%[9]。Lionberger 等做了电磁示踪器和目测线-面示踪器免图像参考全膝关节置换术系统比较的前瞻性研究，结果，使用电磁示踪器机械轴小于3°的为93%，使用目测示踪器的为90%[10]。

由于近年来电磁示踪器的众多实用，精确度问题值得做一个简单讨论。Lionberger 等从多方面研究了电磁技术，指出其存在通过导体材料产生信号失真，通过铁或磁性材料产生信号衰减的主要弱点。尽管为防止各种信号衰减的系统锁护软件不断优化，但仍然不能全面包括，如铜或铜合金。因为这些因素，系统在检出异常之前就已经存在误差。电磁线圈的工作空间是一个约 30cm 立体空间，这意味着跟踪设备或线圈保持在这个有限的空间内并相对精确或稳定地控制其获取合适的信号。我们在模拟行全膝关节置换术（TKA）的手术室中研究这些要素，发现这种方法的精确性可以和光学视线系统相比拟，实验中不明原因的异常值警告仍然出现（图 15.2）。我们要提醒的是这种技术虽有前景，但还未达到标准光学视线系统目前大部分精密程度的技术等级。

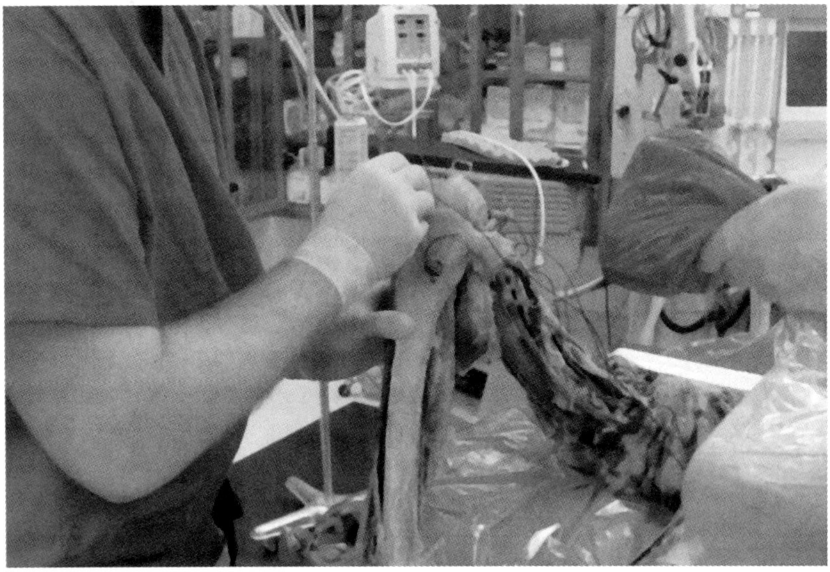

图 15.2 实验中使用电磁示踪器行全膝关节置换注册。（见彩图）

使用计算机导航失血明显减少并且不用髓内定位杆，Kalairajah 等在 60 例患者中用针定位示踪器代替股骨、胫骨髓内模定位，平均失血量从 1747mL 减少到 1351mL[11]。Kalairajah 等对 14 例患者行经颅多普勒检查，在使用股骨、胫骨髓内定位的传统全膝关节置换术（TKA）患者中全部显示有颅内微血栓形成，相比较，采用骨皮质示踪钉置入方法的患者，只有 50% 显示有颅内微血栓形成[12]。

单髁膝关节置换术的操作仍然可以通过计算机辅助外科（CAS）得到帮助。Cobb 等利用计算机导航机器人系统行 Oxford 单髁膝关节插入，发现使用 CAS 的所有患者最后置入位置均在计划位置范围的 2°以内，相比较，使用传统方法的占 40%[13]。Cossey 等的结果显示 CAS 指导下单髁膝关节置换机械力线在所有患者均达到最佳，用传统力线方法，在 15 例中有 4 例由于轻度的过矫正导致力线轴位于外侧关节间室[14]。Jenny 明确指出，不论是标准方法还是微创法行单髁膝关节置换术，使用导航对手术均有帮助。[15]。Keene 等比较了用 CAS 导航法和传统法相同病例数的单髁膝关节置换术，结果 87% 导航法患者置入位置在计划位置范围的 2°以内，相比较，使用传统方法的占 60%[16]。

全髋关节置换术

DiGioia 等首次描述了术前获取 CT 图像，继而应用于导航外科手术[17]，这种方法最初用于髋臼假体植入。另一个重大革新是描绘出前骨盆平面，以此作为测量臼杯位置的解剖参考基线（图 15.3）。许多报道指出臼杯放置的精确度要与垂直轴面间成 1°/1mm 关系。Haaker 等用术后 CT 作为最后评估方法，在 98 例患者中比较了徒手传统方法与 CT 导航方法，髋臼假体的位置标准为倾斜 45°和前倾 20°。使用 CAS，平均臼杯位置为 43°外展［95% 可信区间（CI）：0.97］、22.2°前倾（95% CI：1.72）；用徒手方法，平均臼杯位置为 45.7°外展（95% CI：9.1°）、28.5°前倾（95% CI：10.2°）；F 值：外展为 5.56、前倾为 3.67（$P<0.0001$）[18]。

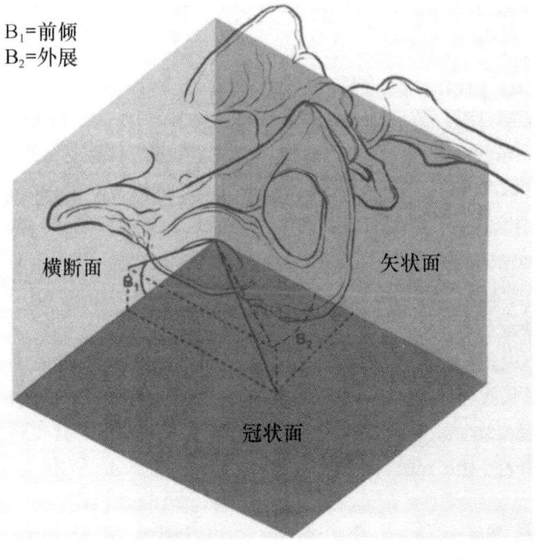

图 15.3　骨盆坐标系统，标准地测量前骨盆平面臼杯倾斜角和前倾角。

免图像导航系统带来的进步在于不再使用复杂、昂贵的 CT，Kalteis 等在随机对照研究中发现免图像参考定位法可以和 CT 导航法相比拟[19]。避免脱位的 Lewinnek 标准是在 X 线影像上臼杯有 40°的倾斜、15°的前倾，有 17% 的 CT 导航患者超过这一限度±10°，相比较，免图像导航患者有 7%[20]。在他们的研究中，利用“翻转技术”先在仰卧位使用免图像参考标记，然后翻向侧位。Nogler 等尝试用尸体试验表现免图像导航系统法优于传统法髋臼杯定位[21]，结果明确证实免图像导航系统法具有优势，其最大误差为 8°，高标准误差是 4.5°。Wixson 等用 CAS 为患者行微创后路臼杯置入，使用 CAS 组，倾斜角和前倾角平均值分别为 42.38°±1.88°（范围：38°~47°）和 20.78°±2.58°（范围：13°~29°），研究臼杯前倾角，发现 30% 的导航臼杯前倾角在 17°~23°这个较窄范围内，人工控制组只有 6%。

虽然免图像参考定位法用于全髋置换中导航得到提倡，仍有许多作者质疑这一方法的准确度和精确度。Stiehl 等用数具尸体研究评价免图像参考定位后髋臼杯位置[22]（图 15.4），用免图像光学示踪参考外科导航，平均髋臼倾斜度为 43.59°［标准误差（SD）= 3.56°］，平均前倾角为 17.03°（SD = 1.01°）。他们的结论是臼杯倾斜角度的确定性缺乏精确度，这是基于发现了相对大的标准误差和范围。这部分与触点置于髂前上棘的范围相对大有关。另一个产生误差的问题是皮肤与骨标记间皮下脂肪层的厚度，已确定皮下脂肪每增厚 1mm，误差增加 0.5°。

透视参考定位法同样被尝试用于全关节置换。但存在类似的精确度问题（图 15.5）。最重要的是，标准的 C 臂透视显示屏最大仅限于 9 英寸，这造成获取图像困难，特别是当患者位于手术台上。Stiehl 等发现用透视法图像观察和参考耻骨联合是个难题，臼杯前倾角精确度很差[23]（图 15.6）。另一方面，臼杯倾斜角度获取相对准确。Grutzner 等表示当综合利用透视与经皮触点法决定前骨盆平面，其结果有明显改进，这可能会催生出一 个更适用的系统。

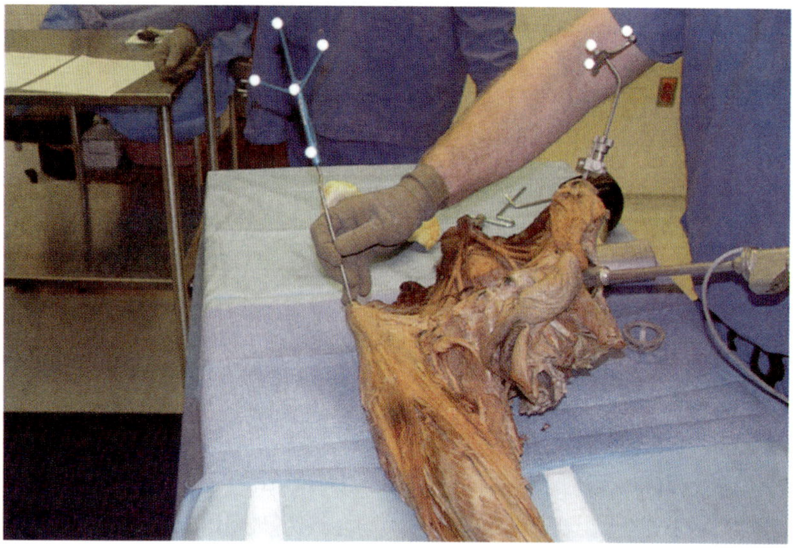

图 15.4 实验中免图像全髋计算机导航系统注册，触点标记在髂前上棘。

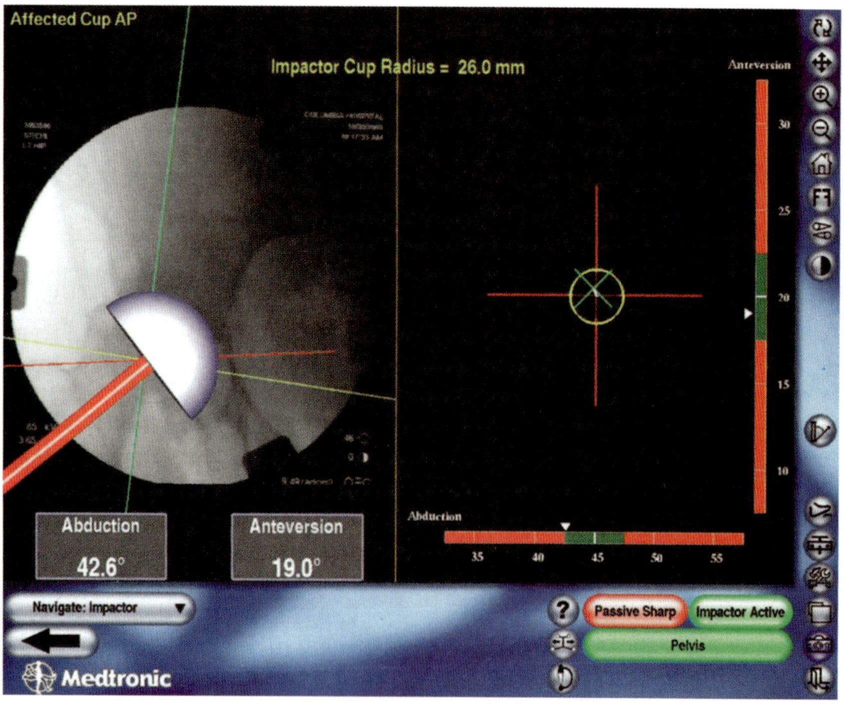

图 15.5 屏幕显示透视导航髋臼假体置入，设计倾斜角 42°，前倾角 19°。

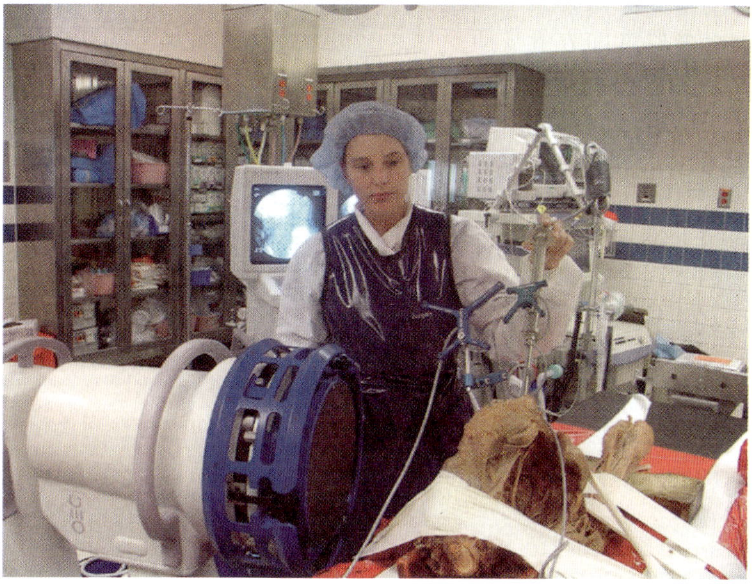

图 15.6　尸体实验中透视导航注册，尸体置于侧卧位。

优点

全膝关节置换术

自 2003 年 9 月开始，导航下全膝关节置换术已经成为我的标准操作程序，到现在已完成 250 例。我院购买了 Medtronic Treon Stealth 系统，它使用光学照相机，但配有多种器械和示踪器选择。原始的“通用全膝关节”软件系统原本就带有良好的屏幕图像，所以仍被我选为使用软件。在使用过其他几种样品后，我认为任何对术者有价值的系统是不要使手术操作延长 5 ~ 15 分钟。根据经验，我确立了一种内侧放置动态定位基线（DRB），放置跟踪针于经股骨髁上轴内侧和胫骨干内侧（图 15.7）。设想在大腿的内侧建立起一个矢状方向的框架，不妨碍所有器械的放置，而且可以轻易地靠近放在对侧

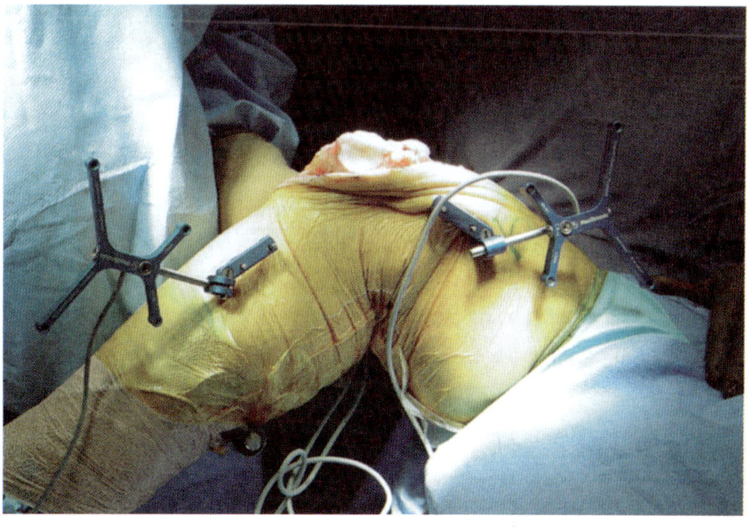

图 15.7　动态定位基线（DRB），在矢状面经皮放置 LED 示踪器于经股骨髁上轴及胫骨干内侧。

大腿外侧的照相机。定位点选择是一项重要环节，最为重要的点是股骨前方骨皮质（因为我用前方皮质参考点便于前-后方向截骨）、股骨中心、胫骨中心和远侧踝关节（图15.8）。事实上，任何导航系统的精确度都依赖于这些参考点的准确度。我几乎靠计算机单独完成最初伸展下的韧带平衡、胫骨截骨、股骨远侧截骨、股骨前方截骨以及间隙测量。随着经验的积累，术者应学着依靠计算机完成这些测量，并且放弃传统器材提供的定位方式。

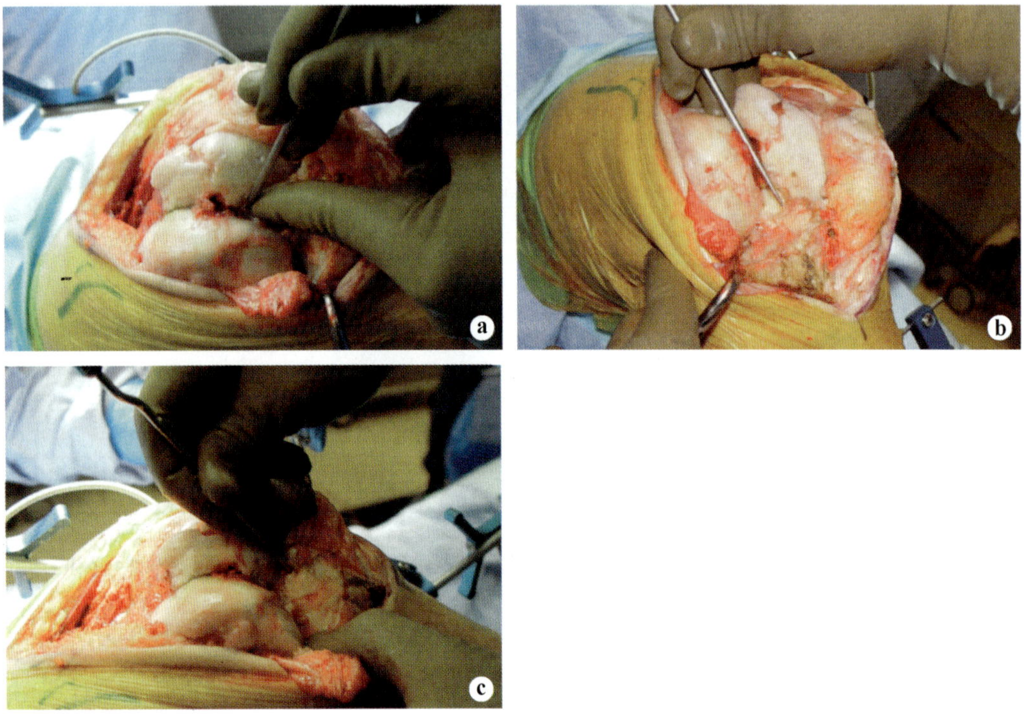

图 15.8 (a) 全膝关节置换，股骨中心触点定位，位于经股骨髁上轴线和前后轴（Whiteside）线的交点。(b) 全膝关节置换，股骨前后轴定位，同样要对应胫骨干轴。(c) 胫骨中心触点定位，为经胫骨轴交点。

我最初的86例全膝关节置换的临床研究已经完成，比较最后计算机阅读与站立前后位下肢X线片力线结果，发现95%机械轴中心线在±2°以内。我发现其他方法包括经股骨髁上轴、Whiteside前后轴及胫骨旋转轴有太多的变量和有限绝对值。关节线位置间接通过健侧关节面下1~2mm厚度截骨来确定，但需要一些判断。特殊问题能通过计算机得到最好解决，如机械轴超过10°的内翻畸形需要韧带松解，可通过计算机评估（图15.9）。我在计算机导航前，对大部分膝关节不做完全松解。广泛剥离侧副韧带浅层，下延7~10cm，需要撕拉内侧韧带达到解剖力线。膝关节出现外翻时，需要行彻底松解，包括髂胫束附着处，外侧关节囊，偶尔包括外侧副韧带股骨起点。陈旧骨折畸形能用导航很好解决（图15.10），因为股骨力线用传统髓内方法，股骨髓腔骨块取得需要计算机导航准确判断。韧带平衡的测量成为我技术上的一个重要部分，我力争在完全伸展位下有1~2mm松弛、在屈曲位时小于3mm松弛，活动范围是在柔和内翻和外翻力下完成，目前还没找到评价韧带平衡的实用器械。

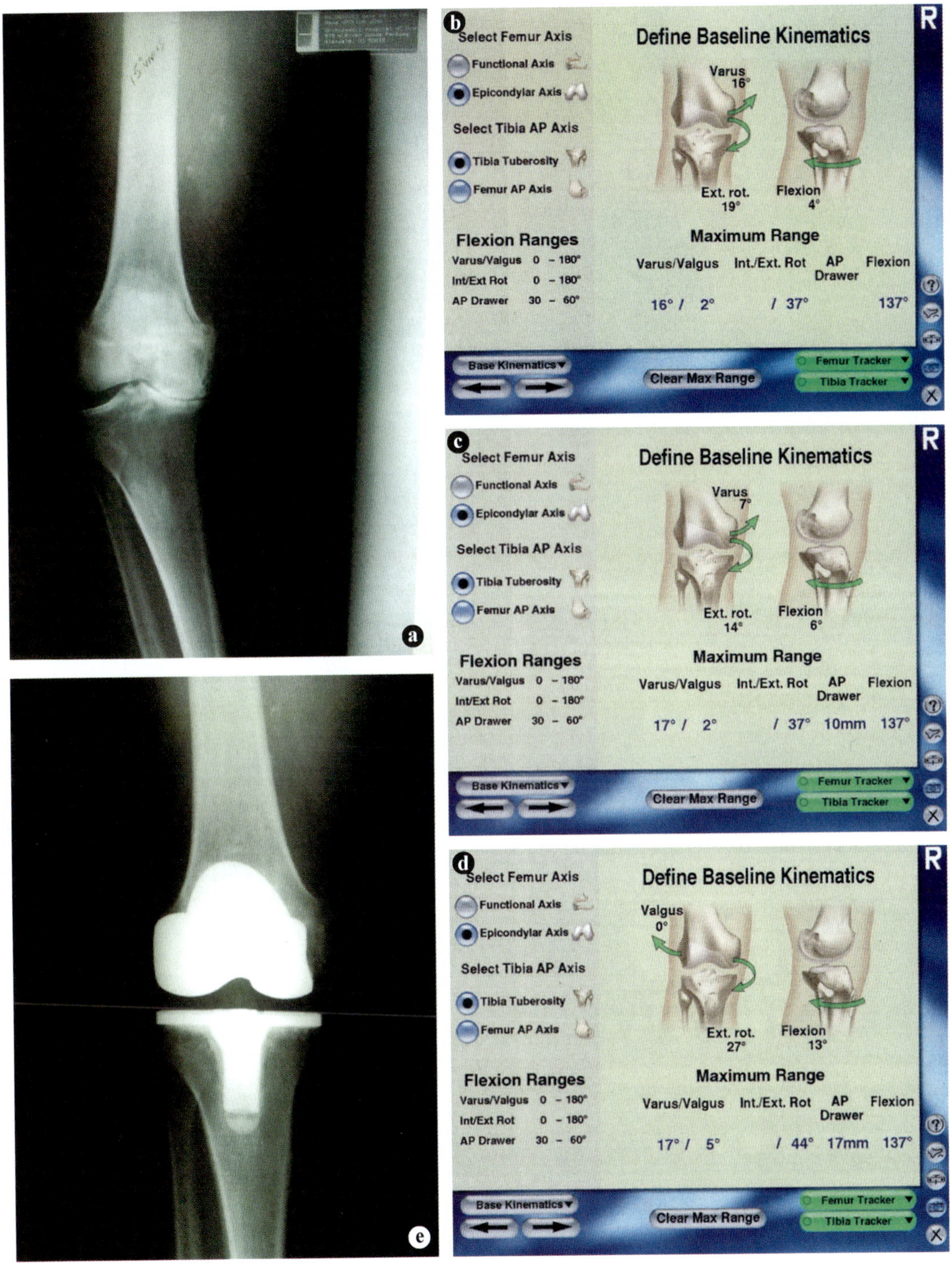

图 15.9 （a）69 岁男性，机械轴测量 16°内翻畸形。（b）基线扫描屏幕显示 16°内翻畸形。（c）典型松解，广泛剥离侧副韧带浅层，凭临床经验调整为“适当”，仍显示 7°内翻。（d）进一步松解达内侧副韧带 pop 点，不必达到机械轴 0°。（e）术后前后位站立 X 线片矫正至股骨胫骨轴 6°角。Select Femour Axis：股骨轴线选择；Functional Axis：功能轴线；Epicondylar Axis：髁轴线；Select Tibia AP Axis：胫骨前后轴选择；Tibia Tuberosity：胫骨结节；Femour AP Axis：股骨前后轴；Flexion Ranges：屈曲范围；Varus/ Valgus：内翻/外翻；Int/Ext Rot：内旋/外旋；AP Dawer：前后活动；Define Baseline Kinematics：活动基线确定；Maximum Range 最大范围。

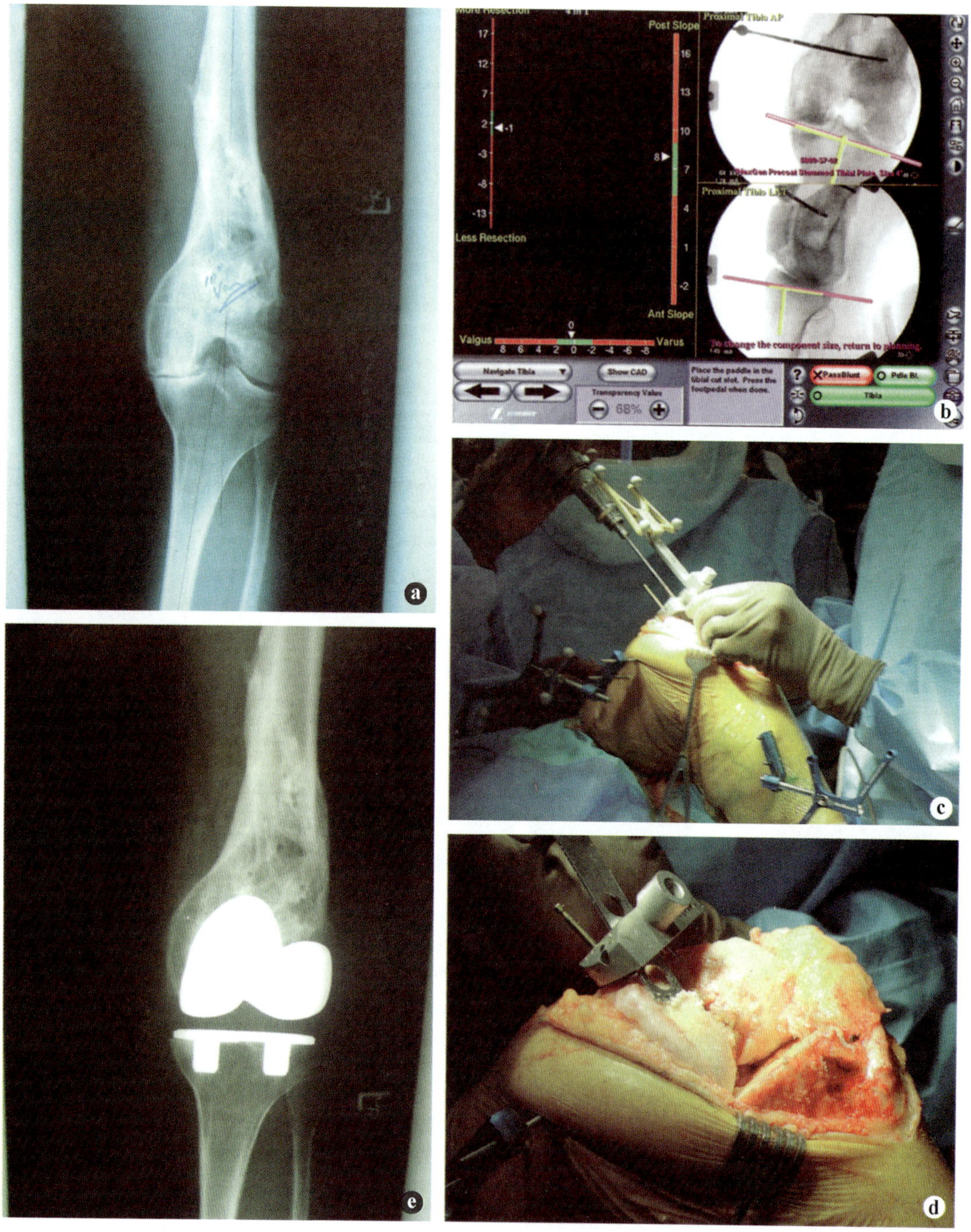

图 15.10 (a) 困难的股骨远端陈旧骨折畸形整体重建。(b) 导航下计划胫骨后倾 8°截骨，内侧胫骨平台截骨 1mm，机械轴 0°。(c) 徒手导航，股骨远端截骨至截骨引导下水平，纠正冠状及矢状面角度。(d) 股骨远端截骨基于徒手导航的截骨引导。(e) 术后 X 线片表现股骨远端截骨完美，机械轴测量为 1°内翻。

我用导航翻修了 10 例失败的全膝关节置换，每一例都为指导接下来的手术获得大量信息。完成的几例翻修手术是为了纠正微创“股四头肌保留”术式后的慢性膝关节不稳定，典型问题是遗留 5°～7°内翻畸形。其导致膝关节内侧在伸展位时紧，但外侧在伸展位时松及在屈曲位时内、外侧都松。我用计算机纠正最初畸形，然后适当平衡间隙，以允许合适厚度的聚乙烯插入。计算机还可以用来鉴定异常的胫骨和股骨假体旋转，这些情况可出现在需要翻修的髌骨半脱位或脱位病例中。

计算机导航是评价较新微创手术操作精确度和效果的良好术中方法（图 15.11）。我发现大部分这类器械存在着“切换”或“摆动”现象，这容易造成 2mm 的误差。在做微创手术时，我在截骨、韧带松解及最后测量中侧重依靠计算机。

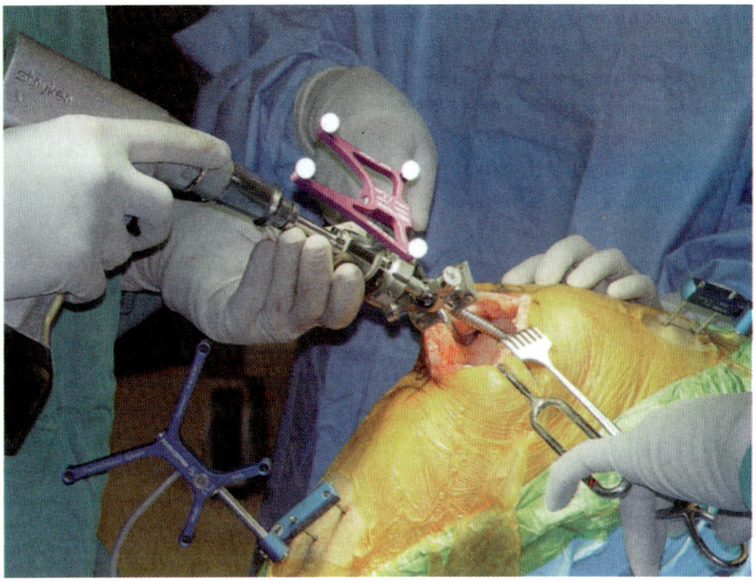

图 15.11　导航下微创手术，股骨远端截骨引导至合适位置。

全髋关节置换术

满意的外科导航用于全髋关节置换与用于全膝关节置换潜力不同。适宜的外科导航方法用于全髋关节置换已有近 1mm/1°的精确性，但需做术前 CT 检查，许多研究已证实了这一事实。迄今为止，还没用使用免图像系统或透视系统的例证。其次，最初应用在髋关节置换中的是髋臼杯的置入。一些新的系统对于决定股骨偏心距、股骨隧道模板和大腿长度评估提供了潜力，但大多数缺乏已发表的科学验证。

缺点

全膝关节置换术

计算机导航的问题可归结为两个，费用增加和手术时间延长。最早期采纳者有成本上的优势，因为这种技术的好处是可以市场化，能增加手术例数。我这里就是这种情况，可以观察到患者为这个新技术进行呼吁。典型的主机系统要花费医院 200 000 美元，附带软件升级和其他问题的维护合同费用为 20 000~40 000 美元。这一技术不断完善需要进行频繁调整。手术时间是一个重要的考虑因素，目前许多种系统都是笨重且耗时。我为这一系统削减了所有的额外步骤，只做我认为能“增值”的步骤。一个典型病例仅较传统方法延长 7~10 分钟。

对于社区外科医生，外科手术量少，购买主机系统可能并不是好的选择。几家公司现正投入便携式系统的开发，为改进的示踪方法，如 Zimmer Axiem 电磁系统，医院可以按照每一病例收费形式租用这个系统，成本接近一台典型主机系统。小的电磁示踪器可置于伤口内，避免经皮钉置入。劣势在于任何铁性材料包括器械、手术台等都可能降低系统的准确度。另外，手术助手必须仔细稳定磁线圈，限制其移动并且有效地收集来自示踪器的信号。这些问题限制了这个技术的精确性和有效性。

第三个因素可相当于成本费用，即“学习曲线”的消耗。这需要外科医生和配备人员参加外科技术课程学习计算机导航。我于个人实际操作前在解剖实验室花了几个小时学习我的系统。然而，付出大量努力创造出合适的文献可以缩短这个学习过程。

全髋关节置换术

全髋关节置换术的主要缺点是费用增加，并由此带来所有如前所述全膝关节置换存在的问题。其他严重的问题是时间消耗，依照我的经验合用透视和免图像系统是非常费时的。目前免图像系统要么需用“翻转技术”即患者从仰卧位转至侧卧位，要么患者侧卧位用触点匹配方法。触点匹配方法可置于皮肤或经皮针置入。“翻转技术”虽然操作简单，但仍然需要至少15~20分钟的额外程序。定位基础平面必须是在经皮置入针设定的层面中放置，示踪器必须以快速装卸方式附着上，然后稳定光学照相机。定位完毕后，卸下示踪器，患者重新回到侧卧位，再行骨盆和大腿消毒、铺单、正式行全关节置换。我曾用透视定位行外侧入路方法，但实际上还是放弃了这种方法。标准透视C形臂图像大小有限，图像获得具有挑战性，并且费时。我想这些限制将来会用新兴技术来解决，比如术中CT，能够自动定位并带有较大的图像显示。最后，虽然迄今尚无出现这些问题的报道，但任何用经皮针置入方法的患者都有局部感染、骨折、神经瘤形成或敏感体质瘢痕形成的危险。

结论

计算机辅助外科（CAS）全膝、全髋关节置换在提高手术精度上显示出实质性进步，并将长期惠及患者。此外，在微创手术中的优势虽然尚未证实，但从逻辑上推断是可行的。跟踪方面的光学系统有很高的精确性和稳定性。电磁系统跟踪可行，但目前应用的系统精度不够。高效的免图像定位方法已成为全膝关节置换的主要应用方法。全髋关节置换存在着系统笨重、繁杂，并且无CT基础系统缺乏所需的精确度。重大改进仍会出现。

（潘涛 译　叶伟胜 校）

参考文献

1. Bargar WL, Bauer A, Boerner M. (1998) Primary and revision total hip replacement using ROBODOC. Clin Orthop Relat Res Sep;(354):82–91
2. Jaramaz B, DiGioia AM III, Blackwell M, Nikou C. (1998) Computer assisted measurement of cup placement in total hip replacement. Clin Orthop Relat Res Sep;(354):70–81
3. Petersen T, Engh G. (1988) Radiographic assessment of knee alignment after total knee arthroplasty. J Arthroplasty 3:67–72
4. Berend M, Ritter M, Meding J, et al. (2004) Tibial component failure mechanisms in total knee arthroplasty. Clin Orthop Relat Res Nov;(428):26–34
5. Yau WP, Leung A, Chiu KY, Tang WM, Ng TP. (2005) Intraobserver errors in obtaining visually selected anatomic landmarks during registration process in nonimage based navigation-assisted total knee arthroplasty. J Arthroplasty 20:591–599
6. Bathis H, Perlick L, Tingart M, et al. (2004) Alignment in total knee arthroplasty. J Bone Joint Surg Br 86:682–687
7. Sparmann M, Wolke B, Czupalla H, et al. (2003) Positioning of total knee arthroplasty with and without navigation support. J Bone Joint Surg Br 85:830–835
8. Bathis H, Perlick L, Tingart M, et al. (2004) Radiological results of image-based and non-image-based computer-assisted total knee arthroplasty. Int Orthop 28:87–90
9. Victor J, Hoste D. (2004) Image-based computer-assisted total knee arthroplasty leads to lower variability in coronal alignment. Clin Orthop Relat Res Nov;(428):131–139
10. Lionberger, DR. (2006) The attraction of electromagnetic computer navigation in orthopaedic surgery. In *Navigation and Minimally Invasive Surgery*, JB Stiehl, A Digioia, W Konermann, R Haaker (eds). Springer, Heidelberg

11. Kalairajah Y, Simpson P, Cossey AJ, Verrall GM, Spriggins AJ. (2005) Blood loss after total knee arthroplasty, effects of computer assisted surgery. J Bone Joint Surg Br 87:1480–1482
12. Kalairajah Y, Cossey AJ, Verall GM, Ludbrook G, Spriggins AJ. (2005) Are systemic emboli reduced in computer assisted surgery. J Bone Joint Surg Br 88:198–202
13. Cobb J, Henckel J, Gomes P, et al. (2006) Hands on robotic unicompartmental knee replacement. J Bone Joint Surg Br 88:188–197
14. Cossey AJ, Spriggins AJ. (2005) The use of computer-assisted surgical navigation to prevent malalignment in unicompartmental knee arthroplasty. J Arthroplasty 20:29–33
15. Jenny J-Y. (2005) Navigated unicompartmental knee replacement. Orthopaedics 28:1263–1267
16. Keene G, Simpson D, Kalairag Y. (2006) Limb alignment in computer assisted minimally-invasive unicompartmental knee replacement. J Bone Joint Surg Br 88:44–48
17. DiGioia AM, Jaramaz B, Plakseychuk AY, et al. (2002) Comparison of a mechanical acetabular alignment guide with computer placement of the socket. J Arthroplasty 17:359–364
18. Haaker R, Tiedjen K, Ottersbach A, Stiehl JB, Rubenthaler F, Shockheim M. (2007) Comparison of freehand versus computer assisted acetabular cup implantation. J Arthroplasty 22(2):151–159
19. Kalteis T, Handel M, Bathis H, Perlick L, Tingart M, Grifka J. (2006) Imageless navigation for insertion of the acetabular component in total hip arthroplasty. J Bone Joint Surg Br 88:163–167
20. Lewinnek GE, Lewis JL, Tarr R, et al. (1978) Dislocations after total hip-replacement arthroplasties. J Bone Joint Surg Am 60:217–220
21. Nogler M, Kessler O, Prassl A, et al. (2004) Reduced variability of acetabular cup positioning with use of an imageless navigation system. Clin Orthop Relat Res Sep(426):159–163
22. Stiehl JB, Heck DA. (2006) Validation of imageless total hip navigation. In *Navigation and Minimally Invasive Surgery in Orthopaedics*, JB Stiehl, A Digioia, W Konermann, R Haacker. (eds). Springer, Heidelberg
23. Stiehl JB, Heck DA, Jarmaz B, Amiot L-P. Comparison of fluoroscopic and imageless referencing in navigation of total hip arthroplasty. J Comput Assist Surg in press
24. Grutzner PA, Zheng G, Langlotz U, et al. (2004) C-arm based navigation in total hip arthroplasty – background and clinical experience. Injury 35(Suppl 1):A90

第16章 非影像依赖导航微创全膝关节置换术

S. David Stulberg

计算机辅助外科手术（CAS）已开始成为矫形外科领域中最重要的技术之一。初期这一技术集中应用于成人膝关节重建外科手术中。计算机辅助外科手术在全膝关节置换术中的价值已经在很多研究中得到确认。微创CAS在全膝关节置换术（TKA）中的应用也受到广泛和深入的关注。本章的目的：①阐述非影像依赖计算机辅助技术的基本原理；②介绍MIS技术与CAS技术相结合的原理；③描述非影像依赖导航系统的基本组件；④举例说明CAS和MIS相结合经典技术；⑤介绍应用该技术的初步结果。

计算机辅助技术在膝关节重建术中的基本原理

一个成功的膝关节重建手术要求适当的病例选择，恰当的围术期管理，正确的内植物选择和精准的外科技术。在全膝关节置换术、单髁置换术、前交叉韧带重建术和胫骨高位截骨术中不精准的重建操作所带来的影响已经被充分报道[1-35]。

在膝关节重建术中，虽然器械设备的准确性和可靠性已显著提高[36]，但即使是在有经验的外科医师参与下的植入术和下肢力线矫正术中，错误也会不断发生。人工操作完成上述手术的精准性取决于医生的知识与经验以及施行该手术的频次。

计算机辅助外科技术的发展就是要突破器械设备的固有局限性[37-72]。膝关节重建术中CAS技术的目标是提高手术过程的准确性，并降低术中发生力线矫正失误率。

在膝关节重建术中为矫正力线所进行的截骨过程中，有多个节点可以出现失误[73,74]。截骨模块或者韧带定位器可能不准确。这些工具在骨骼上的附着定位可能有误。截骨或钻孔的实际操作可能不精确（比如，锯的刀片可能偏斜）。植入物的最后插入也可能不准确。器械设备尚不能提供一种针对膝重建过程中每一操作步骤精确度的检查方法。而膝盖重建术中的CAS一体化技术能给外科医生提供一种精确摆放截骨模块的方法，并对其中的每一过程精确测量。在全膝关节微创置换术（MIS TKA）中，要做到每一操作过程的可视化是非常困难的，因此，在全膝关节置换术中，CAS对操作的每一步骤确定的测定能力就显得特别重要。这一点在MIS TKA尤为如此[73-75]。

膝关节重建术的目的在于矫正肢体对线和正确植入内置物，恢复其适当的运动解剖学关系，并保持韧带的稳固性，也是它的一贯追求目标[76-78]。普通手术器械又无法评价膝运动学以及韧带稳定性指标。CAS技术恰恰使我们在手术前就确定患膝关节运动学关系及韧带稳定性成为可能，并引导外科医生恢复所要达到的运动学关系及韧带平衡。

计算机辅助微创手术的原理

微创全膝关节置换术（MIS TKA）是一种可以减少并发症、促进伤后恢复、提高手术疗效，确保置换术精准适当地实施的外科技术。

MIS TKA 减少了重要解剖结构的显露面积，这促成了常规全膝关节置换术操作过程的大量改进。“移动窗口”的概念，即在指定时间点一部分手术视野的可视化，增强可视化的特殊牵开器已经开发成功，独特的微创手术器械也已经被设计出来。以试图优化全膝关节微创置换术为目的的各种膝关节显露方法，包括经股内侧肌下、经股内侧肌及 tri-vector 入路已被描述。此外，另由有经验的人员单独负责完成无创的、精确的手术显露，即对“协助演出”的需求已经突显。

在全膝关节微创术中手术视野的不足会造成：①移植物错位植入；②股骨、胫骨和髌骨骨折；③神经和血管损伤；④切口愈合障碍；⑤手术时间延长。

计算机辅助技术的发展克服了普通手术器械固有的局限性，有关运用常规的、广泛的外科显露技术的计算机辅助全膝关节置换术的初步报告表明 CAS 可以增加术者把握肢体和植入物力线的精准度，降低对线不良的发生率[38,67,68,77,79-105]，CAS MIS 一体化技术的原理是，即使在关键解剖标志未显露的情况下，通过运用计算机技术在微小显露下实现植入物和肢体的精确对线，并减少围术期的并发症和改善术后早期功能状态。

微创全膝关节置换技术需要对手术器械及截骨导向装置重新开发，以满足小切口和微小显露的要求。一旦将计算机辅助技术应用于微创全膝关节置换术中，其硬件、软件和导航仪器必须重新配置以适应微创显露的要求。随着计算机技术应用于膝关节微创手术，以下各项显得至关重要：①安全性；②精确性；③有效性；④经济性；⑤微创外科流程与工具的兼容性。运用计算机辅助技术在微创显露下进行全膝关节置换术时其在安全性和准确性方面的要求应与在常规显露下所进行时一致。在小切口的手术中，重要的解剖标志一定要精确定位。在微创手术过程中，示踪器和微型化导航截骨模块必须牢固地固定在骨骼上。

外科导航系统的硬件和软件要求

虽然对于计算机辅助膝关节重建手术的硬件和软件的详细描述超出了本章的范围。但是，如果外科医师懂得计算机辅助矫形手术技术系统的基本组件，就能够正确地、安全地、高效地使用该系统，也能根据手术需要对各种系统做出明智的选择。

通用的计算机辅助系统硬件设备有：①成像设备；②可以在手术室使用的计算机及外围设备和接口；③定位器和示踪器（图 16.1a，b）。

目前能够用于电脑辅助矫形外科系统的成像设备包括计算断层扫描（CT），磁共振成像（MRR）和透视[42,58,62,64,79,93-95,106,107]。这些设备用于获取与术前或者术中制订手术计划有关的解剖学信息。该计划将成为术中放置截骨模块、确定力线和膝关节稳定性的依据。虽然这样做对于膝关节重建术可能非常有用，尤其是对于机器人手术或者定制手术，然而当成像设备被用于计算机辅助的膝关节手术时，还是被外科医生认为增加了额外的繁琐步骤，并在改善手术操作等方面并没有带来明显的益处。因此，非影像依赖计算机辅助系统已经被认为是计算机辅助膝关节重建术最值得期待的方法。

计算机辅助膝关节导航系统可以被认为是瞄准装置，它能够使手术活动在操作结构图像中实时可视化。附着于相关解剖结构上的仪器的位置和朝向对于导航至关重要，非接触式系统用于肢体和计算机系统之间的信息传递。信息可以通过红外线、电磁场或超声波传送，每种方法各有利弊。所有这些方法都可以同时观看多个对象（例如两块骨骼）。

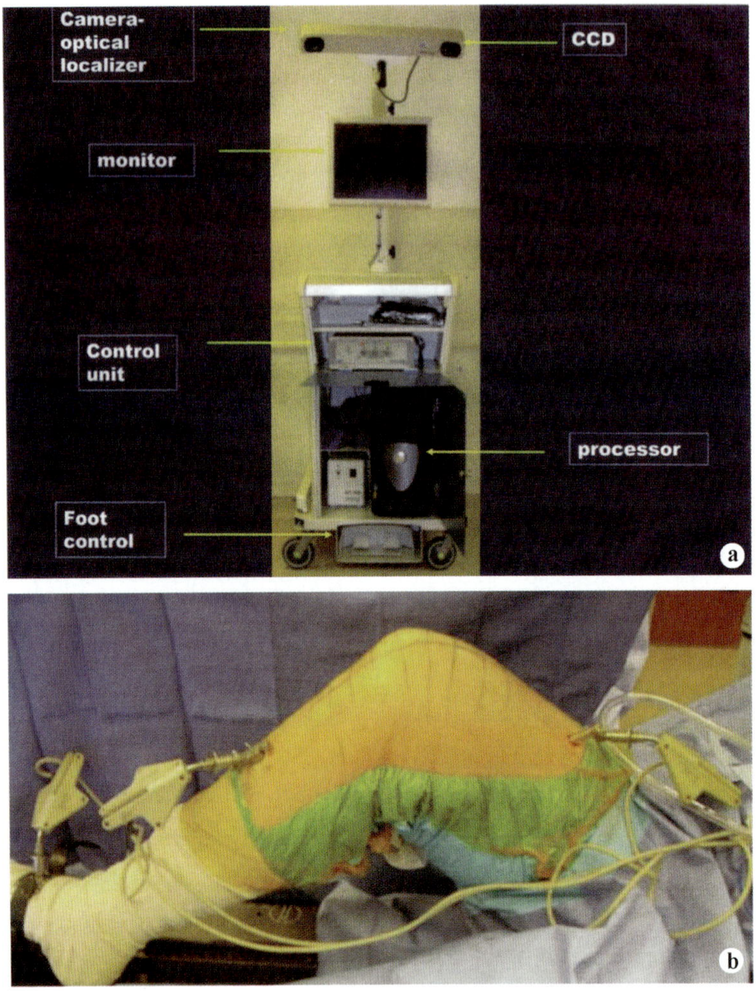

图 16.1 （a）典型的非影像依赖计算机辅助系统的硬件设施包括：带有电荷偶联元件（CCDs，“照相机”）的光学示踪器、计算机、显示屏、计算机控制单元和处理器以及外科医师与系统交流用脚踏操控系统。（b）示踪器（又叫做刚体或基准点）通过双皮质骨螺钉被牢固地固定于股骨和胫骨上。

计算机辅助系统软件的功能是将医学影像、数学算法与手术工具、手术技术整合在一起[41,42,44]。数量相对较少的软件组件是大多数非图像依赖计算机辅助系统的基础，这些组件包括编程、导航、过程引导和安全保障。

非影像依赖计算机辅助导航系统用于制定构建肢体和植入物力线这些通常依靠人工操作来完成的工作，比如肢体机械轴的重建。为了完成这个工作，必须将患者的解剖学和运动学信息传送到电脑软件上，并运用预设的几何学算法进行转换。因为骨头是坚硬的，并且假设其在操作过程中几乎不变形，所以使用的算法被称为 *rigid*，这些算法的运行要求附着在骨骼上的示踪器在手术过程中位置始终不变。基准点（基础）的注册也相当严格，发光二极管（LED）的连接物可以被称作为基准点、示踪器或刚体，附着在每一块骨骼或每一件工具上的基准点至少需要注册三个标记器以确定其位置和方向，因此，每个示踪器必须有至少三个发光二极管或反映球体。一些计算机辅助膝关节手术系统通常采用以形态学为基础的配准方法替代以基准点为基础的配准方法。这些系统在术中能测量出骨骼表面的形状，并将所获取图形与通过事先储存在电脑中的信息或医疗影像所创建的表面模型配形。在膝关节非图像依赖导航系统配准过程中要求运用运动学技术（比如，做腿部环绕运动测定股骨头的中心）和（或）表面基准点测定技术（比如，用探针接触骨骼的解剖标志）收集信息。

一旦将肢体的解剖学和运动学数据输入软件，并用几何学算法转换后，外科医师会看到一个逐次描述手术过程步骤的用户界面。

计算机辅助膝关节外科软件开发的最重要的目标之一是为外科医生分步骤描绘其所熟悉手术过程，并通过它使医生们在人工手术操作中更加得心应手。

非影像依赖计算机辅助导航微创全膝关节置换术示例

计算机辅助外科技术要求医生将新的工具融入他们十分熟悉且得心应手的常规外科手术中去。事实上，最成功的 CAS 的应用多出现在外科医生对于 CAS 的手术使用过程十分熟悉的时候。虽然计算机辅助程序在一例膝关节手术（例如，全膝关节置换术）中的应用细节不同于另一例膝部手术（例如，前交叉韧带重建术），但是基本原则和手术步骤是非常相似的。非图像依赖导航全膝关节置换术的应用是目前发展最为迅速，使用最广泛的计算机辅助膝关节重建技术。以下将简单介绍一个典型的计算机辅助全膝关节置换微创技术[169,70,107,108]。

非影像依赖计算机导航辅助技术不需要任何特殊的术前准备。外科医生在常规手术中用以确定肢体和植入物在额状面和矢状面上的对线以及植入物大小的方法，可用于 CAS 系统，机械轴校准定位及外科显露类似，下肢托架和充气止血带这些常规使用的器械也可用于 CAS。

CAS 全膝关节置换术的初始步骤是在股骨远端及胫骨近端放置螺钉或骨针，它们被钉于骨上用以连接示踪器（图 16.1b）。在安全部位做一皮肤切口，避免损伤神经血管结构，将这些装置放在皮外以使位置传感器上的摄像机获得对示踪器的良好视野。当皮肤切开、股骨远端和胫骨近端被显露后，即开始对 CAS 导航至关重要的解剖标志进行定位。通过运动学注册技术定位股骨头中心（图 16.2a，b）。髋关节可以在计算机屏幕上通过可视化线索指引而旋转，膝关节和踝关节的中心可以使用运动学（图 16.2c-f）或表面（图 16.3a-i）注册技术或两者结合来确定。安置 CAS 探针的其他解剖位置有：①股骨远端（图 16.3d，e）；②髁后线（图 16.3f）；③股骨前皮质（图 16.3f）；④髁上轴；⑤胫骨内、外侧关节表面（图 16.3g-i）。术前额状面和矢状面的校准、屈伸度和活动的范围，可以随后进行测量和录入（图 16.4）。

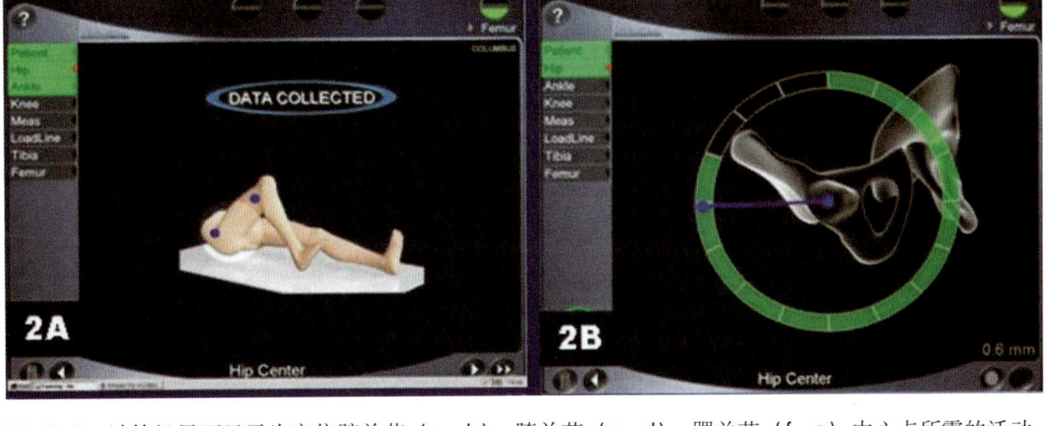

图 16.2　计算机界面显示为定位髋关节（a，b）、膝关节（c，d）、踝关节（f，g）中心点所需的活动。

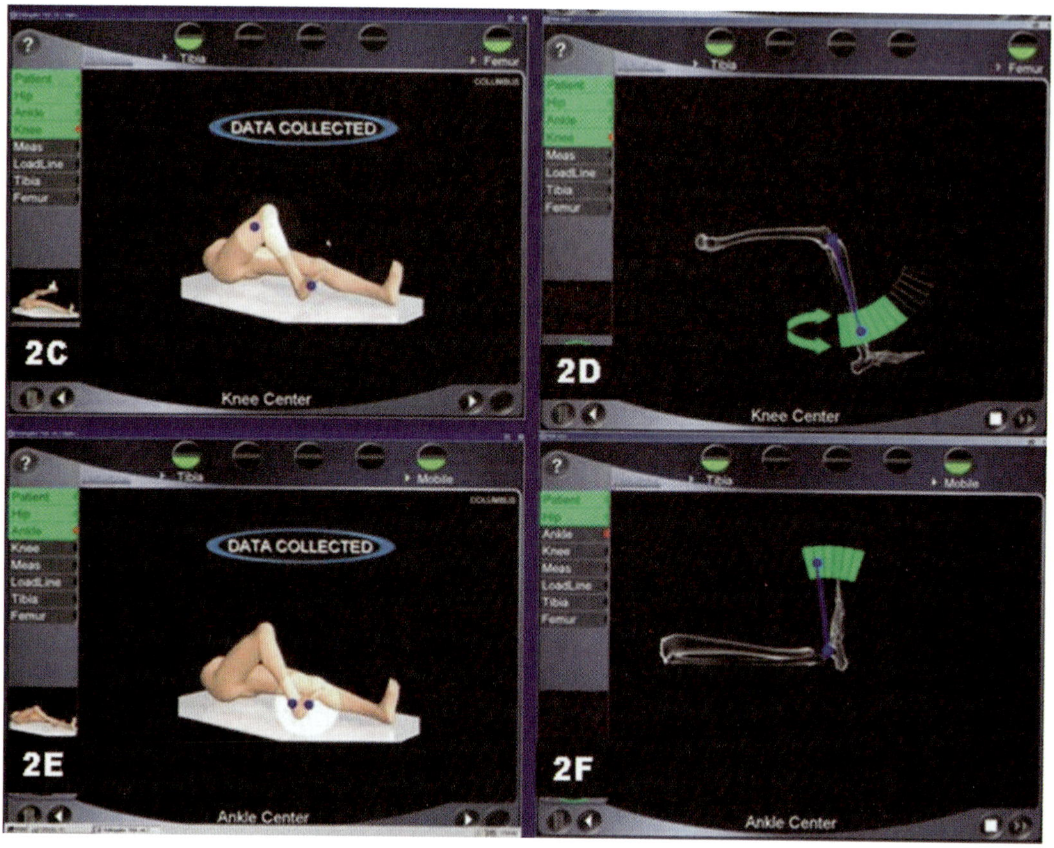

图 16.2 （续）

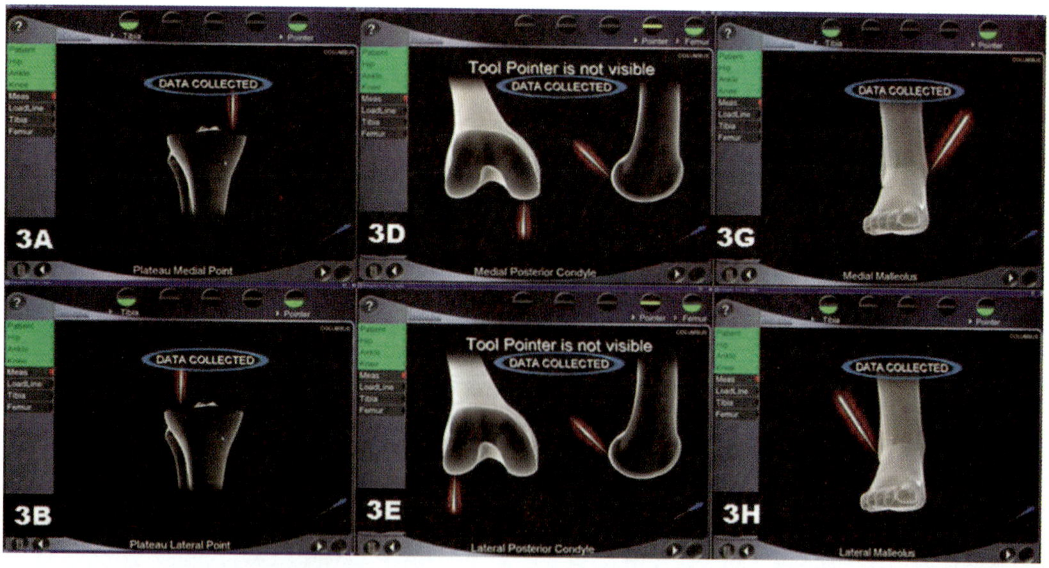

图 16.3 计算机界面显示必要的表面注册点包括：胫骨内外侧髁的关节面和胫骨的中心点（a-c），股骨远端关节面和后踝线的定位（d-e），股骨前皮质的定位（f）和踝关节中心定位（g-i）。

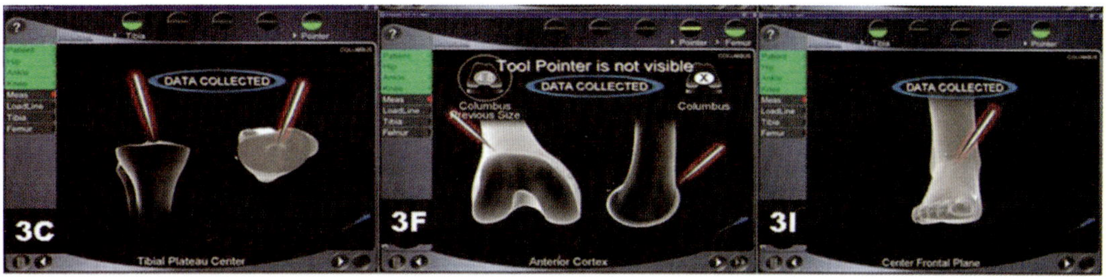

图 16.3　（续）

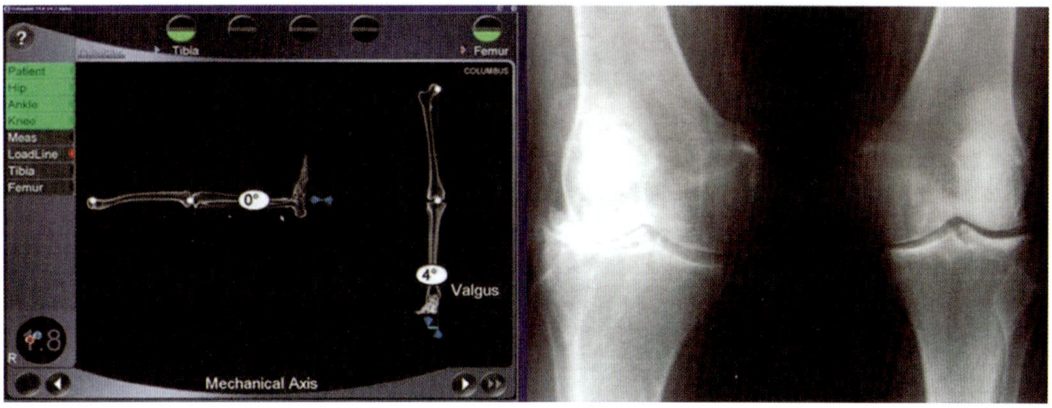

图 16.4　术前计算机屏幕上描绘的力线与术前站立位 X 线片上的力线相关联。

对于韧带平衡技术（类似于 Install 描述的那样[13]）和解剖入路[12]，可使用 CAS MIS TKA 技术。当股骨或者胫骨术前准备完成后，便可以开始使用 CAS 程序。在图例中，已完成解剖显露。首先进行股骨远端截骨，将附有示踪器的股骨远端截骨模块放置在该股骨的前皮质处。CAS 系统可以引导该模块在上下、内外翻、屈伸位上的放置调整（图 16.5a，b）。使用前后向参照技术，CAS 可以确定股骨部假体的大小和摆放的前后位置，

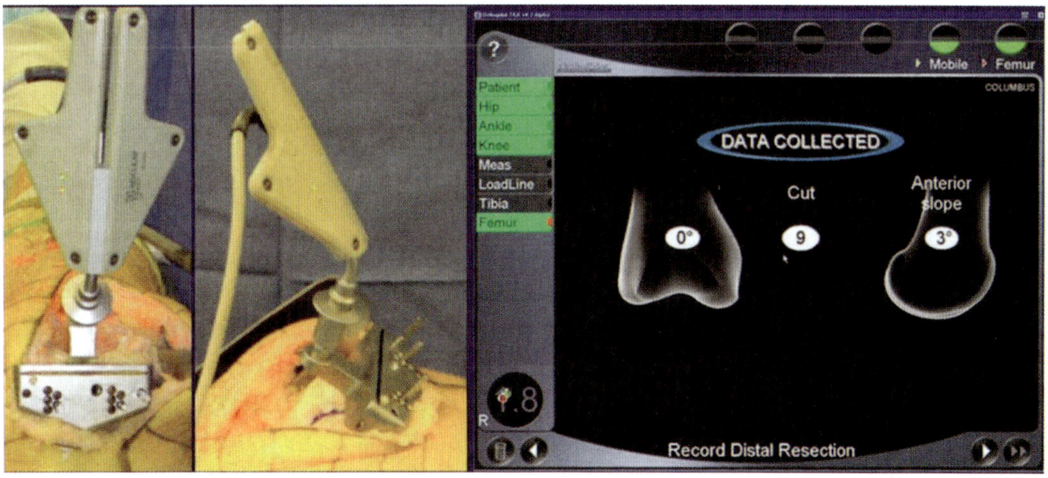

图 16.5　股骨远端截骨（a）附着着示踪器的股骨远端截骨模块的额面位和矢状位像。（b）电脑界面显示股骨远端截骨模块的位置包括额面位（0°）、矢状位（前倾 3°）的机械力线和截骨深度（9mm）。

通过髁后线、上髁线、髌骨沟（Whitesides线）。CAS系统可以协助确定股骨部假体旋转定位。一个单一的导航工具可以用来确定所有股骨假体安装的对线和组件大小（图16.6a，b）。通过CAS系统，一个安装有示踪器的胫骨截骨模块，可以被放置在理想位置，并置于指定的切割水平线上（图16.7a，b）。

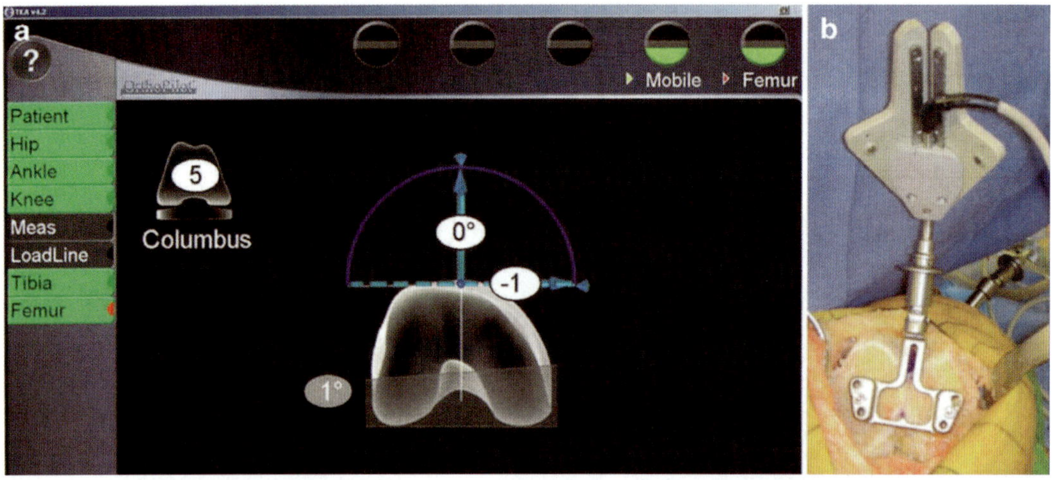

图16.6 股骨远端截骨模块建立四向定位。(a) 计算机界面显示截骨模块的旋转度（与Whitesides线成0°角）和股骨置换假体组件的前后位置（前皮质前1mm）。(b) 一个附着有示踪器的导航工具在旋转、前后四个方向建立股骨截骨模块的定位。

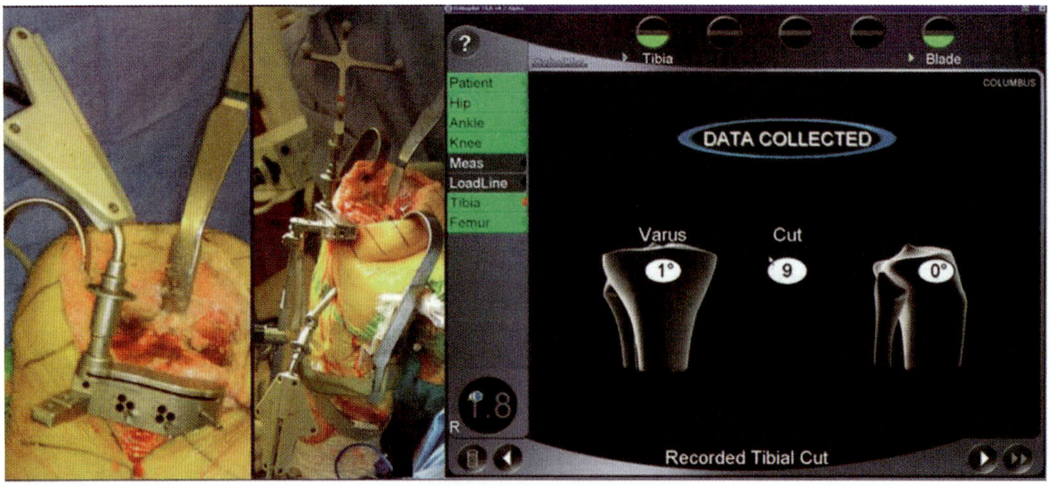

图16.7 胫骨近端截骨 (a) 附着有示踪器的胫骨近端截骨模块的额状面和矢状面的位置。(b) 计算机界面显示胫骨近端截骨模块的位置包括额状面（内翻1°）、矢状面（0°）和截骨深度（9mm）。

完成股骨和胫骨截骨后，可以施行复位。聚乙烯衬垫是平衡膝关节屈伸的最佳选择。导航系统被用于测量最终的肢体力线、屈伸方向的内外侧轴线及活动范围。要建立一个平衡的、对线良好的膝关节，系统可被用于指导膝关节内、外、后侧的软组织松解。当植入完成以后，应用导航系统测量最终额状面和矢状面上的肢体对线、关节内外侧稳定性和最终活动范围（图16.8）。

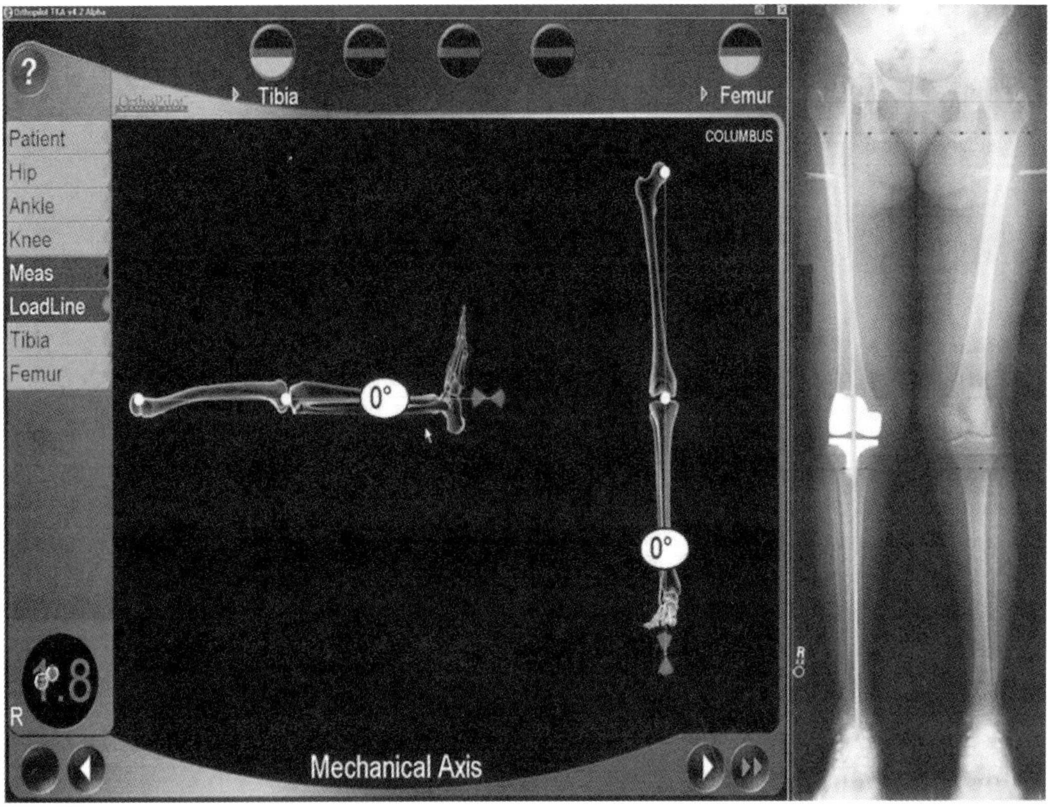

图 16.8　计算机屏幕上最终的额状面和矢状面的力线与术后站立位下肢全长 X 线片相关联。(见彩图)

CAS MIS 全膝关节置换术的临床结果

一项前瞻性研究比较了计算机辅助微创膝关节置换术和人工微创膝关节置换术。

方法

78 例 MIS TKA 均由一位具有丰富经验的外科医师通过手工和 CAS 技术来施行。78 例 TKA 中 40 例通过手工操作，其余 38 例通过 CAS 技术操作。这两组病例年龄、性别、身体质量指数（BMI）、诊断、手术技术、植入物及围术期管理方面相互等同。一位对手术不知情的医生在术前和术后第 4 周、6 个月和 1 年进行临床检查。术前和术后的放射线照相对冠状位机械轴和矢状位胫骨及股骨轴的测量由一位对此项技术不知情的检测者进行，运用膝关节协会评分系统评估临床和功能结果，涉及活动范围，疼痛，膝关节的稳定性，患者的行走能力，活动的独立性等几项指标（表 16.1）。每例患者均使用保留交叉韧带的 Aesculap's OrthoPilot 假体，手术采用 Acsculap's OrthoPilot 图像导航系统，这项研究由西北大学（Northwestern University）审查委员会认证。这位外科医师在接触 CAS 技术之前的常规 MIS 手术操作的精准度曾被事先报道过[69]。

表 16.1　统计学数据

	单髁人工操作	单髁 CAS	合计
患者数	40	38	78
年龄(年龄段)	64.0(25.1～87.5)	65.7(48.0～86.1)	64.8(25.1～87.5)
性别(男性所占百分比)	43%	37%	40%
诊断(骨关节炎所占百分比)	100	100	100
身高体重比平均值	31.5(19.6～54.8)	33.9(23.9～44.2)	32.7(19.6～54.8)
术前机械轴对线(内翻+,外翻-)	5.2(-27～22)	8.9(-12～20)	6.8(-27～22)
术前膝关节评分(范围)	48.1(17～77)	44.5(22～79)	46.3(17～79)
术前功能评分(范围)	56.7(35～80)	50.4(30～80)	53.6(30～80)
术前活动范围	113.7(70～140)	112.1(70～140)	112.9(70～140)
术前疼痛测量(范围)	12.8(0～30)	12.0(0～45)	12.4(0～45)

结果

术后 1 个月和 6 个月的临床功能评分，MIS CAS TKA 和手动 MIS TKA 的患者之间没有明显的差异（图 16.2）。从术前到术后 1 个月以及 6 个月其临床和功能评分平均变化率也类似。CAS 组患者在术后 1 个月疼痛值略高（疼痛更少），但在 6 个月时无明显差异。在术后 1 个月和 6 个月，关节活动度并没有显著的不同。就输血单位数来说，CAS 患者需要量稍多。而应用止血带的平均时间，CAS 所需时间比手动 TKA 长 27 分钟（表 16.2）。机械轴、矢状面股骨轴和矢状面胫骨的影像学结果并没有显著差异（表 16.3）。

表 16.2　选择性指标结果

	单髁人工操作			单髁 CAS			合计		
	平均值	范围	标准差	平均值	范围	标准差	平均值	范围	标准差
膝关节评分[a](术前)	48.1	(17,77)	15.0	44.6	(22,79)	13.7	46.3	(17,79)	14.4
膝关节评分(术后 1 个月)	69.1	(40,100)	14.3	75.4	(45,98)	13.5	72.2	(40,100)	14.1
膝关节评分(术后 6 个月)	84.6	(23,100)	18.3	83.4	(32,100)	18.5	84.0	(23,100)	18.2
功能评分(术前)	56.7	(35,80)	17.8	50.4	(30,80)	12.2	53.6	(30,80)	12.6
功能评分(术后 1 个月)	48.9	(20,100)	17.8	50.3	(20,90)	14.9	49.6	(20,100)	16.3
功能评分(术后 6 个月)	62.0	(45,90)	15.7	64.0	(30,100)	19.4	62.9	(30,100)	20.0
关节活动度(术前)	113.	(70,140)	15.7	112.	(70,140)	15.0	112.9	(70,140)	15.3
关节活动度(术后 1 个月)	103.	(65,135)	13.5	105.	(80,125)	10.2	104.1	(65,135)	11.9
关节活动度(术后 6 个月)	116	(100,135)	8.7	117.	(105,135)	8.1	116.4	(100,135)	8.4
疼痛值测定[b](术前)	12.8	(0,30)	9.1	12.0	(0,45)	9.7	12.4	(0,45)	9.3
疼痛值测定(术后 1 个月)	25.6	(10,50)	12.5	29.3	(0,50)	12.9	27.4	(0,50)	12.8
疼痛值测定(术后 6 个月)	39.5	(20,50)	10.7	36.5	(0,50)	15.6	38.1	(0,50)	13.1
输血单位数	0.4	(0,4)	0.76	0.6	(0,3)	0.82	0.48	(0,4)	1.1
止血带时间(分钟)	72.9	(47,110)	13.7	99.6	(60,131)	16.3	85.1	(47,147)	19.3
机械轴(术后 X 线片)内翻(+);外翻(-)	-0.24	(-6.8)	3.5	2.1	(-3.7)	2.7	0.80	(-6.8)	3.1
股骨角度(术后)	2.6	(-6.9)	3.2	2.2	(-2.7)	2.2	2.5	(-6.9)	2.6
胫骨角度(术后)	88.1	(83.91)	1.7	88.0	(83.92)	1.9	88.0	(83.92)	1.8

a. 最高评分值=100

b. 疼痛最大值=0;无痛值=50

表 16.3　术前、术后 1 个月、术后 6 个月变量变化

	单髁人工操作			单髁 CAS			合计		
	平均值	范围	标准差	平均值	范围	标准差	平均值	范围	标准差
膝关节评分变化(术前-术后 1 个月)	20.9	(-18,64)	21.3	30.8	(-15,71)	20.6	25.8	(-18,71)	21.4
膝关节评分变化(术前-术后 6 个月)	36.7	(-26,76)	6.0	36.9	(-6,73)	25.7	36.8	(-26,76)	25.5
活动度评分变化(术前-术后 1 个月)	-4.4	(-40,65)	21.0	-2.0	(-35,55)	22.3	-3.2	(-40,65)	21.4
活动度评分变化(术前-术后 6 个月)	4.6	(-20,35)	14.5	12.7	(-20,30)	13.5	8.7	(-20,35)	14.3
活动范围变化(术前-术后 1 个月)	-10.5	(-57,38)	16.7	-4.7	(-48,100)	24.4	-7.7	(-57,100)	20.8
活动范围变化(术前-术后 6 个月)	3.3	(-15,30)	11.6	8.1	(-87,100)	36.1	5.5	(-87,100)	25.7
疼痛测定值变化(术前-术后 1 个月)	12.8	(-20,45)	13.7	17.4	(-25,45)	15.2	15.1	(-25,45)	14.6
疼痛测定值变化(术前-术后 6 个月)	25.5	(0,50)	15.2	21.5	(-10,50)	17.9	23.6	(-10,50)	16.4

讨论

与资深作者最初使用 CAS 技术的经验有所不同[71,103]，本研究发现，使用 CAS 和手工操作技术之间的 X 线对线差异无统计学意义。这说明了，不仅外部因素诸如植入物和机械定位系统在技术上的进步能使手动 TKA 更准确地实施，而且在资深人员长达四年多广泛应用 CAS 的经验之下，手工操作全膝关节置换术也得到了改进。在这项研究中，通过使用非影像依赖导航技术来获取对线信息，使手工操作 MIS 手术技术得到发展[37,69,73]。虽然手工操作技术的改进可以提高其在 MIS TKA 的精确性，但对至关重要的对线标志进行精准定位依然存在内在局限性[37,45]。此外，MIS TKA 技术中的每个步骤的精确度测量，不能用普通人工置换术的器械来进行。许多研究证实：相对于人工 TKA，CAS 具有更卓越的影像学力线定位。因此，在此项研究中 MIS 的机械轴线系统上的改变不足以说明同等的校准水平。

这项研究表明，通过术中的反馈和导航系统的广泛使用，可以使人工 MIS TKA 技术的影像学测量近似于 CAS MIS TKA 的效果。通过校正观念的改进、术中判断能力的提高以及技术上的进步，使人工 TKA 与 CAS 技术在影像学校准方面没有明显的差异是有可能的。

在此项研究中，客观的和主观的功能结果在 CAS 技术和手动 TKA 中差距并不明显。早期随访结果显示，术后患者的疼痛程度、关节活动范围、膝关节的稳定性、活动能力和行动的独立性，这些对于全膝关节置换术后患者最为重要的指标并没有显著的差异。因此，即使是标准的 X 线片也不能发现在对线上的微小差异，而这些差异并不影响短期的临床检查和功能恢复。重要的是要注意到此项研究在其研究时间段内的局限性。TKA 远期成功高度取决于适当的肢体和假体的对线，那些标准 X 线片影像之下很难发现的差异在长期随诊患者身上可能会变得更加明显。

小结

在微创关节置换手术中备受关注的，同时也是外科医生所关注的是能否在外科手术暴露减小的情况下保持精确的植入和下肢力线[75]。非冠状截骨平面技术的应用（例如quadrant sparing 内侧入路）正清楚地表明植入物在平面的位置如何强烈地影响其在其他平面的位置[74]。CAS 系统在促进 MIS 膝关节手术发展方面具有巨大的潜力，然而，CAS 的硬件和软件必须不断升级，以保证发展中的 MIS 系统安全、精准、有效地运行。

（吴英华 孟晓辉 李世民 译　李世民 校）

参考文献

1. Aglietti P, Buzzi R. Posteriorly stabilized total-condylar knee replacement. J Bone Joint Surg 1988; 70-B(2):211–216
2. Ayers DC, Dennis DA, Johanson NA, et al. Common complications of total knee arthroplasty. J Bone J Surg 1997;2(79A):278–311
3. Bargren JH, Blaha JD, Freeman MAR. Alignment in total knee arthroplasty: correlated biomechanical and clinical observations. Clin Orthop Relat Res 1983 Mar;(173):178–183
4. Berger RA, Crosset LS, Jacobs JJ. Malrotation causing patellofemoral complications after total knee arthroplasty. Clin Orthop Relat Res 1998 Nov;(356): 144–153
5. Cartier P, Sanouillier JL, Frelsamer RP. Unicompartmental knee arthroplasty surgery. 10-year minimum follow-up period. J Arthroplasty 1996;11:782–788
6. Dorr LD, Boiardo RA. Technical considerations in total knee arthroplasty. Clin Orthop Relat Res 1986 Apr;(205):5–11
7. Ecker ML, Lotke PA, Windsor RE, et al. Long-term results after total condylar knee arthroplasty. Significance of radiolucent lines. Clin Orthop Relat Res 1987 Mar;(216):151–158
8. Fehring TK, Odum S, Griffin WL, Mason JB, Naduad M. Early failures in total knee arthroplasty. Clin Orthop Relat Res 2001 Nov;(392):315–318
9. Feng EL, Stulberg SD, Wixson RL. Progressive subluxation and polyethylene wear in total knee replacements with flat articular surfaces. Clin Orthop Relat Res 1994 Feb;(299):60–71
10. Goodfellow JW, O'Connor JJ. Clinical results of the Oxford knee. Clin Orthop Relat Res 1986 Apr;(205): 21–24
11. Hsu HP, Garg A, Walker PS, Spector M, Ewald FC. Effect on knee component alignment on tibial load distribution with clinical correlation. Clin Orthop Relat Res 1989 Nov;(248):135–144
12. Insall JW. Surgical approaches to the knee. In Insall JN (ed), *Surgery of the Knee*, Churchill Livingston, New York, 1984, pp. 41–54
13. Insall JN, Binzzir R, Soudry M, Mestriner LA. Total knee arthroplasty. Clin Orthop Relat Res 1985 Jan-Feb;(192):13–22
14. Insall JN, Ranawat CS, Aglietti P, Shine J. A comparison of four models of total knee-replacement prosthesis. J Bone Joint Surg 1976;58A:754–765
15. Jeffcote B, Shakespeare D. Varus/valgus alignment of the tibial component in total knee arthroplasty. Knee 2003;10(3):243–247
16. Jeffery RS, Morris RW, Denham RA. Coronal alignment after total knee replacement. J Bone Joint Surg 1991;73B:709–714
17. Jiang CC, Insall JN. Effect of rotation on the axial alignment of the femur. Clin Orthop Relat Res 1989 Nov;(248):50–56
18. Laskin RS. Alignment of the total knee components. Orthopedics 1984;7:62
19. Laskin RS. Total condylar knee replacement in patients who have rheumatoid arthritis. A ten year follow-up study. J Bone Joint Surg 1990;72A: 529–535
20. Laskin RS, Turtel A. The use of an intramedullary tibial alignment guide in total knee replacement arthroplasty. Am J Knee Surg 1989;2:123
21. Nuno-Siebrecht N, Tanzer M, Bobyn JD. Potential errors in axial alignment using intramedullary instrumentation for total knee arthroplasty. J Arthroplasty 2000;15:228–230
22. Oswald MH, Jacob RP, Schneider E, Hoogewoud H. Radiological analysis of normal axial alignment of femur and tibia in view of total knee arthroplasty. J Arthroplasty 1993;8:419–426
23. Petersen TL, Engh GA. Radiographic assessment of knee alignment after total knee arthroplasty. J Arthroplasty 1988;3:67–72
24. Piazza SJ, Delp SL, Stulberg, SD, Stern SJ. Posterior tilting of the tibial component decreases femoral rollback in posterior-substituting knee replacement. J Orthop Res 1998;16:264–270
25. Ranawat CS, Boachie-Adjei O. Survivorship analysis and results of total condylar knee arthroplasty. Clin Orthop Relat Res 1988 Jan;(226):6–13
26. Rand JA, Coventry MB. Ten-year evaluation of geometric total knee arthroplasty. Clin Orthop Relat Res 1988 Jul;(232):168–173
27. Ritter MA, Faris PM, Keating EM, Meding JB. Postoperative alignment of total knee replacement. Its effect on survival. Clin Orthop Relat Res 1994 Feb;(299):153–156
28. Ritter M, Merbst WA, Keating EM, Faris PM.

Radiolucency at the bone-cement interface in total knee replacement. J Bone Joint Surg 1991;76A:60–65
29. Sharkey PF, Hozack WJ, Rothman RH, et al. Why are total knee arthroplasties failing today? Clin Orthop Relat Res 2002 Nov;(404):7–13
30. Stern SH, Insall JN. Posterior stabilized prosthesis: results after follow-up of 9–12 years. J Bone Joint Surg 1992;74A:980–986
31. Teter KE, Bergman D, Colwell CW. Accuracy of intramedullary versus extramedullary tibial alignment cutting systems in total knee arthroplasty. Clin Orthop Relat Res 1995 Dec;(321):106–110
32. Tew M, Waugh W. Tibiofemoral alignment and the results of knee replacement. J Bone Joint Surg 1985; 67B:551–556
33. Townley CD. The anatomic total knee: instrumentation and alignment technique. The Knee: papers of the First Scientific Meeting of the Knee Society. Baltimore University Press, Baltimore, MD, 1985, pp. 39–54
34. Vince KIG, Insall JN, Kelly MA. The total condylar prosthesis. 10 to 12 year results of a cemented knee replacement. J Bone Joint Surg 1989;71B:93–797
35. Wasielewski RC, Galante JO, Leighty R, Natarajan RN, Rosenberg AG. Wear patterns on retrieved polyethylene tibial inserts and their relationship to technical considerations during total knee arthroplasty. Clin Orthop Relat Res 1994 Feb;(299):31–43
36. Hungerford DS, Kenna RV. Preliminary experience with a total knee prosthesis with porous coating used without cement. Clin Orthop Relat Res 1983 Jun;(176):95–107
37. Currie J, Varshney A, Stulberg SD, Adams A, Woods O. The reliability of anatomic landmarks for determining femoral implant=rotation in TKA surgery: implications for CAOS TKA. Presented at the Annual Meeting of Mid-America Orthopaedic Association, Amelia Island, FL, 2005
38. Delp SL, Stulberg SD, Davies B, Picard F, Leitner F. Computer assisted knee replacement. Clin Orthop Relat Res 1998 Sep;(354):49–56
39. Eichorn H.-J. Image-free navigation in ACL replacement with the OrthoPilot System. In Steihl JB, Konermann WH, Haaker RG (eds), *Navigation and Robotics in Total Joint and Spine Surgery*, Springer, Berlin, 2004, pp. 387–396
40. Ellis RE, Rudan JF, Harrison, MM. Computer-assisted high tibial osteotomies. In DiGioia AM, Jaramaz B, Picard R, Nolte PL (eds), *Computer and Robotic Assisted Knee and Hip Surgery*, Oxford University Press, Oxford, 2004, pp. 197–212
41. Fadda M, Bertelli D, Martelli S, et al. Computer assisted planning for total knee arthroplasty. Proceedings of the First Joint Conference on Computer Vision, Virtual Reality and Robotics in Medicine and Medial Robotics and Computer Assisted Surgery, Grenoble, France. Springer, Berlin, 1997, pp. 619–628
42. Froemel M, Portheine F, Ebner M, Radermacher K. Computer assisted template based navigation for total knee replacement. North American Program on Computer Assisted Orthopaedic Surgery, 6–8 July 2001, Pittsburgh, PA
43. Garbini JL, Kaiura RG, Sidles JA, Larson RV, Matsen FA. Robotic instrumentation in total knee arthroplasty. 33 rd Annual Meeting, Orthopaedic Research Society, 19–22 January 1987, San Francisco, CA
44. Garg A, Walker PS. Prediction of total knee motion using a three-dimensional computer graphics model. J Biochem 1990;23:45–58
45. Jenny JY, Boeri C. Low reproducibility of the intraoperative measurement of the transepicondylar axis during total knee replacement. Acta Orthop Scand 2004;75(1):74–77
46. Julliard R, Lavallee S, Dessenne V. Computer assisted anterior cruciate ligament reconstruction of the anterior cruciate ligament. Clin Orthop Relat Res 1998 Sep;(354):57–64
47. Julliard R, Plaweski S, Lavallee S. ACL surgetics: an efficient computer-assisted technique for ACL reconstruction. In Steihl JB, Konermann WH, Haaker RG (eds), *Navigation and Robotics in Total Joint and Spine Surgery*, Springer, Berlin, 2004, pp. 405–411
48. Kaiura RG. Robot assisted total knee arthroplasty investigation of the feasibility and accuracy of the robotic process. Master's Thesis, Mechanical Engineering, University of Washington, Seattle, WA, 1986
49. Kienzle TC, Stulberg SD, Peshkin M, et al. A computer-assisted total knee replacement surgical system using a calibrated robot. Orthopaedics. In Taylor RH, et al. (eds), *Computer Integrated Surgery*. MIT Press, Cambridge, MA 1996, pp. 409–416
50. Kinzel V, Scaddan M, Bradley B, Shakespeare D. Varus/valgus alignment of the femur in total knee arthroplasty. Can accuracy be improved by preoperative CT scanning? Knee 2004;11(3):197–201
51. Klos TVS, Habets RJE, Banks AZ, Banks SA, Devilee RJJ, Cook FF. Computer assistance in arthroscopic anterior cruciate ligament reconstruction. In DiGioia AM, Jaramaz B, Picard R, Nolte PL (eds), *Computer and Robotic Assisted Knee and Hip Surgery*, Oxford University Press, Oxford, 2004, pp. 229–234
52. Krackow K, Serpe L, Phillips MJ, et al. A new technique for determining proper mechanical axis alignment during total knee arthroplasty. Orthopedics 1999;22(7):698–701
53. Kuntz M, Sati M, Nolte LP, et al. Computer assisted total knee arthroplasty. International symposium on CAOS: 2000, February 17–19, Davos, Switzerland
54. Leitner F, Picard F, Minfelde R, et al. Computer-assisted knee surgical total replacement. First Joint Conference of CVRMed and MRCAS, Grenoble, France. Springer, Berlin, 1997, pp. 629–638
55. Leitner F, Picard F, Minfelde R, et al. Computer assisted knee surgical total replacement. Proceedings of the First Joint Conference on Computer Vision, Virtual Reality and Robotics in Medicine and Medical Robotics and Computer Assisted Surgery, Grenoble, France. Springer, Berlin, 1997, pp. 630–638
56. Martelli M, Marcacci M, Nofrini L, LA Palombara F, Malvisi A, Iacono F, Vendruscolo P, Pierantoni M. Computer- and robot-assisted total knee replace-

ment: analysis of a new surgical procedure. Ann Biomed Eng 2000;28(9):1146–1153
57. Matsen FA, Garbini JL, Sidles JA. Robotic assistance in orthopaedic surgery. A proof of principle using distal femoral arthroplasty. Clin Orthop Relat Res 1993 Nov;(296):178–186
58. Nizard R. Computer assisted surgery for total knee arthroplasty. Acta Orthop Belg 2002;68(3):215–230. [Review]
59. Noble PC, Sugano N, Johnston JD, Thompson MT, Conditt MA, Engh CA Sr, Mathis KB. Computer simulation: how can it help the surgeon optimize implant position? Clin Orthop Relat Res 2003 Dec;(417):242–252. [Review]
60. Peterman J, Kober R, Heinze R, Frolich JJ, Heeckt PF, Gotzen L. Computer-assisted planning and robot assisted surgery in anterior cruciate ligament reconstruction. Oper Techn Orthop 2000;10:50–55
61. Picard F, Leitner F, Raoult O, Saragaglia D. Computer assisted knee replacement. Location of a rotational center of the knee. Total knee arthroplasty. International Symposium on CAOS, February 2000
62. Picard F, Moody JE, DiGioia AM, Jaramaz B, Plakseychuk AY, Sell D. Knee reconstructive surgery: preoperative model system. In DiGioia AM, Jaramaz B, Picard R, Nolte PL (eds), *Computer and Robotic Assisted Knee and Hip Surgery*, Oxford University Press, Oxford, 2004, pp. 139–156
63. Picard F, Moody JE, DiGioia AM, Martinek V, Fu FH, Rytel MJ, Nikou C, LaVarca RS, Jaramaz B. ACL reconstruction-preoperative model system. In DiGioia AM, Jaramaz B, Picard R, Nolte PL (eds), *Computer and Robotic Assisted Knee and Hip Surgery*, Oxford University Press, Oxford, 2004, pp. 213–228
64. Radermacher K, Staudte HW, Rau G. Computer assisted orthopaedic surgery with image-based individual templates. Clin Orthop Relat Res 1998 Sep;(354):28–38
65. Saragaglia D, Picard F. Computer-assisted implantation of total knee endoprosthesis with no preoperative imaging: the kinematic model. In Steihl JB, Konermann WH, Haaker RG (eds), *Navigation and Robotics in Total Joint and Spine Surgery*, Springer, Berlin, 2004, pp. 226–233
66. Sati M, Staubli HU, Bourquin Y, Kunz M, Nolte LP. CRA hip and knee reconstructive surgery: ligament reconstructions in the knee-intra-operative model system (non-image based). In DiGioia AM, Jaramaz B, Picard R, Nolte PL (eds), *Computer and Robotic Assisted Knee and Hip Surgery*, Oxford University Press, Oxford, 2004, pp. 235–256
67. Siebert W, Mai S, Kober R, Heeckt PF. Technique and first clinical results of robot-assisted total knee replacement. Knee 2002;9(3):173–180
68. Stulberg SD, Eichorn J, Saragaglia D, Jenny J-Y. The rationale for and initial experience with a knee suite of computer assisted surgical applications. Third International CAOS Meeting, June, 2003, Marbella, Spain
69. Stulberg SD, Picard F, Saragaglia D. Computer assisted total knee arthroplasty. Operative techniques. Orthopaedics 2000;10(1):25–39
70. Stulberg SD, Saragaglia D, Miehlke R. Total knee replacement: navigation technique intra-operative model system. In DiGioia AM, Jaramaz B, Picard R, Nolte PL (eds), *Computer and Robotic Assisted Knee and Hip Surgery*, Oxford University Press, Oxford, 2004, pp. 157–178
71. Stulberg SD, Sarin V, Loan P. X-ray vs. computer assisted measurement techniques to determine pre and post-operative limb alignment in TKR surgery. Proceedings of the Fourth Annual American CAOS meeting, July 2001, Pittsburgh, PA
72. Tibbles L, Lewis C, Reisine S, Rippey R, Donald M. Computer assisted instruction for preoperative and postoperative patient education in joint replacement surgery. Comput Nurs 1992;10(5):208–212
73. Koyonos L, Granieri M, Stulberg SD. At what steps in performance of a TKA do errors occur when manual instrumentation is Used. Presented at the Annual Meeting of American Academy of Orthopaedic Surgeons, 2005, Washington, DC
74. Stulberg SD, Koyonos L, McClusker S, Granieri M. Factors affecting the accuracy of minimally invasive TKA. Presented at the Annual Meeting of American Academy of Orthopaedic Surgeons, 2005, Washington, DC
75. Tria AJ Jr. Minimally invasive total knee arthroplasty: the importance of instrumentation. Orthop Clin North Am 2004;35(2):227–234
76. Briard JL, Stindel E, Plaweski S, et al. CT free navigation with the LCS surgetics station: a new way of balancing the soft tissues in TKA based on bone morphing. In Steihl JB, Konermann WH, Haaker RG (eds), *Navigation and Robotics in Total Joint and Spine Surgery*, Springer, Berlin, 2004, pp. 274–280
77. Konermann WH, Kistner S. CT-free navigation including soft-tissue balancing: LCS-TKA and vector vision systems. In Steihl JB, Konermann WH, Haaker RG (eds), *Navigation and Robotics in Total Joint and Spine Surgery*, Springer, Berlin, 2004, pp. 256–265
78. Strauss JM, Ruther W. Navigation and soft tissue balancing of LCS total knee arthroplasty. In Steihl JB, Konermann WH, Haaker RG (eds), *Navigation and Robotics in Total Joint and Spine Surgery*, Springer, Berlin, 2004, pp. 266–273
79. Bathis H, Perlick L, Tingart M, Luring C, Perlick C, Grifka J.Radiological results of image-based and non-image-based computer-assisted total knee arthroplasty. Int Orthop 2004;28(2):87–90
80. Bohler M, Messner M, Glos W, Riegler ML. Computer navigated implantation of total knee prostheses: a radiological study. Acta Chir Aust 2000;33(Suppl):63
81. Clemens U, Konermann WH, Kohler S, Kiefer H, Jenny JY, Miehlke RK. Computer-assisted navigation with the OrthoPilot System using the search evolution TKA prosthesis. In Steihl JB, Konermann WH, Haaker RG (eds), *Navigation and Robotics in Total Joint and Spine Surgery*, Springer, Berlin, 2004, pp. 236–241
82. Jenny JY, Boeri C. Computer-assisted total knee prosthesis implantation without preoperative imaging. A comparison with classical instrumentation.

Presented at the Fourth Annual North American Program on Computer Assisted Orthopaedic Surgery, 2000, Pittsburgh, PA

83. Jenny JY, Boeri C. Implantation d'une prothese totale de genou assistee par ordinateur. Etude comparative cas-temoin avec une instrumentaiton traditionnelle. Rev Chir Orthop 2001;87:645–652
84. Jenny JY, Boeri C. Navigated implantation of total knee prostheses: a comparison with conventional techniques. Z Orthop Ihre Grenzgeb 2001;139:117–119
85. Jenny JY, Boeri C. Unicompartmental knee prosthesis. A case-control comparative study of two types of instrumentation with a five year follow-up. J Arthroplasty 2002;17:1016–1020
86. Jenny JY, Boeri C. Unicompartmental knee prosthesis implantation with a non-image based navigation system. In DiGioia AM, Jaramaz B, Picard R, Nolte PL (eds), *Computer and Robotic Assisted Knee and Hip Surgery*, Oxford University Press, Oxford, 2004, pp. 179–188
87. Konermann WH, Sauer MA. Postoperative alignment of conventional and navigated total knee arthroplasty. In Steihl JB, Konermann WH, Haaker RG (eds), *Navigation and Robotics in Total Joint and Spine Surgery*, Springer, Berlin, 2004, pp. 219–225
88. Lampe F, Hille E. Navigated implantation of the Columbus total knee arthroplasty with the OrthoPilot System: Version 4.0. In Steihl JB, Konermann WH, Haaker RG (eds), *Navigation and Robotics in Total Joint and Spine Surgery*, Springer, Berlin, 2004, pp. 248–253
89. Mattes T, Puhl W. Navigation in TKA with the Navitrack System. In Steihl JB, Konermann WH, Haaker RG (eds), *Navigation and Robotics in Total Joint and Spine Surgery*, Springer, Berlin, 2004, pp. 293–300
90. Miehlke RK, Clemens U, Jens J-H, Kershally S. Navigation in knee arthroplasty: preliminary clinical experience and prospective comparative study in comparison with conventional technique. Z Orthop Ihre Grenzgeb 2001;139:1109–1129
91. Miehlke RK, Clemens U, Kershally S. Computer integrated instrumentation in knee arthroplasty: a comparative study of conventional and computerized technique. Fourth Annual North American Program on Computer Assisted Orthopaedic Surgery, Pittsburgh, PA, 2000, pp. 93–96
92. Nishihara S, Sugano N, Ikai M, Sasama T, Tamura Y, Tamura S, Yoshikawa H, Ochi T. Accuracy evaluation of a shape-based registration method for a computer navigation system for total knee arthroplasty. J Knee Surg 2003;16(2):98–105
93. Perlick L, Bathis H, Luring C, Tingart M, Grifka J. CT based and CT-free navigation with the brainLAB vector vision system in total knee arthroplasty. In Steihl JB, Konermann WH, Haaker RG (eds), *Navigation and Robotics in Total Joint and Spine Surgery*, Springer, Berlin, 2004, pp. 304–310
94. Perlick L, Bathis H, Tingart M, Perlick C, Grifka J. Navigation in total-knee arthroplasty: CT-based implantation compared with the conventional technique. Acta Orthop Scand 2004;75(4): 464–470
95. Perlick L, Bathis H, Tingart M, Kalteis T, Grifka J. [Usability of an image based navigation system in reconstruction of leg alignment in total knee arthroplasty – results of a prospective study] Biomed Tech (Berl) 2003;48(12):339–343. [German]
96. Picard F. Leitner F, Raoult O, Saragaglia D, Cinquin P. Clinical evaluation of computer assisted total knee arthroplasty. Second Annual North American Program on Computer Assisted Orthopaedic Surgery, Pittsburgh, PA, 1998, pp. 239–249.
97. Saragaglia D, Picard F, Chaussard C, et al. Computer-assisted knee arthroplasty: comparison with a conventional procedure: results of 50 cases in a prospective randomized study. Rev Chir Orthop Reparatrice Appar Mot 2001;87:215–220
98. Saragagaglia D, Picard F, Chaussard D, Montbarbon E, Leitner F, Cinquin P. Computer assisted total knee arthroplasty: comparison with a conventional procedure. Results of 50 cases prospective randomized study. Presented at the First Annual Meeting of Computer Assisted Orthopaedic Surgery, Davos, Switzerland, 2001
99. Sparmann M, Wolke B. Knee endoprosthesis navigation with the Stryker System. In Steihl JB, Konermann WH, Haaker RG (eds), *Navigation and Robotics in Total Joint and Spine Surgery*, Springer, Berlin, 2004, pp. 319–323
100. Sparmann M, Wolke B. [Value of navigation and robot-guided surgery in total knee arthroplasty]. Orthopade 2003;32(6):498–505. [German]
101. Stockl B, Nogler M, Rosiek R, Fischer M, Krismer M, Kessler O. Navigation improves accuracy of rotational alignment in total knee arthroplasty. Clin Orthop Relat Res 2004 Sep;(426):180–186
102. Stulberg SD. CAS-TKA reduces the occurrence of functional outliers. Presented at the Annual Meeting of Mid-America Orthopaedic Association, Amelia Island, FL, 2005
103. Stulberg SD, Loan P, Sarin V. Computer-assisted navigation in total knee replacement: results of an initial experience in thirty-five patients. J Bone Joint Surg 2002;84-A(Suppl 2):90–98.
104. Wiese M, Rosenthal A. Bernsmann K. Clinical experience using the SurgiGATE System. In Steihl JB, Konermann WH, Haaker RG (eds), *Navigation and Robotics in Total Joint and Spine Surgery*, Springer, Berlin, 2004, pp. 400–404
105. Wixson RL. Extra-medullary computer assisted total knee replacement: towards lesser invasive surgery. In Steihl JB, Konermann WH, Haaker RG (eds), *Navigation and Robotics in Total Joint and Spine Surgery*, Springer, Berlin, 2004, pp. 311–318
106. Bathis H, Perlick L, Luring C, Kalteis T, Grifka J. [CT-based and CT-free navigation in knee prosthesis implantation. Results of a prospective study] Unfallchirurg 2003;106(11):935–940. [German]
107. Insall J, Scott N, Surgery of the knee, Chapter 95. Elsevier, Philadelphia, 2006, pp. 1675–1688
108. Mahfouz MR, Hoff WA, Komistek RD, Dennis DA. A robust method for registration of three-dimensional knee implant models to two-dimensional fluoroscopy images. IEEE Trans Med Imaging 2003;22(12): 1561–1574

第 17 章 全膝关节置换术中机器人技术的作用

Mohanjit Kochhar，Giles R. Scuderi

在过去的十年中，全膝关节成形术（TKA）器械已在操作精确度、可复性和可靠性方面有所提高。近年来，微创（MIS）TKA 引进了小尺寸的器械，以适应较小的手术操作空间。由于手术视野变小，故对技术的影响和冲击成比例增加[1]。在微创手术（MIS）中引进计算机导航，试图提高外科医生在缩小手术区域内的能见度。预定的目标是为了改善截骨导向器的定位以及假体的最终摆放位置，在有限的范围内提供更佳的视野。这项新技术推动了 MIS TKA 的进步，当解剖标志被注册后，手术器械会被自动跟踪并对股骨、胫骨的截骨操作在角度、深度方面实时反馈。目前，TKA 有两种类型的计算机导航系统：影像依赖型和非影像依赖型导航系统。影像依赖型导航系统依赖预先输入到计算机系统中的数字 X 线影像或计算机断层扫描（CT）数据。非影像依赖型导航系统无需术前影像数据，而是依赖于术中标记而后与记录在计算机数据库内的解剖标本数据比对。下一个显著特点是器械示踪模式，它既可以是经过红外摄像减影技术处理的可见光线，又可以是利用一个附着在骨骼上的电磁发生器的电磁系统。每种计算机导航系统都有其支持者。无论哪种系统，计算机导航手术倡导者们在其临床研究中均报告了导航系统在假体放置精确度方面有所提高，误差在 3°以内，超过了传统手术方式[2,3]。计算机依赖于对解剖标志的标记并处理这些数据以创建一个虚拟三维（3D）膝关节。在收集解剖标志数据的过程中，再细化处理创建一个精准的虚拟模型和导航系统。理想的系统应该简单易用、准确可靠，不干扰手术视野，而且应能确保在有限的手术区域里可靠地反映膝关节对线和术中运动学的改变[4]。

虽然该系统可以依靠电脑导航来进行全膝关节置换术，但它不是人工智能，不作任何手术上的决定。该过程仍然由外科医生控制，而导航应作为一种在提高手术准确性和再现性方面具有潜力的确认工具。计算机导航是把先进技术引入手术室的第一步。在全膝关节置换术中传统操作的准确性和安全性一直依赖于外科医生的判断、经验、分析图像的能力以及利用术前 X 线片的能力，识别解剖标志的知识和膝关节运动学方面的知识以及手眼协调能力。近些年，由于医学影像、计算机成像和机器人技术方面的发展，为协同使用这两种技术提供了技术上的可行性，其目的是发展人机互动的个体化治疗过程，提高手术的准确性[5]。这项技术的成功运用虽然不能代替外科医生，但能够强化外科医生的信息反馈、整合和视觉敏感性。外科医生需要清楚地了解这类系统的目标、使用和局限性[6]。

TKA 非常适合于机器人手术。将肢体稳固地摆放于外展位，使机器人设备牢固地固定于骨骼上或可以按预定计划截骨[7]。将骨骼当做一个固定物体来治疗可以简化机器人的计算机控制系统。在开发过程中，理想的机器人系统必须是安全的、准确的，与手术区域在尺寸和形状上相兼容，并能够被消毒，还必须显示出量化的优势，如减少手术时间，减少外科手术创伤，改进临床结果[8]。提倡者认为这些是可以达到的，机器人辅助全膝关节置换术可以达到计算机辅助手术所不能达到的精密、准确和安全的水平[7]。

机器人系统依赖于所创建的虚拟三维膝关节模型进行工作，它是系统对解剖标志识别后形成的。所有的系统中，在整个手术期和参照期内，膝关节通过一个长度保持装置被牢固地固定在一个不变位置上以保证手术的准确性，这就建立了机器人、患者和医生之间的关联。利用这些信息以及使用为膝关节创建的虚拟模型，机器人便能使外科医生在一限定的手术视野内完成有导引的手术。依据外科医师对于机器人的控制情况，市场上可用的机器人系统可以被归类为被动式和主动式两类。在被动式系统中，医师和机器人在手术过程中始终保持互动和交流，当外科医生对主动式机器人和自动化的手术有所顾虑时，不断发展的被动系统可以减轻人们对机器人的负面印象和对风险增大的担忧，并有可能提高外科医生操作的精准度。在使用被动系统手术的整个过程中，始终保持着对手术操作的控制，人们不希望对其放弃。外科医生选择解剖标志以创建虚拟 3D 膝关节模型和引导器械操作的坐标系统。外科医生输入并保存相应植入物的大小、截骨的角度、旋转度和截骨深度等数据。所有这些因素可以在自动截骨导向器最终定位之前调整。一旦截骨导向器被引导固定到位，外科医生即在股骨、胫骨上截骨，就像用标准器械常规手术一样。在未来进一步的发展中，系统将会提供术中软组织平衡、关节对线、活动的范围和运动学方面的量化信息。

被动式机器人系统可以分为触觉型或非触觉型两种。触觉型机器人系统通过输入骨性解剖标志数据而建立的术前计划来确定手术操作边界，截骨工具的触觉反馈可以使外科医生感觉到骨切割区的边缘，并防止工具移出计划范围之外。示例中用到的 ACROBOT (AcrobotCo. LTD，United Kingdom) 和触觉指引系统（HGS）　（MAKO Surgical Corp.，Ft. Lauderdale，FL)，是通过一个机器人手臂控制手术工具的活动范围。HGS 是触觉型外科医生辅助机器人系统，能使外科医生通过术前的 CT 扫描，准确地规划植入物的尺寸和优化植入物的位置和方向。该系统淘汰了在传统膝关节手术中对于截骨导向器的需要。在截骨过程中，HGS 及其专有软件系统不断地为外科医生提供视觉，触觉，听觉方面的引导[9]。

非触觉型机器人系统通过协助外科医生按照术前计划和已被录入的解剖标志信息准确定位截骨向导器。然后通过这个被定位的导向器进行截骨。截骨过程没有触觉反馈，医生通过导向器截骨，就像医生使用标准器械操作一样。还在开发中的 BRIGIT 系统 (Zimmer，Warsaw，IN) 就是被动机器人系统的一个例子，这是一个被动辅助系统的多功能工具，通过自动手臂根据医生的手术计划来确定并保持截骨导向器的位置。按照术前计划，医生通过机器人手臂上的多功能截骨导向器在股骨、胫骨上定位，并进一步施行截骨，截骨的方向和深度由系统软件确定，并由外科医生确认。截骨使用常规锯进行，在这一过程中没有触觉引导。机器人多功能截骨导向器的优点是，它消除了执行该过程所需要的绝大多数的仪器，并且不需要被钉在骨上，在截骨时，它被系统锁定在截骨平面。

与被动系统相比，自动系统遵循着完整的术前计划，这是在没有外科医生的干预的情况下进行的。标记解剖标志后，自动截骨工具开始切割股骨和胫骨。自动系统的示例是 CASPAR（Universal Robot Systems，Germany）和 ROBODOC（Integrated Surgical SurgicalSupplis LTD，Sacramento，CA)，它们会根据术前计划自行操作[10]。这些系统使用术前 CT 图像作为术前模板的一部分，同时包括截骨的角度和深度以及假体组件的大小。当术中标记解剖标志后，计算机将此信息与CT扫描的数据进行匹配并创建虚拟的膝关节模型，然后，由外科医生引导机器人截骨工具到达预设的部位，机器人便自动进行截骨操作。当骨准备完成，外科医生在进行软组织张力的平衡调整后植入假体组件完成TKA。

机器人手术正在帮助我们跨入未来的手术室。随着技术的进步和适应证的确定，机器人在手术室中扮演的角色将越来越重要[1]。关节置换术可以使大多数在器械定位，肢体对线和假体组件方面有高精度需求的患者受益。此外，这种技术将减少该过程所需器械的数量，从而提高效率。随着科技的进步，在手术室中，机器人将会普遍存在。在未来社会，它可使TKA的手术方式发生转变。令人关注的是，每年进行TKA的人数在呈指数上升。随着婴儿潮时期出生者老龄化的到来，关节炎患者数量的上升和TKA在提高生活的质量方面的成功，每年进行TKA的人数，到2030年将增加至348万人[11]。这要求医生和医院系统改进技术，以治疗更多的患者并保持医疗服务质量。在技术不断创新的浪潮中，机器人外科技术仍面临着重重考验，历史是否会将其视为有着深刻进步意义的外科技术，还是视其为通往更重大创新路上的一个起伏，历史终将揭开神秘面纱。

（吴英华 孟晓辉 译　李世民 校）

参考文献

1. Scuderi GR. Smart tools and total knee arthroplasty. Am J Orthop 36(95)Supplement: 8–10, 2007
2. Alan RK, Shin MS, Tria AJ. Initial experience with electromagnetic navigation in total knee arthroplasty: a radiographic comparative study. J Knee Surg 20(2):152–157, 2007
3. Stiehl JB. Computer navigation in primary total knee arthroplasty. J Knee Surg 20(2):158–164, 2007
4. Scuderi GR. Computer navigation in total knee arthroplasty. Where are we and where are we heading. Am J Knee Surg 20(2):151, 2007
5. DiGioia AM, Jaramaz B, Colgan BD. Computer assisted orthopedic surgery. Image guided and robotic assistive technologies. Clin Orthop Relat Res 354:8–16, 1998
6. Specht LM, Koval KJ. Robotics and computer assisted orthopedic surgery. Bull Hosp Jt Dis 60:168–172, 2001
7. Adili A. Robotic assisted orthopedic surgery. Semin Laparosc Surg 11(2):89–98, 2004
8. Hurst KS, Phillips R, Viant WJ, etal. Review of orthopedic manipulator arms. Stud Health Technol Inform 50:202–208, 1998
9. Roche M. Changing the way surgeons plan and execute minimally invasive unicompartmental knee surgery. Orthopedic Product News July/August 2006
10. Surgano N. Computer assisted orthopedic surgery. J Orthop Sci 8(3):442–448, 2003
11. Kurtz S, Ong K, Lau E etal. Projection of primary and revision hip and knee arthroplasty in the United States 2005–2030. J Bone Joint Surg 89A:780–785, 2007

第 18 章 全膝关节置换中的电磁导航技术

Rodney K. Alan，Alfred J. Tria Jr.

在全膝关节置换术（total knee arthroplasty，TKA）中准确地重建下肢力线非常重要。正确的术后肢力线通常可以带来良好的关节功能。如果关节假体对线偏差超过 3°～4°将可能导致早期松动[1-7]。计算机辅助 TKA 的主要目的在于帮助进一步恢复正确的力线。理论上讲，下肢力线的精确重建可以减少由于手术技术欠缺所导致的早期手术失败。

传统 TKA 手术依赖髓内和髓外定位法进行截骨。就髓内定位而言，其在股骨侧定位的精确程度较之胫骨侧高，其原因是胫骨的解剖变异常使得髓内导向器的置入比较困难[8-14]。髓内定位导向器的原理是参考肢体的解剖轴进行定位。在采用髓内定位法时，多数医生习惯于股骨远端外翻 4°～7°截骨。与传统手术不同，导航下的 TKA 手术参考的是下肢机械轴，这种方法经术后证实力线偏差较小[4,15-25]。在应用导航时，依然需要使用截骨导向器来保证截骨的准确性[26]，而导向器的安放则由导航参数决定。多项研究表明，由于导航技术直接参考下肢机械轴，较之传统手术术后的力线重建更为准确[4,15-25,27]，其术后结果也更令人满意。

目前可用于 TKA 的导航系统主要有两大类，即影像依从性导航和非影像依从性导航。影像依从性导航中计算机系统需要依赖术前 CT 或术中 X 线透视等影像资料来定义肢体解剖部位。其技术特点决定了手术时间较长，术中规划较为繁琐，同时患者要解除大量放射线照射。

介于以上所述缺点，很多导航系统转而采用非影像依从技术，其优势在于减少了术前和术中的 X 线照射，其关键在于对髋关节中心动态定位，以便确定肢体的机械轴。

无论是影像依从性导航还是非影像依从性导航，都广泛的采用了光学（瞄准追踪）导航系统。光学瞄准导航系统主要是依赖红外线照相机追踪光学参考架阵列来定义空间位置。目前所有关于计算机辅助 TKA 导航的研究均基于光学瞄准追踪技术[4,15-25]。

电磁（Electromagnetic，EM）导航系统与光学导航原理不同。该项技术的要点是，在手术显露过程中，于股骨和胫骨上安置小型动态参考架（dynamic referencing frames，DRF）（图 18.1），应用小型手持式电磁发射器拾取和追踪参考架信息（图 18.2）。

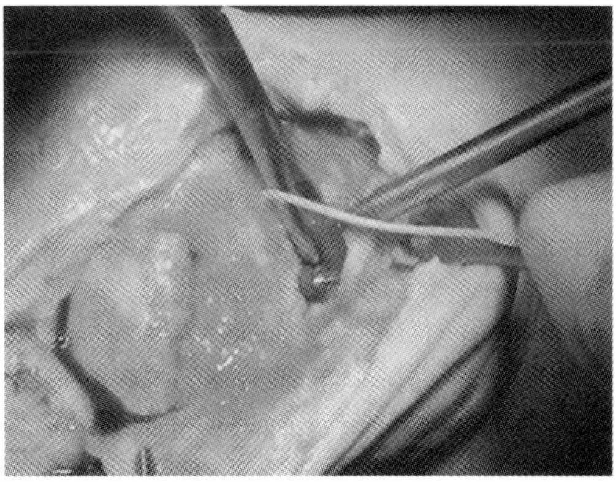

图 18.1 将股骨动态参考架安放于干骺端内侧。（见彩图）

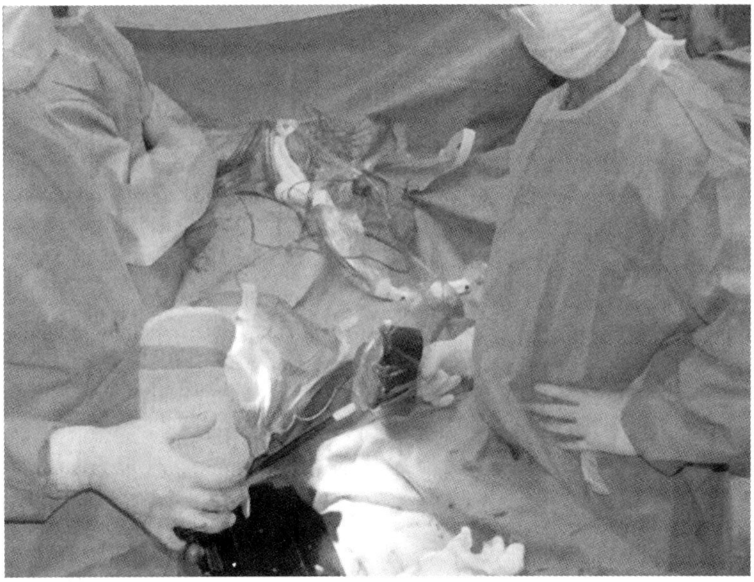

图 18.2　手持覆以无菌辅料的电磁发射器。(见彩图)

电磁导航系统的优缺点

电磁导航系统无需光学瞄准。发射器在 DRF 和其他手术器械周围产生一个磁场，计算机可以识别该范围内的定位装置并将之与手术医生能够识别的解剖标志相关联。该系统没有采用红外相机拾取光学信号的方法，从而也避免遇到相机需要正确识别参考架阵列反射球面的技术难点。光学瞄准需要将参考架固定于股骨和胫骨，这就带来了一些潜在风险，譬如经钉孔的应力骨折以及钉道经久不愈从而诱发感染。在电磁导航系统中，DRF 取代了传统的参考架阵列，其与骨之间以小皮质骨螺钉结合固定。

电磁导航技术的一个重要问题是如何避免金属干扰，在实际临床操作中，如果干扰过大，计算机将无法正常显示图像。在干扰较少的情况下，导航虽然仍可工作，但其测量的准确性将会一定程度降低[28]。在手术中，DRF 应该置放在相对安全的区域，避免手术操作中有任何器械触碰改变感应元件的位置。现有导航系统中的 DRF 与计算机间均有连接线，这些线缆有时会影响手术显露，如果在术中断开了线缆连接，所有 DRF 应该重置，并且重新识别注册。

电磁导航一般不可用于带有心脏起搏器的患者，除非该心脏起搏器已被核准在电磁导航环境下应用。起搏器的供应商应该提供相关文件证实其产品已被核准应用于电磁导航环境。

TKA 导航手术中需要对手术同侧的动态髋关节中心进行注册。新近的电磁导航软件在确定髋关节活动中心时需要术侧髋关节配合进行 15°内收外展，以及 10°内外旋的运动。髋关节中心如不能确定则导航也无从谈起。所以，在确定髋关节中心时，为避免微动导致的定位延时和误差，发射器应该紧密固定在基座上，一旦注册完成，则发射器可改为手持。

技术要点

电磁导航技术可以应用于任何 TKA 手术入路，在术前准备和手术铺单过程中亦不需要做特殊改变。所有导航的应用步骤均在术中于术野内完成。导航设备包括计算机、信号发射器、含铁元素较少的一次性拉钩。一次性灭菌元件包括注册笔，探针、股骨和胫骨 DRF 各一个，以及固定参考架的小螺钉。应该在切皮前连接好发射器和一次性元件。膝关节切开显露完成后，用螺钉将 DRF 固定于股骨和胫骨。在导航系统完成下肢力线初始测量前，先不要进行广泛的软组织松解。参考架的任何微动均可能影响导航的准确性，因此要确保其置放稳定。安放参考架时要注意尽量远离可能截骨的部位和影响安放拉钩等手术器械的部位。股骨参考架要固定在股骨干内侧、关节间隙上至少 2cm 的区域；胫骨参考架应固定在胫骨干内侧，关节线下至少 1.5cm 的区域。一定注意不要让 DRF 干扰股骨前髁截骨和胫骨扩髓。

动态参考架安放完成后即可进行髋关节中心的动态注册。要保证在髋关节内外收 15°和内外旋 10°活动时，DRF 的运动轨迹保持在电磁感应范围。定位过程中要保证信号发射器和骨盆的稳定无移位，此过程中要将发射器与手术床紧密结合（图 18.3）。在术中应用一次性探针来标记膝关节的解剖标志。

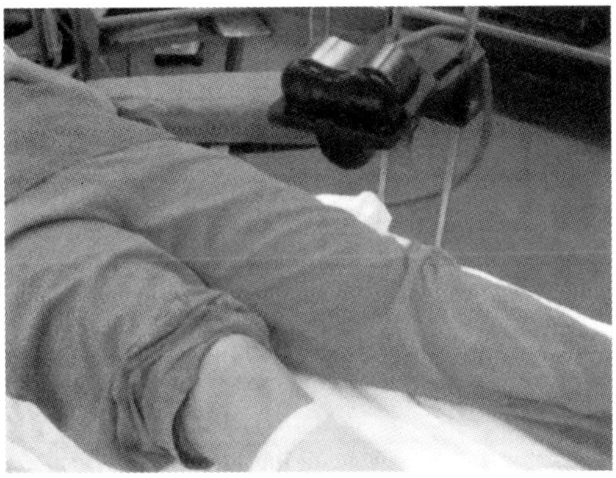

图 18.3　发射器卡座固定于手术台，以利于导航中准确确定髋关节运动中心。（见彩图）

在接下来的手术过程中可以通过导航来引导初次截骨，并验证截骨的准确性。刚开始学习导航技术时，术者最好同时使用传统定位方法，两种方法可以互为验证。电磁导航可以在冠矢状面监测股骨的旋转和力线；胫骨截骨也可以通过导航在冠矢状面监测其对位对线，但现有软件尚不能评价胫骨假体的旋转位置。

髌骨的处理可以依照传统方法进行，无需导航辅助。在安放假体试模后，可以在完全伸膝和伸膝 90°时，通过导航评价关节稳定性。在内外翻应力下，关节间隙张开小于等于 2mm 最为适宜。

假体最后安装完成后，应最终确认下肢力线和关节活动度。DRF 通常为一次性使用，但笔者在双膝关节置换中，将一侧使用过的参考架再次应用于对侧手术也未遇到问题。

材料与方法

在获得伦理审查委员会（IRB）批准后，笔者对 60 例接受导航下 TKA 手术的患者进行了连续研究。手术中，导航应用于术前和术后力线评价以及监测术中截骨。在术中，应用髓内定位截骨导向器进行股骨远端截骨，应用改良的髓外胫骨截骨导向器进行胫骨近端截骨（图 18.4）。截骨后均应用连接于导航的标尺验证对线情况（图 18.5）。

患者术前和术后均接受膝关节 X 线检查以评价冠状面关节力线和胫骨假体的对线。所有 X 线片均在同等条件下拍摄，摄片时保持膝关节完全伸直，髌骨垂直 X 射线方向[29]。

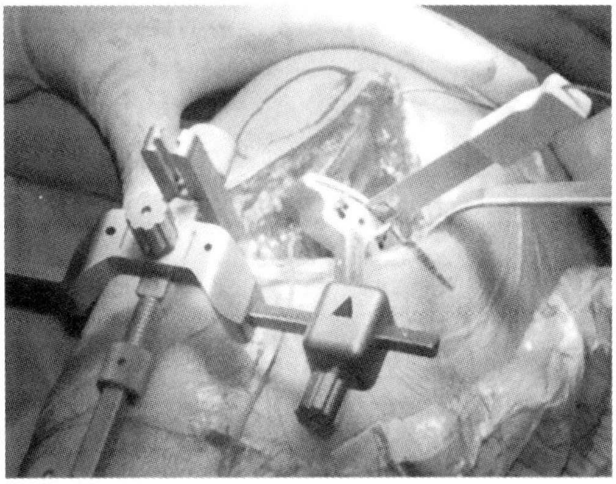

图 18.4　通过定位安放胫骨截骨导向器后，将电磁标尺板置入截骨导向器预估截骨。（见彩图）

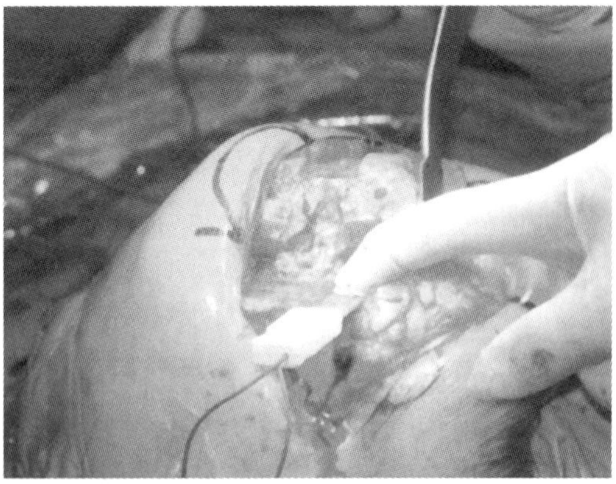

图 18.5 截骨后，将电磁标尺板放在截骨面上评价截骨。(见彩图)

将 X 线片测量的膝关节力线与导航测量的力线进行对比。在 X 线片上，依股骨解剖轴参照 6°外翻确定下肢机械轴，在导航中可直接测得机械轴。把应用 14 英寸 ×17 英寸片盒投照的 X 线片测得的下肢力线与导航所测结果进行配对比较。

在另外一项连续研究中，对 20 例患者拍摄术前和术后下肢全长 X 线片，将所测下肢机械轴与导航测量结果进行评价比较。

结果

在初始经验积累阶段，有三例手术在术中放弃采用导航技术。其中一例为电磁发射器故障；另一例术中发生参考架轻微松动，计算机数据出现偏差；还有一例电缆在术中被意外割断。

在术前普通膝关节 X 线片中，63% (33/52) 的患者依照解剖轴确定的下肢力线与导航所测量结果偏差在 3°以内。术后测量有 67% (38/57) 患者 X 线测量结果与导航偏差在 3°以内。87% (48/55) 的患者术后胫骨假体对线与导航预测值偏差在 3°以内。

在以下肢全长 X 线片为对象的研究中，90% (18/20) 的患者术前影像测量所得下肢力线与导航预测值偏差在 3°以内。术后测量两者偏差在 3°范围内的患者亦占 90% (18/20)。术后胫骨假体对线偏差对比小于 3°的有 95% (19/20)。

讨论

在全膝关节置换中，为了更好地把握膝关节力线，避免红外光学导航系统的潜在问题，笔者开始研究应用电磁导航系统。该技术并不复杂，大部分手术医生可以通过不断应用而逐渐熟练。虽然定位参考架和线缆可能干扰术野，但小心操作可以避免相互干扰。在笔者初始应用阶段，整个手术的止血带应用时间平均为 69 分钟。电磁导航的应用避免了光学导航系统的弊端：如瞄准过程的时间耗费过长以及各种碎屑对光束的干扰。研究过程中未发生严重的并发症。有三例患者术中出现计算机系统故障或参考架松动问题，终止导航后，手术通过传统器械和技术顺利完成。

通过对比放射影像测量得出的下肢力线和导航得出的结果评价电磁导航系统的精确性。尽管 X 线测量存在一些固有的偏差因素[30,31]，但目前其仍被作为 TKA 术后评价下肢力线的主要手段。[8-14] 电磁导航测量的力线与下肢全长与由机械轴测量的最大偏差为 4.2°。89% 的病例平均偏差在 3°以内。鉴于 X 线测量的偏差在 2°左右[32]，所以电磁导航的结果还是比较准确的。

当应用普通膝关节平片依照股骨解剖轴按外翻 6°测量时，X 线测量的下肢力线最大偏差可以高达 9°。很多医生目前还是习惯用普通膝关节短 X 线片评价 TKA 术后结果。类似长骨弓形变这样的关节外畸形通常在短 X 线片上无法体现。[33] 如此依赖解剖轴确定机械轴极不可靠。6°的解剖外翻并不适用于所有患者[34]。习惯依赖短 X 线片的手术医生，在应用导航进行手术时，要注意到解剖轴变异对 TKA 术后评价的影响。

在一些文章中，作者假设认为导航测量的力线绝对精确[35]。这种假设不全然正确，作为手术医生应该认识到手术应用的所有器械和系统均有其局限性。所有导航系统的定位都基于对髋关节活动中心的标定，一旦该点定位不准，则所有测量均会出现偏差。Vector和Hoste报道，电磁导航动态测量的髋关节中心和放射影像测量之间可偏差0～5mm，平均1.6mm[25]。他们还指出其他导航系统的偏差更大。术中对解剖标志进行注册时，也可能导致系统误差，有时准确标定导航所需的所有解剖标志并不简单[36]。参考架移位会干扰力线测量，同时任何软件系统都不能保证每一例测量和计算都不被解剖变异所干扰。此外，在讨论导航和影像测量的差异时，还应考虑到导航是在手术台上进行的，膝关节处于非负重位，关节已被切开，髌骨外翻脱位，且手术入路中内侧副韧带深层已被部分松解；而膝关节X线片通常在负重位拍摄，且关节囊韧带等均完整无损，这些因素也左右两者测量的一致性。

结论

应用电磁导航进行全膝关节置换术可以在临床推广，且学习曲线较短。该方法较之光学导航系统精确性提高了1°～2°。实际操作中，金属干扰和参考架移位的问题并不难克服。总之，对于手术而言，导航技术是提高TKA手术精确度的支持手段，在使用中不应盲目依赖，应给予有效监控。

（李 晖 译 李世民 校）

参考文献

1. Bargren JH, Blaha JD, Freeman MA. Alignment in total knee arthroplasty. Correlated biomechanical and clinical observations. Clin Orthop Relat Res 1983 Mar;(173):178–83
2. Hvid I, Nielsen S. Total condylar knee arthroplasty. Prosthetic component positioning and radiolucent lines. Acta Orthop Scand 1984 Apr;55(2):160–5
3. Jeffery RS, Morris RW, Denham RA. Coronal alignment after total knee replacement. J Bone Joint Surg Br 1991 Sep;73(5):709–14
4. Kim SJ, MacDonald M, Hernandez J, Wixson RL. Computer assisted navigation in total knee arthroplasty: improved coronal alignment. J Arthroplasty 2005 Oct;20(7 Suppl 3):123–31
5. Lotke PA, Ecker ML. Influence of positioning of prosthesis in total knee replacement. J Bone Joint Surg Am 1977 Jan;59(1):77–9
6. Ritter MA, Faris PM, Keating EM, Meding JB. Postoperative alignment of total knee replacement. Its effect on survival. Clin Orthop Relat Res 1994 Feb;(299):153–6
7. Wasielewski RC, Galante JO, Leighty RM, Natarajan RN, Rosenberg AG. Wear patterns on retrieved polyethylene tibial inserts and their relationship to technical considerations during total knee arthroplasty. Clin Orthop Relat Res 1994 Feb;(299):31–43
8. Bono JV, Roger DJ, Laskin RS, Peterson MG, Paulsen CA. Tibial intramedullary alignment in total knee arthroplasty. Am J Knee Surg 1995 Winter;8(1):7–11
9. Cates HE, Ritter MA, Keating EM, Faris PM. Intramedullary versus extramedullary femoral alignment systems in total knee replacement. Clin Orthop Relat Res 1993 Jan;(286):32–9
10. Dennis DA, Channer M, Susman MH, Stringer EA. Intramedullary versus extramedullary tibial alignment systems in total knee arthroplasty. J Arthroplasty 1993 Feb;8(1):43–7
11. Evans PD, Marshall PD, McDonnell B, Richards J, Evans EJ. Radiologic study of the accuracy of a tibial intramedullary cutting guide for knee arthroplasty. J Arthroplasty 1995 Feb;10(1):43–6
12. Ishii Y, Ohmori G, Bechtold JE, Gustilo RB. Extramedullary versus intramedullary alignment guides in total knee arthroplasty. Clin Orthop Relat Res 1995 Sep;(318):167–75
13. Reed SC, Gollish J. The accuracy of femoral intramedullary guides in total knee arthroplasty. J Arthroplasty 1997 Sep;12(6):677–82
14. Teter KE, Bregman D, Colwell CW Jr. The efficacy of intramedullary femoral alignment in total knee replacement. Clin Orthop Relat Res 1995 Dec;(321):117–21
15. Anderson KC, Buehler KC, Markel DC. Computer assisted navigation in total knee arthroplasty: comparison with conventional methods. J Arthroplasty 2005 Oct;20(7 Suppl 3):132–8
16. Bathis H, Perlick L, Tingart M, Luring C, Perlick C, Grifka J. Radiological results of image-based and non-image-based computer-assisted total knee arthroplasty. Int Orthop 2004 Apr;28(2):87–90. Epub 2004 Jan 17
17. Bathis H, Perlick L, Tingart M, Luring C, Zurakowski D, Grifka J. Alignment in total knee arthroplasty. A comparison of computer-assisted surgery with the conventional technique. J Bone Joint Surg Br 2004 Jul;86(5):682–7
18. Bolognesi M, Hofmann A. Computer navigation versus standard instrumentation for TKA: a single-surgeon experience. Clin Orthop Relat Res 2005

Nov;440:162–9
19. Chauhan SK, Scott RG, Breidahl W, Beaver RJ. Computer-assisted knee arthroplasty versus a conventional jig-based technique. A randomized, prospective trial. J Bone Joint Surg Br 2004 Apr;86(3):372–7
20. Decking R, Markmann Y, Fuchs J, Puhl W, Scharf HP. Leg axis after computer-navigated total knee arthroplasty: a prospective randomized trial comparing computer-navigated and manual implantation. J Arthroplasty 2005 Apr;20(3):282–8
21. Hankemeier S, Hufner T, Wang G, Kendoff D, Zheng G, Richter M, Gosling T, Nolte L, Krettek C. Navigated intraoperative analysis of lower limb alignment. Arch Orthop Trauma Surg 2005 Aug;12:1–5
22. Matsumoto T, Tsumura N, Kurosaka M, Muratsu H, Kuroda R, Ishimoto K, Tsujimoto K, Shiba R, Yoshiya S. Prosthetic alignment and sizing in computer-assisted total knee arthroplasty. Int Orthop. 2004 Oct;28(5):282–5. Epub 2004 Aug 14
23. Perlick L, Bathis H, Tingart M, Perlick C, Grifka J. Navigation in total-knee arthroplasty: CT-based implantation compared with the conventional technique. Acta Orthop Scand 2004 Aug;75(4):464–70
24. Sparmann M, Wolke B, Czupalla H, Banzer D, Zink A. Positioning of total knee arthroplasty with and without navigation support A prospective, randomized study. J Bone Joint Surg Br 2003 Aug;85(6): 830–5
25. Victor J, Hoste D. Image-based computer-assisted total knee arthroplasty leads to lower variability in coronal alignment. Clin Orthop Relat Res 2004 Nov;(428):131–9
26. Plaskos C, Hodgson AJ, Inkpen K, McGraw RW. Bone cutting errors in total knee arthroplasty. J Arthroplasty 2002 Sep;17(6):698–705
27. Stockl B, Nogler M, Rosiek R, Fischer M, Krismer M, Kessler O. Navigation improves accuracy of rotational alignment in total knee arthroplasty. Clin Orthop Relat Res 2004 Sep;(426):180–6
28. Stiehl JB. Comparison of imageless and electromagnetic referencing protocols in total knee arthroplasty. Presented at the closed meeting of The Knee Society, September, 2006
29. Hall-Rollins J. Lower limb. In: Bontrager KL (ed.) Textbook of Radiographic Positioning and Related Anatomy. St. Louis, MO: Mosby;2001, p. 231
30. Lonner JH, Laird MT, Stuchin SA. Effect of rotation and knee flexion on radiographic alignment in total knee arthroplasties. Clin Orthop Relat Res 1996 Oct;(331):102–6
31. Swanson KE, Stocks GW, Warren PD, Hazel MR, Janssen HF. Does axial limb rotation affect the alignment measurements in deformed limbs? Clin Orthop Relat Res 2000 Feb;(371):246–52
32. Laskin RS. Alignment of total knee components. Orthopedics 1984;7:62–72
33. Petersen TL, Engh GA. Radiographic assessment of knee alignment after total knee arthroplasty. J Arthroplasty 1988;3(1):67–72
34. Hsu RW, Himeno S, Coventry MB, Chao EY. Normal axial alignment of the lower extremity and load-bearing distribution at the knee. Clin Orthop Relat Res 1990 Jun;(255):215–27
35. Stulberg D. How accurate is current TKR instrumentation? Clin Orthop Relat Res 2003 Nov;(416):177–84
36. Robinson M, Eckhoff DG, Reinig KD, Bagur MM, Bach JM. Variability of landmark identification in total knee arthroplasty. Clin Orthop Relat Res 2006 Jan;442:57–62

第 19 章 全膝关节置换的机器人手术

Werner Siebert, Sabine Mai, Peter F. Heeckt

全膝关节置换术（Total knee arthroplasty, TKA）目前已经成为对保守治疗无效的退行性关节病的标准治疗手段。尽管 TKA 术前的准备通常非常充分，且术中操作谨慎，但其结果，尤其是假体的对线并不能全然令人满意。这些对线问题包括假体轴移、旋转不良、内外倾以及前后倾[1-4]。有文献指出，2.5mm 的假体移位可以对关节活动范围带来 20°左右的影响[5]。目前针对手术器械和假体设计的改进均不能减少以上问题的发生频率。

为了改善手术的精确度，各种机器人系统应运而生。机器人能够准确定位和移动工具，从而可以减少人工的误差。这些机器人系统有赖于术前影像、注册和手术规划。机器人手术于 1985 年首次临床应用于神经外科[6]，在骨科领域的应用始于 1992 年的人工全髋关节置换[7]。CASPAR（Computer-Assisted Surgical Planning and Robotics）手术机器人已经可以应用于人工全髋、全膝关节置换以及前交叉韧带重建术[8]。Kassel 骨科中心于 2000 年 3 月首次应用 CASPAR 系统开展了机器人辅助膝关节置换术，在该院的一项前瞻研究中，已有累计 108 例此类患者，并接受了至少 5 年随访[9]。

手术技术

机器人辅助 TKA 手术技术要点包括基准标记设置、计算机辅助断层扫描（CT）、术前规划和手术实施。

基准标记的设置

机器人手术中，为便于空间定位，要在股骨和胫骨分别置放定位针作为基准标记物（图 19.1）。有赖于这些定位针，机器人系统才可以进行空间几何运算。

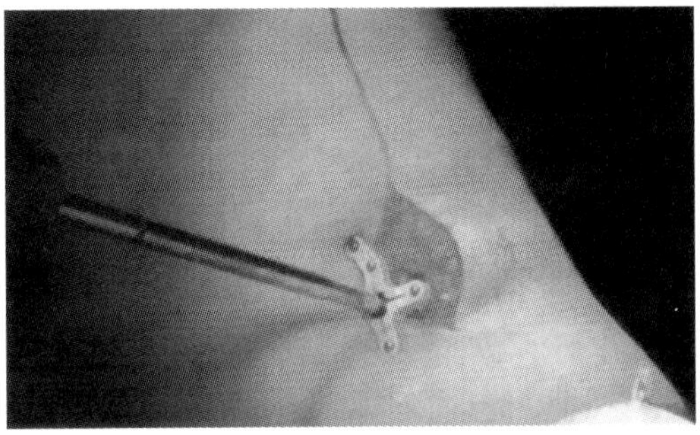

图 19.1 在胫骨上固定特制的 CT 定位针。(From Fonermann W, Haaker R (eds.), Navigation und Robotic in der Gelenkund Wirbelsäulenchirurgie. Berlin, Springer, 2003, with kind permission of Springer Science + Business Media, Inc.)（见彩图）

CT 扫描和术前规划

定位针安放后即刻行螺旋 CT 检查，特别要关注股骨头、定位针、膝和踝等位置的扫描。之后，CT 资料传输至以计算机为基础的术前规划图形工作站。工作站自动评价 CT 图像质量并识别定位针。医生要识别定义出特殊的解剖标志。工作站将计算出冠矢状位的解剖轴和机械轴。作为重要的辅助参数：关节线、内外上髁旋转，胫骨扭转以及胫骨背侧缘和髁间线均要予以关注。规划结束后，所有角度、空间示意图都反映在显示器图像上（图 19.2）。

使用者可以通过计算机系统对不同的品牌和型号假体进行模拟试配，这样可以很大程度避免术中术后常见的假体对骨的切割现象。在计算机辅助规划中，各种参数可以相互参考印证，使得下肢机械轴等重要信息更为准确可靠。通过多角度的评价，可以得到假体的最适匹配。系统可以通过模拟通知用户 TKA 截骨后“屈伸间隙”的预期变化以及韧带软组织的张力。在放置假体模板后，要特别留意截骨的范围，以免实际手术中过度截骨并保护截骨部位的重要软组织结构。最后，系统将打印输出全部手术规划，术前所有数据都可以输出至存储卡并转至机器人控制元件以备手术。

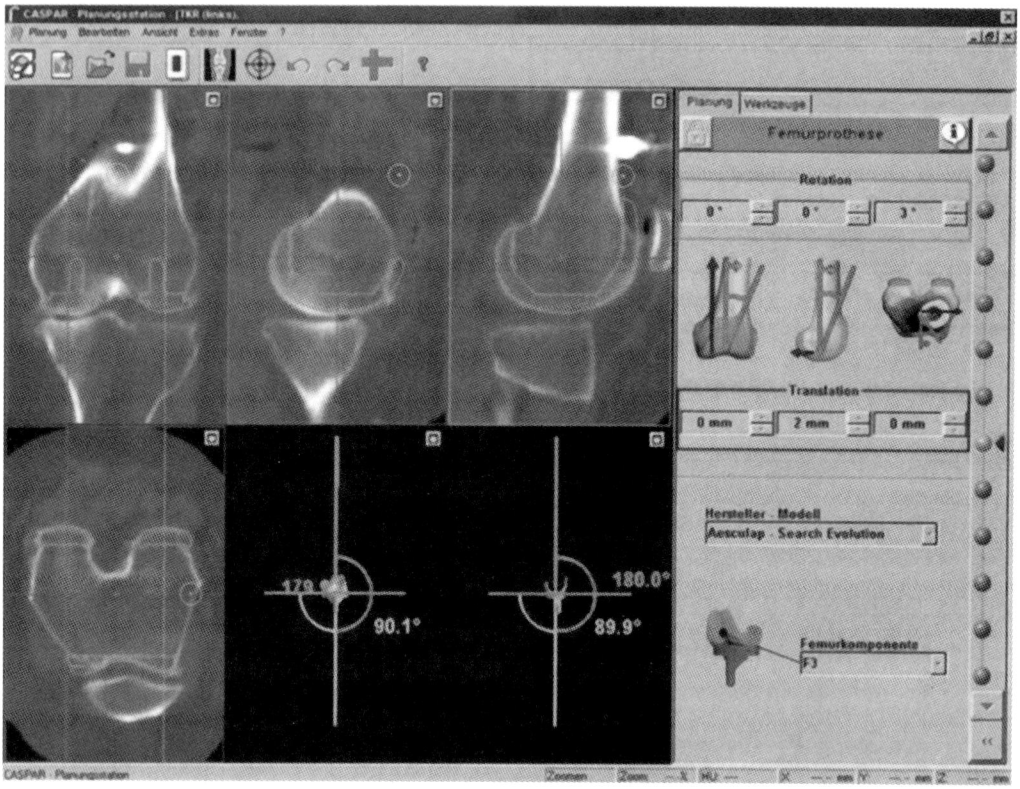

图 19.2 计算机辅助术前规划工作站的截屏图，显示对股骨假体的规划以及预期术后下肢机械轴。(From Konermann W, Haaker R (eds.), Navigation und Pobotic in der Gelenkund Wirbelsäulenchirurgie. Berlin, Springer, 2003, with kind permission of Springer Science + Business Media, Inc.)（见彩图）

机器人辅助手术

手术采用传统髌旁膝正中切口入路。膝关节通过经股骨和胫骨的各一枚螺钉固定于特制的固定架，固定架上还可以安放软组织自动拉钩。为控制手术中可能产生的不必要微动，固定架上还要牢固安置若干发光二极管（LEDs）元件，在手术中，有红外相机实时捕捉信号，如检测到肢体过度活动则机器人系统将自动关闭（图 19.3）。在术中，当基准标志元件完成识别注册后，手术医生可以开启机器人自动截骨程序。截骨工具组件配有冲水冷却和冲洗系统，操作过程中要以防溅罩保护术野和 LEDs 元件的干燥和清洁（图 19.4）。根据不同的假体型号和骨质密度，截骨磨削程序约需 18 分钟截骨，要随时根据截骨部位和类型更换切削磨头。在术中如有必要，自动程序可转换为传统手动截骨操作。

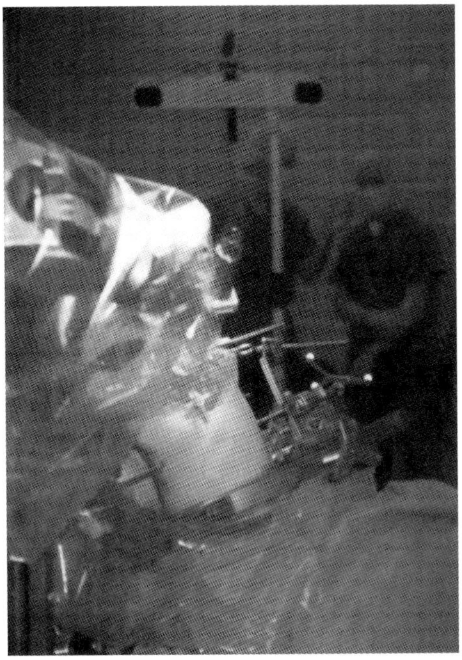

图 19.3　工作中的机器人。背景为红外照相机系统，用以检测工作中的不必要异动，其识别对象是在前景固定架上的发光二极管标记物。（From Konermann W, Haaker R (eds.), Navigation und Pobotic in der Gelenkund Wirbelsäulenchirurgie. Berlin, Springer, 2003, with kind permission of Springer Science + Business Media, Inc.）（见彩图）

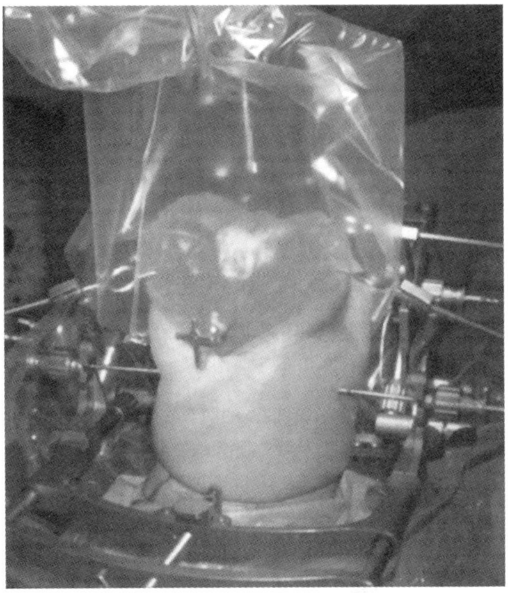

图 19.4　股骨磨削开始前，膝关节与切削工具和防溅罩间紧密固定。胫骨参考标记物仍被固定在切口远端。（From Konermann W, Haaker R (eds.), Navigation und Pobotic in der Gelenkund Wirbelsäulenchirurgie. Berlin, Springer, 2003, with kind permission of Springer Science + Business Media, Inc.）（见彩图）

最终截骨面可以被准确打磨成型（图 19.5）。最后去除固定架及固定针，完成软组织平衡假体植入。在此项研究中，我们使用的是 LC Search Evolution 全膝关节系统（Aesculap, Tuttlingen, Germany），因为该关节的模板数据是首先可以被机器人规划系统加载应用的。

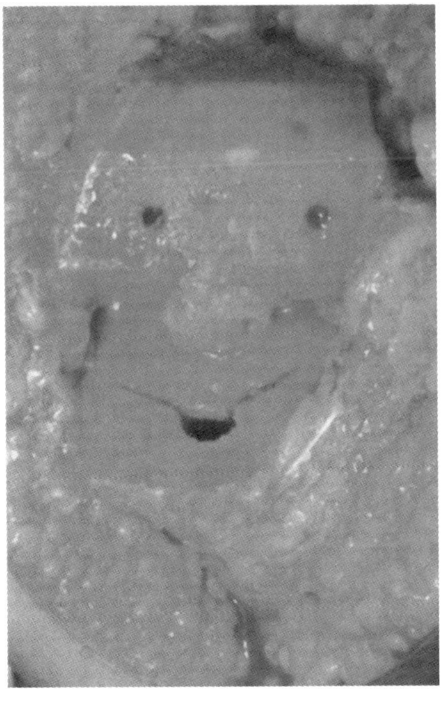

图 19.5　保留后交叉韧带切骨后的胫骨和股骨截骨面。（From Konermann W, Haaker R (eds.), Navigation und Pobotic in der Gelenkund Wirbelsäulenchirurgie. Berlin, Springer, 2003, with kind permission of Springer Science + Business Media, Inc.）（见彩图）

患者和方法

本研究中总计有 108 个膝关节手术应用了 CASPAR 机器人系统。使用的交叉韧带保留型假体品牌如下：70 例 Search Evolution (Aesculap)，31 例 PFC Sigma (Depuy Orthopedics, Inc., Warsaw, IN)，以及 7 例 Genesis (Smith & Nephew, Memphis, TN)。有 55 例股骨和胫骨假体均为骨水泥固定型（图 19.6a, b 和 19.7a, b），46 例为混合型（胫骨侧骨水泥固定，股骨侧非水泥固定），7 例为非骨水泥行假体（图 19.8）。患者（女 74 例，男 34 例）平均年龄为 66 岁（37～87 岁）。每例患者术前术后均应用膝关节学会评分（Knee Society Score）[10] 进行功能评价。分别于术后 3、6、12、24 个月进行随访，研究中没有患者失访。

术前和术后 2 周，所有患者均拍摄站立位下肢全长 X 线片以评价下肢力线改善情况，在全长像上标画下肢机械轴，与术前进行比对。所得数据应用双尾 t 检验进行统计学处理，设定 $P < 0.01$ 为有显著性差异。

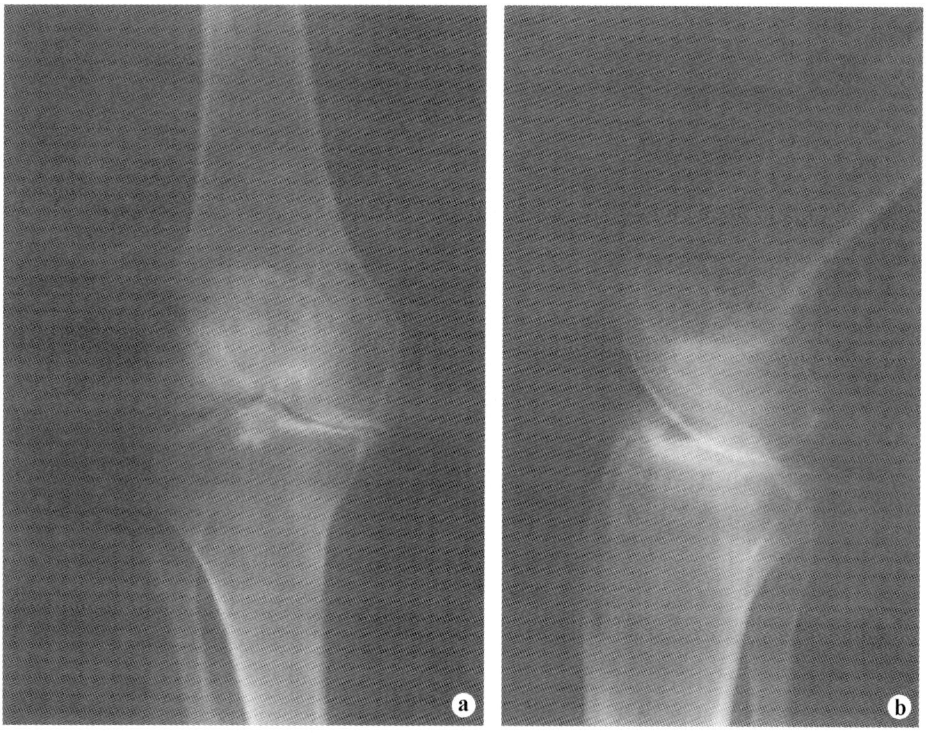

图 19.6 (a, b) 机器人 TKA 术前患者正侧位 X 线片，显示膝关节内侧间室为主的关节病变。(From Sibert et al.[9], with permission of Elsevier, Inc.)

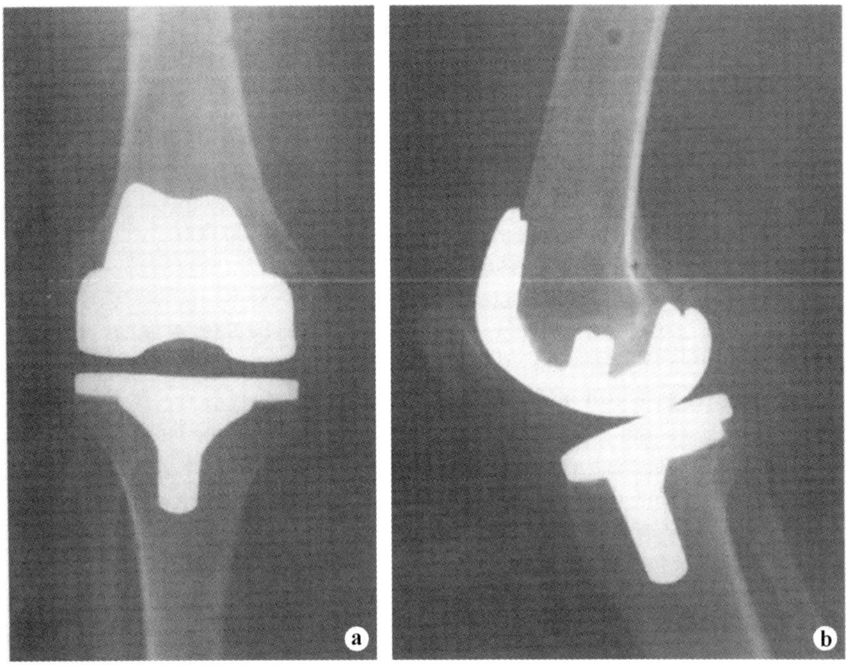

图 19.7　（a，b）图 19.6 同一患者接受机器人 TKA 术后的正侧位 X 线片。（Search Evolution，Aesculap，Tuttlingen，Germany）（From Siebert et al.[9]，with permission of Elsevier，Inc.）

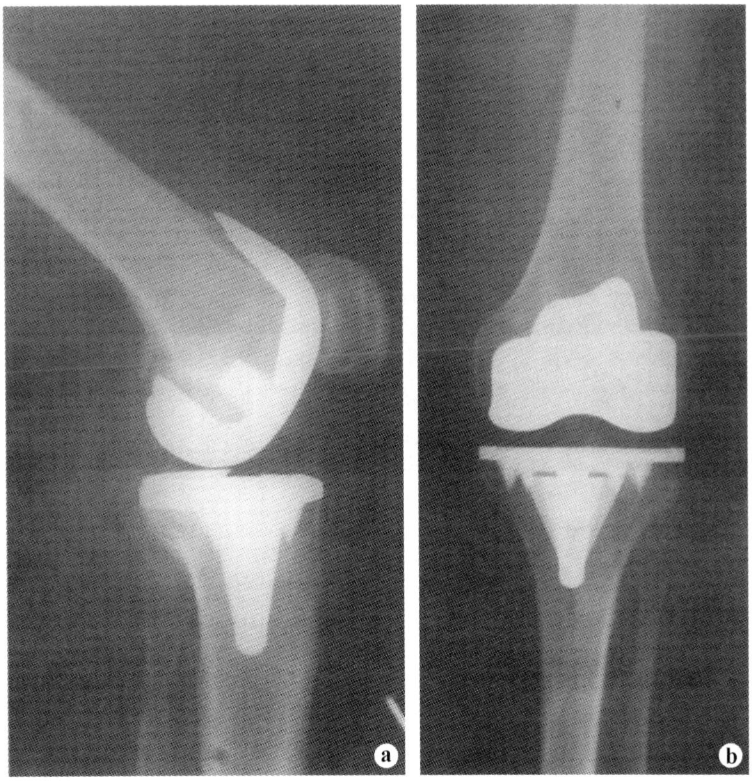

图 19.8　患者接受机器人 TKA 术后的正侧位 X 线片。（Genesis，Smith & Nephew，Memphis，TN）（From Siebert et al.[9]，with permission of Elsevier，Inc.）

结果

总体情况和并发症

108 例机器人手术的平均手术时间为 137 分钟（80～200 分钟）。出院时，所有患者屈膝均达到 90°或 90°以上。没有发现与 CASPAR 系统直接相关的严重不良事件。一例患者发生了一个小问题，是由于注册标志元件的缺陷导致股骨截骨过程不能依术前规划完成，通过调整为手动方式，该问题得以完全解决。3 例患者在放置标记元件的固定导针部位发生了浅表感染，所有感染均通过保守治疗得以好转。

术后胫骨关节对线

在应用计算机进行术前规划时，相对胫骨关节的下肢机械轴预期矫正值为 0°。术后胫骨关节机械轴测量值与术前规划差值为 0°～3°，平均为 0.8°，标准差为 1.0°。另外，股骨和胫骨假体的关节间线对位良好。2004 年，Deking 应用 CT 扫描验证了机器人系统手术在冠状面、矢状面和横断面等各平面的精确性。作为对照的传统手术组（采用 NexGen 交叉韧带保留型假体，Zimmer，Inc，Warsaw，IN）胫股角为 2.6° + 2.2°（0°～7°）。18 例（35%）患者偏差 > 3°，最大的为 7°。下肢机械轴内外翻分布情况详见图 19.9。机器人手术术前术后胫股关节力线有极显著差异（$P < 0.0001$）。

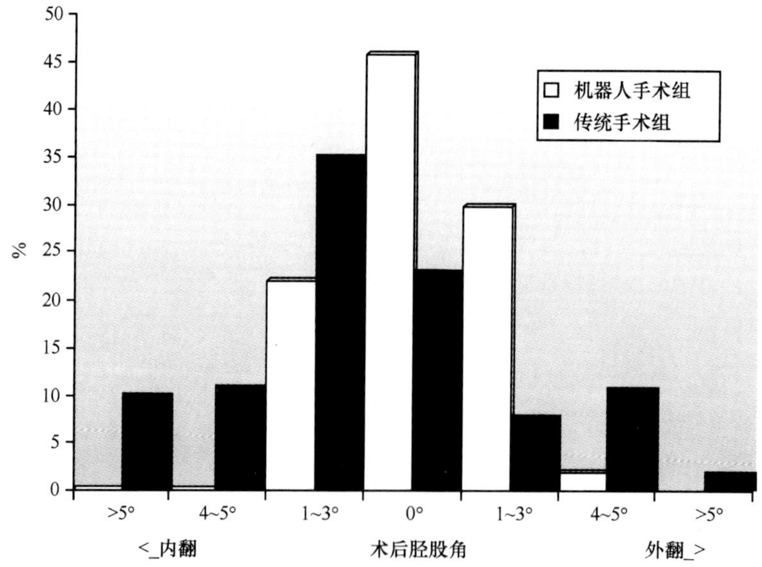

图 19.9 接受机器人 TKA 手术和传统 TKA 手术患者术后胫股角情况。测量值显示相比机器人手术，传统手术内外翻角度变异范围明显更宽（$P < 0.0001$）。（From Siebert et al.[9], with permission of Elsevier, Inc.）

膝关节学会评分

膝关节评分分为临床评分和功能评分，每组评分满分为 100 分。在此次研究中，患者术前评分和术后 12、24 和 60 个月的评分有显著性差异（表 19.1）。但是，患者的其他并发症会影响手术的结果，所以有些患者，尤其是老年患者，术后很少能获得满分且功能随时间逐渐丧失，以致术后 24 及 60 个月随访时评分会略有下降（表 19.2）。

表 19.1 机器人 TKA 手术术前和术后 60 个月随访膝关节临床评分有显著差异

膝关节评分	术前	术后 12 个月	术后 24 个月	术后 60 个月
平均值	38.60	87.73	91.59	90.49
标准差	16.36	13.17	11.66	12.09
例数	108	105	96	85

表 19.2 机器人 TKA 手术术前和术后 60 个月随访功能评分有显著差异

功能评分	术前	术后 12 个月	术后 24 个月	术后 60 个月
平均值	53.15	81.62	86.72	84.51
标准差	16.04	17.63	17.97	18.39
例数	108	105	96	85

讨论

迄今已开发和应用多种试验性的自动或半自动机器人系统，用于改善膝关节置换术后假体力线的精确性[12]。据我们所知，本课题是唯一以机器人 TKA 手术为对象，有 5 年随访资料的大样本连续临床研究。

我们的研究结果表明，经过短时间的学习过程，机器人手术可以获得无与伦比的截骨准确性，平均误差小于 1°，超过 95% 的患者术后胫骨关节机械轴可以获得非常理想的结果，较之传统手术不到 65% 的恢复率，优势明显。Aglietti 及其同事报道大多数传统手术最终外翻角平均为 9.6°（2°～16°）。[13] 由于普遍认为下肢机械轴的偏移和假体植入位置不准确会导致人工关节早期松动[14-17]，所以 TKA 手术中矫正胫骨关节力线至关重要。机械轴偏移超过 3°或 Maquet 线未通过中间 1/3分将会导致 TKA 手术的早期失败[18-21]。机器人手术对力线的重建效果不仅优于传统手术，而且优于计算机辅助导航 TKA。Miehlke 及同事报道 63% 导航下 TKA 手术患者术后胫股关节力线内（外）翻偏差在可接受的 2°范围内。另有文献表明将近 7% 的导航手术会产生大于 4°，最大为 7°的偏差[22]。这说明尽管计算机辅助导航假体植入位置优于传统手术，但较之机器人手术仍颇为不如。对比 CASPAR 系统，导航手术仍需依赖髓内或髓外导向器，这可能是产生力线重建误差的主要原因[23]。机器人手术的另一优势是精确的截骨磨削轨迹规划和合理的切割方式选择，这就减少了传统手动摆锯截骨可能导致的韧带、血管和神经损伤等风险。例如，后交叉韧带骨性止点在截骨中不易被误伤。在应用非水泥性假体时，由于机器人手术切骨面非常精确平整，假体压配可以更确实。最后，机器人手术最大限度地保留了骨量，更利于以后可能的翻修手术。

表 19.3 和表 19.4 列举了机器人辅助手术一些明确的优缺点。

表 19.3 机器人辅助手术的优点

术前规划信息通过机器人可以准确实现。
高度精确性和安全性
力线重建更佳
骨量丢失更少
截骨磨削过程精确
假体植入较少依赖手术医生的主观经验和技巧

表 19.4 机器人辅助手术的缺点

额外的费用支出
术前准备时间增加
手术时间延长
软组织平衡要依赖手术医生的经验
术中要植入额外的骨固定针
需要下肢严格固定
额外的 CT 扫描

在一些高难度的手术操作中，机器人系统可以帮助术者保证整个过程的高度精确性和可重复性。通过应用机器人系统，术前规划可以被忠实地转化为实际操作结果。CASPAR 系统可以满足以上这些要求，但其缺点亦十分明显，包括额外的手术操作和 CT 扫描需要的费用支出，以及术前准备时间和手术时间的延长。作为工业机器人的衍生产物，如同需要在净室环境工作的计算机芯片生产机器人一样，CASPAR 系统的应用环境严格，附属设备众多，对很多医院而言是无法购买和维护的。尽管在膝关节置换应用中临床结果优异，CASPAR 机器人并未获得商业上的成功，其制造商在 2001 年就停止了对该系统的生产和销售。其他一些机器人系统近来陆续被应用于临床试验。被动机器人系统留给手术医生更多操控性，但限制了磨削骨的轨迹和范围；该系统目前看来比较理想，特别是在绑定计算机实时导航的前提下，其应用前景将更为广阔[24-26]。

（李晖 译　李世民 校）

参考文献

1. Aglietti P, Buzzi R. Posteriorly stabilised total-condylar knee replacement. J Bone Joint Surg 70B:211, 1988
2. Jeffery RS, Morris RW, Denham RA. Coronal alignment after total knee replacement. J Bone Joint Surg 73B:709, 1991
3. Petersen TL, Engh GA. Radiographic assessment of knee alignment after total knee arthroplasty. J Arthroplasty 3:67, 1988
4. Tew M, Waugh W. Tibiofemoral alignment and the results of knee replacement. J Bone Joint Surg 67B:551, 1985
5. Garg A, Walker PS. Prediction of total knee motion using a three-dimensional computer graphics model. J Biochem 23:45, 1990
6. Kwoh YS, Hou J, Jonckheere EA, Hayati S. A robot with improved absolute positioning accuracy for CT guided stereotactic brain surgery. IEEE Trans Biomed Eng 35(2):153–160, 1998
7. Börner M, Bauer A, Lahmer A. Rechnerunterstützter Robotereinsatz in der Hüftendoprothetik. Orthopäde 26:251–257, 1997
8. Petermann J, Kober R, Heinze, R, Frölich JJ, Heeckt PF, Gotzen L. Computer-assisted planning and robot-assisted surgery in anterior cruciate ligament reconstruction. Oper Tech Orthop 10:50, 2000
9. Siebert W, Mai S, Kober R, Heeckt PF. Technique and first clinical results of robot-assisted total knee replacement. Knee 9:173–180, 2002
10. Insall JN, Dorr LD, Scott R, Scott WN. Rationale of the knee society clinical rating system. Clin Orthop Relat Res 248:13, 1989
11. Decking J, Theis C, Achenbach T, Roth E, Nafe B, Eckhardt A. Robotic total knee arthroplasty: the accuracy of CT-based component placement. Acta Orthop Scand 75:573–579, 2004
12. Howe RD, Matsuoka Y. Robotics for surgery. Annu Rev Biomed Eng 1:211, 1999
13. Aglietti P, Buzzi R, Gaudenzi A. Patellofemoral functional results and complications with the posterior stabilized total condylar knee prosthesis. J Arthroplasty 3:17, 1988
14. Ecker ML, Lotke PA, Sindsor RE, Cella JP. Long-term results after total condylar knee arthroplasty. Significance of radiolucent lines. Clin Orthop Relat Res 216:151, 1987
15. Feng EL, Stuhlberg SD, Wixon RL. Progressive subluxation and polyethylene wear in total knee replacements with flat articular surfaces. Clin Orthop Relat Res 299:60, 1994
16. Laskin RS. Total condylar knee replacement in patients who have rheumatoid arthritis. A ten year follow-up study. J Bone Joint Surg 72A:529, 1990
17. Ritter M, Merbst WA, Keating EM, Faris PM. Radiolucency at the bone-cement interface in total knee replacement. J Bone Joint Surg 76A:60, 1991
18. Goodfellow JW, O'Connor JJ. Clinical results of the Oxford knee. Clin Orthop Relat Res 205:21, 1986
19. Insall JN, Ranawat CS, Aglietti P, Shine J. A comparison of four models of total knee-replacement prosthesis. J Bone Joint Surg 58A:754, 1976
20. Insall JN, Binzzir R, Soudry M, Mestriner LA. Total knee arthroplasty. Clin Orthop Relat Res 192:13, 1985
21. Ranawat CS, Adjei OB. Survivorship analysis and results of total condylar knee arthroplasty. Clin Orthop Relat Res 323:168, 1988
22. Miehlke RK, Clemens U, Kershally S. Computer integrated instrumentation in knee arthroplasty – a com-

parative study of conventional and computerized technique. Presented at the Fourth Annual North American Program on Computer Assisted Orthopaedic Surgery, Pittsburgh, PA, June 2000
23. Nuño-Siebrecht N, Tanzer M, Bobyn JD. Potential errors in axial alignment using intramedullary instrumentation for total knee arthroplasty. J Arthroplasty 15:228, 2000
24. Shi F, Zhang J, Liu Y, Zhao Z. A hand-eye robotic model for total knee replacement surgery. Med Image Comput Comput Assist Inverv Int Conf Med Image Comput Comput Assist Interv. 8(Pt2):122–30, 2005
25. Adili A. Robot assisted orthopedic surgery. Semin Laparosc Surg 11(2):89, 2004
26. Jakopec M, Harris SJ, Rodriguez y Baena F, Gomes P, Cobb J, Davies BL. The first clinical application of a « hands on » robotic knee surgery system. Comput Aided Surg 6(6):329, 2001

索 引

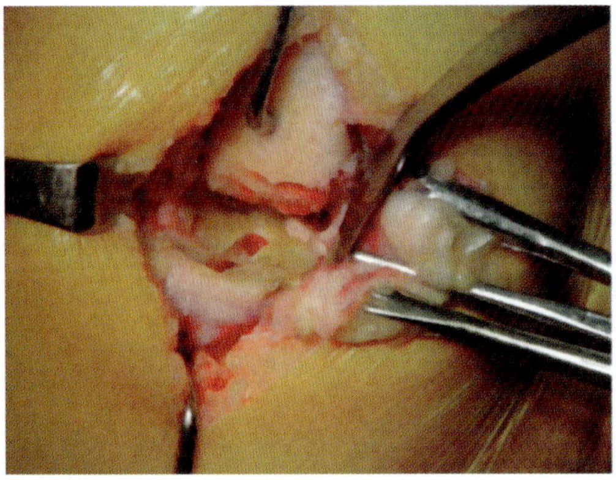

图 1.3

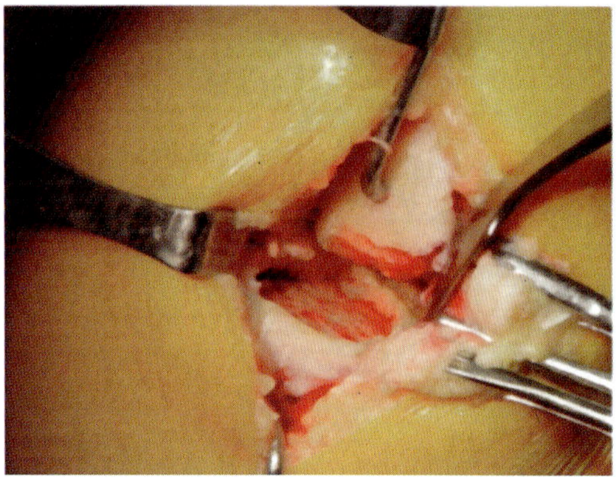

图 1.4

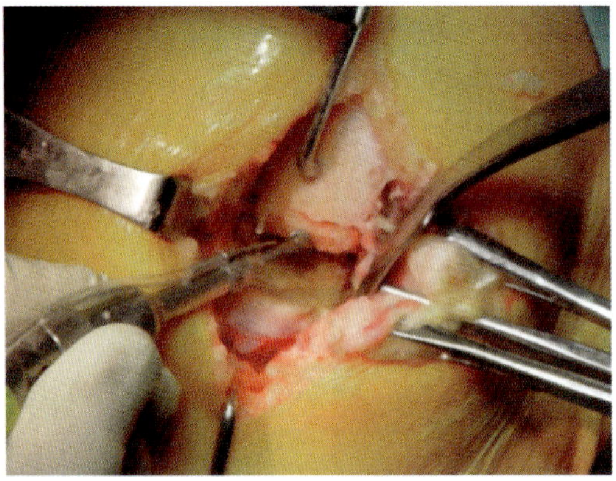

图 1.5

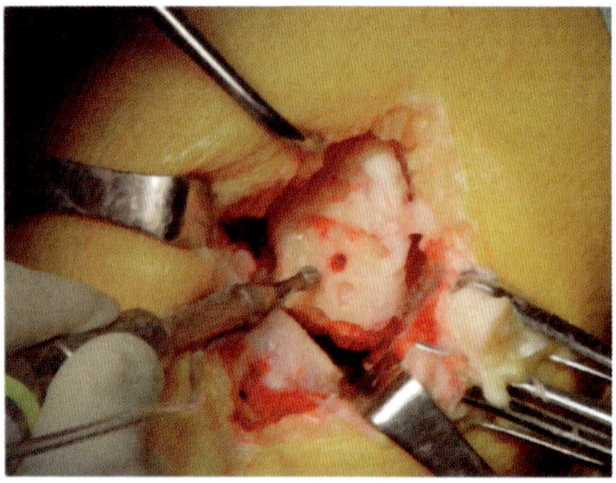

图 1.6

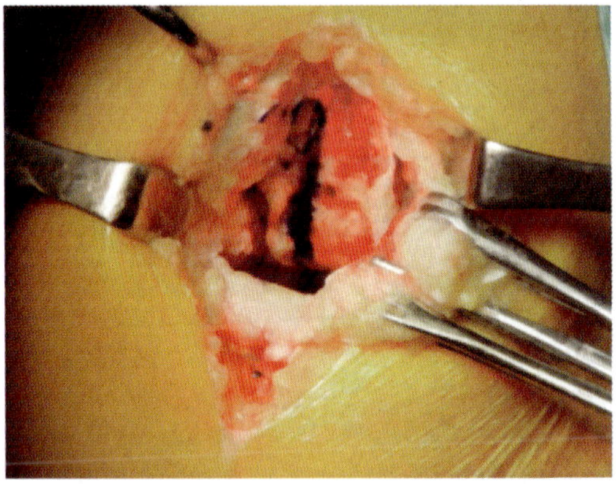

图 1.7

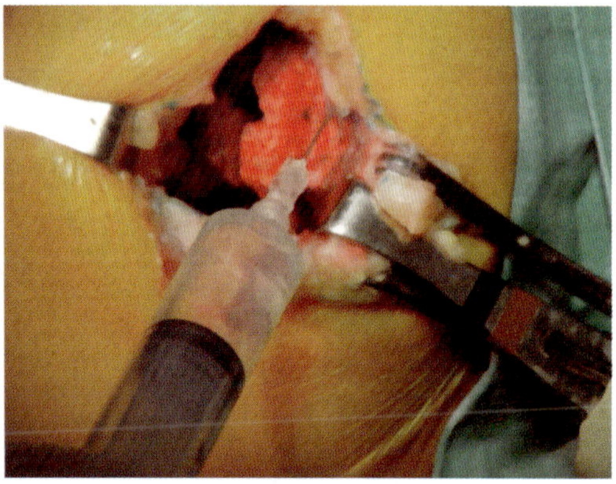

图 1.8

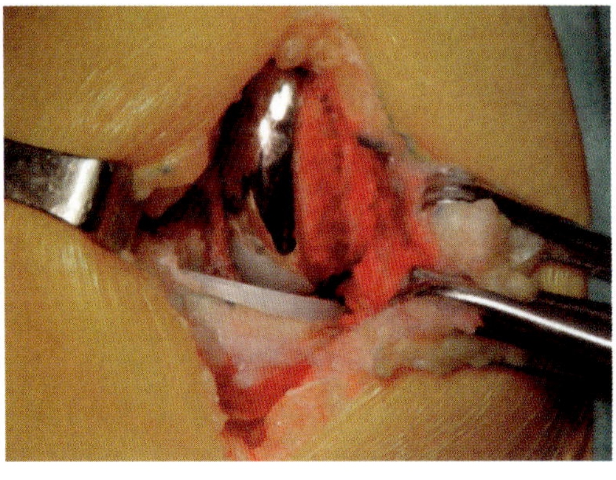

图 1.9

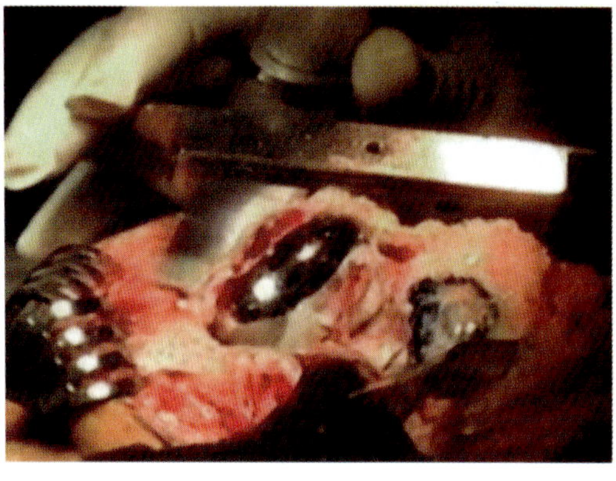

图 1.10

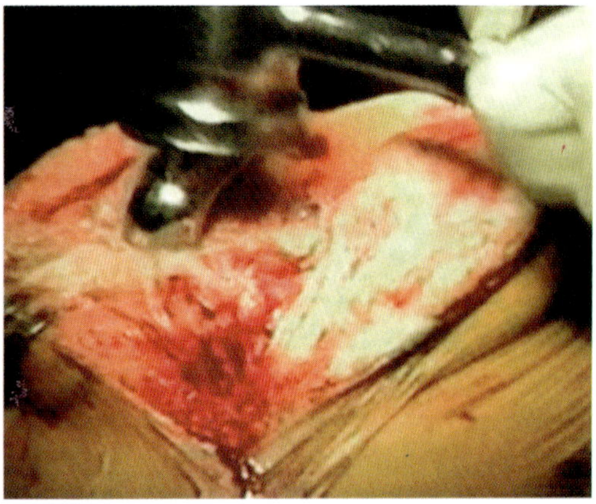

图 1.12

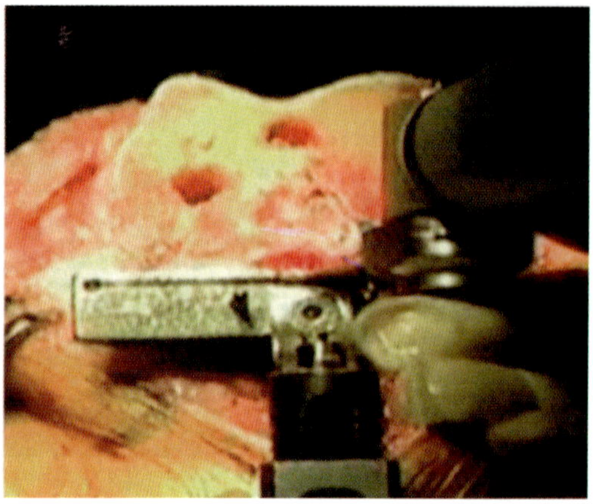

图 1.13

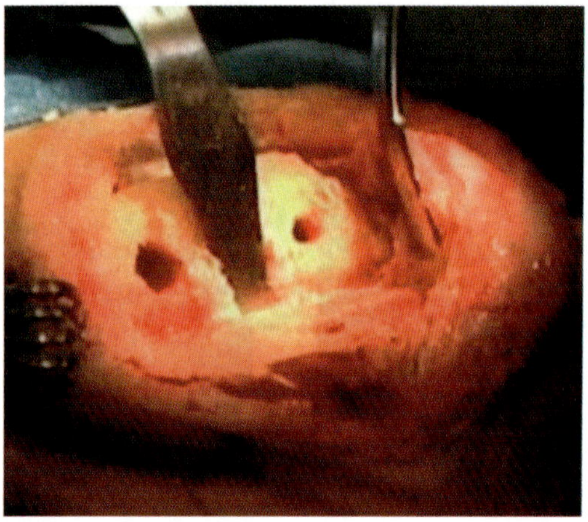

图 1.14

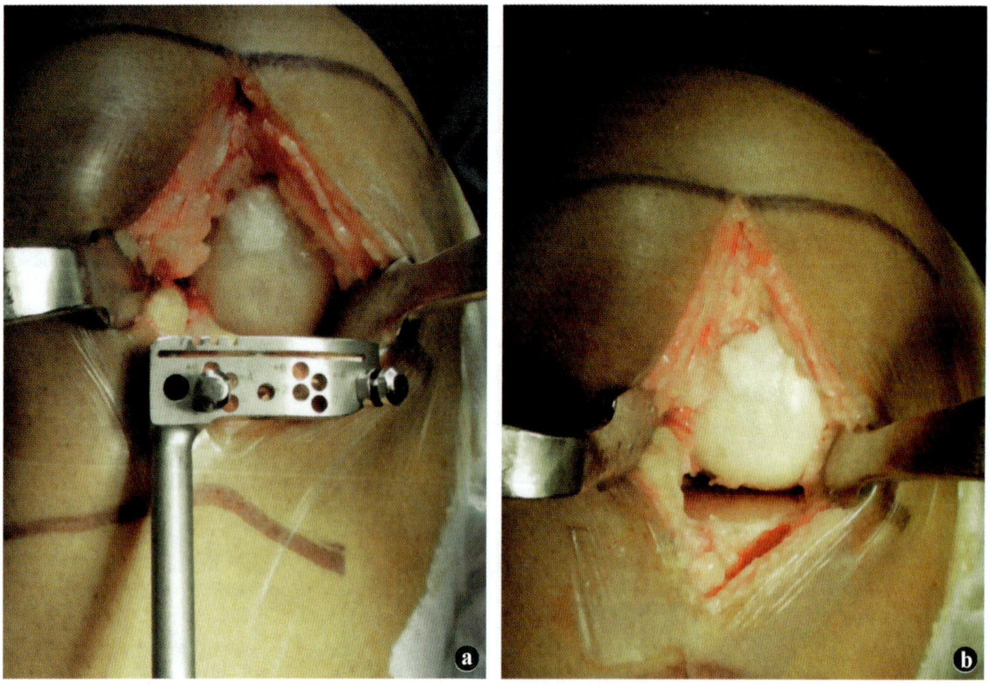

图 4.1

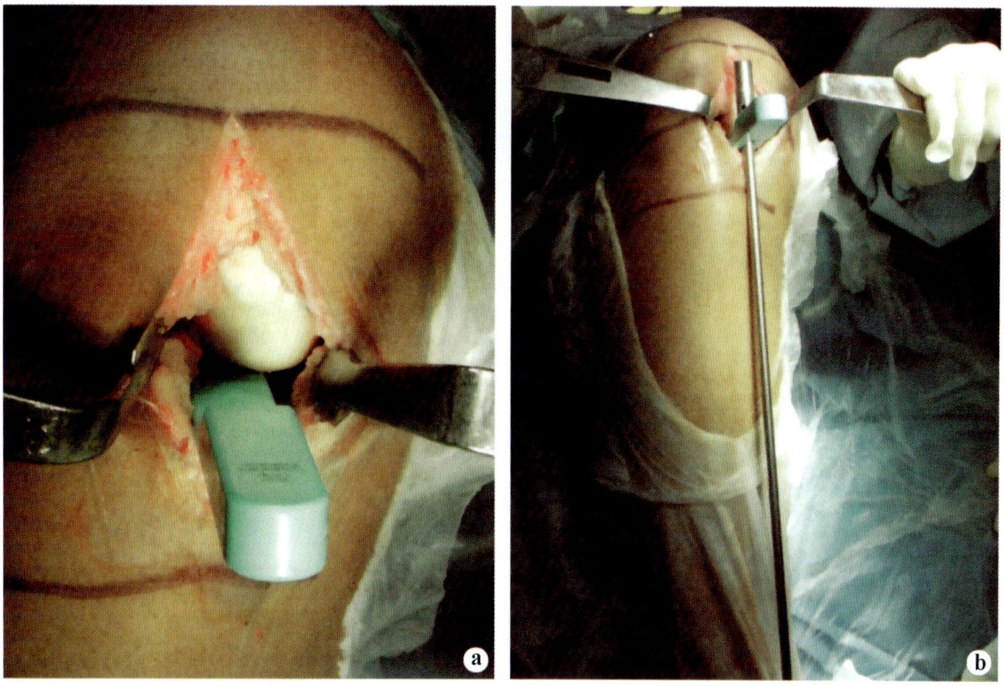

图 4.2

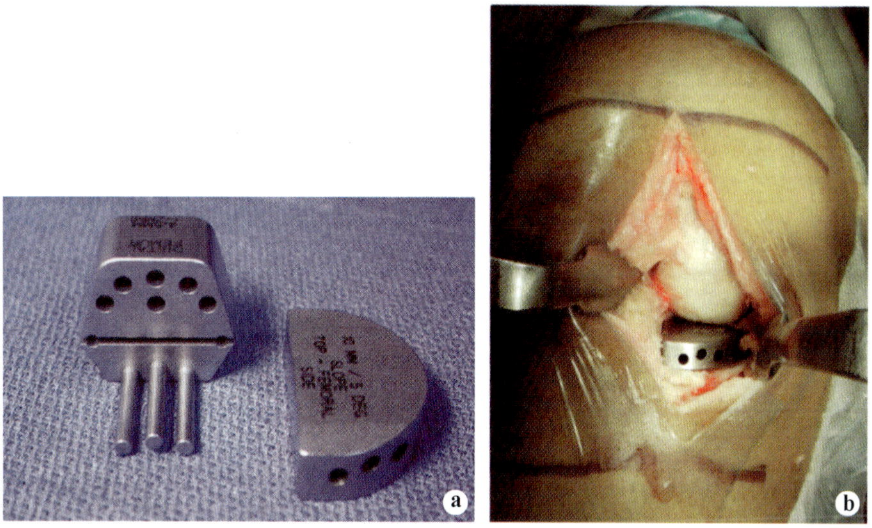

图 4.3

图 4.5

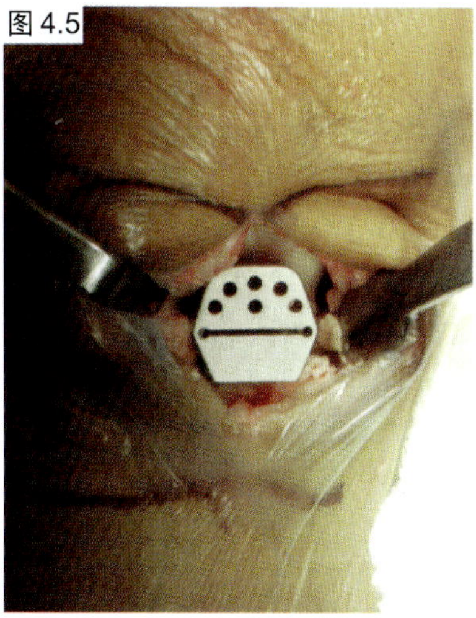

图 4.9

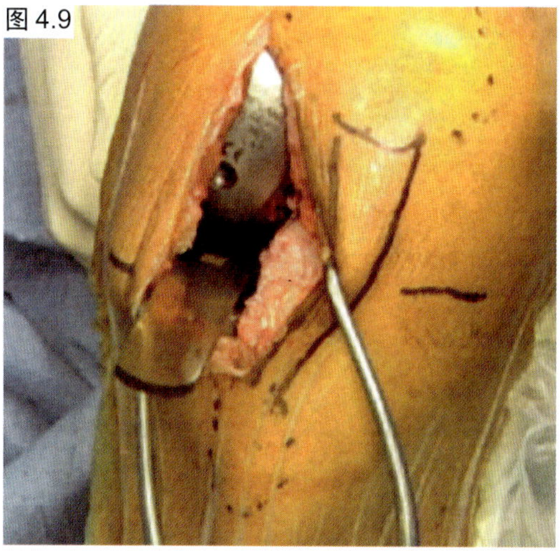

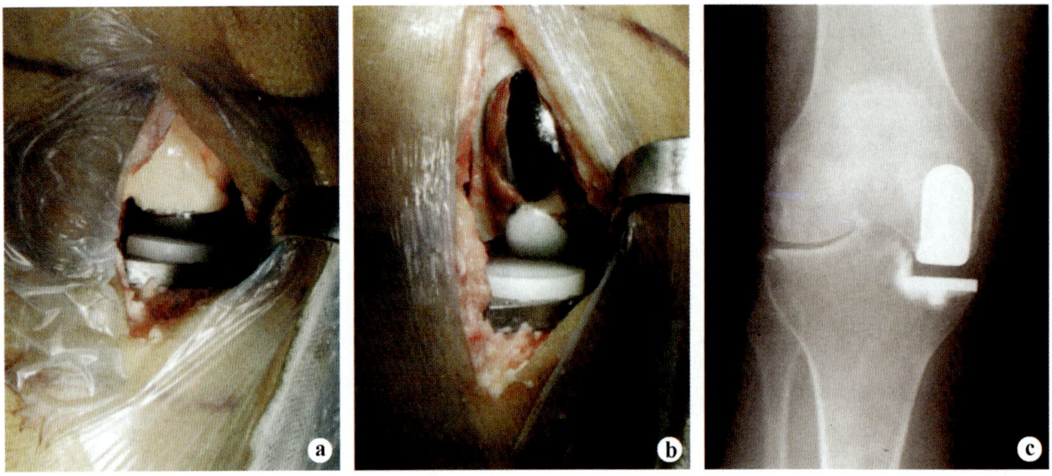

图 4.10

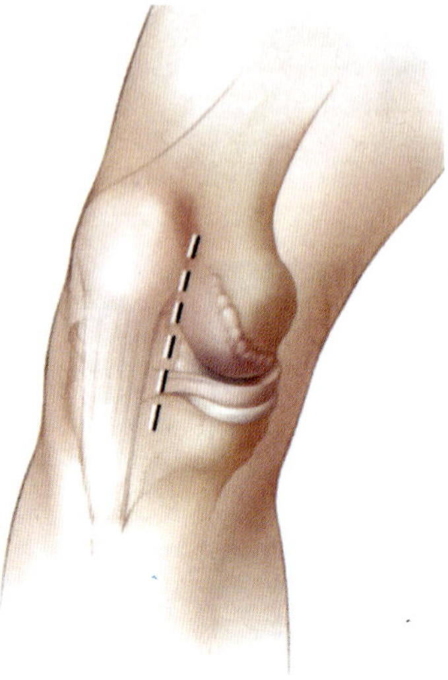

图 5.5

a

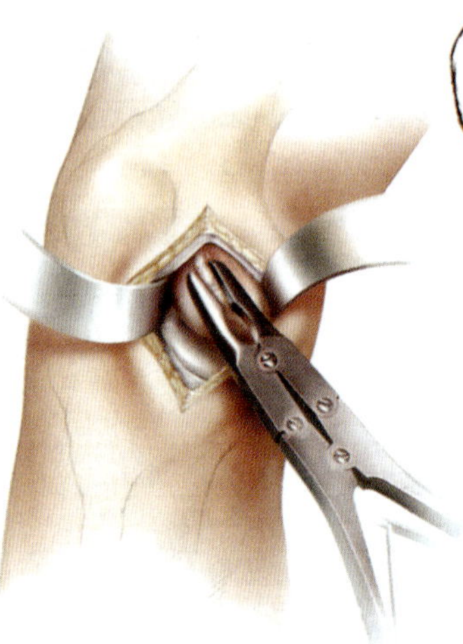

b

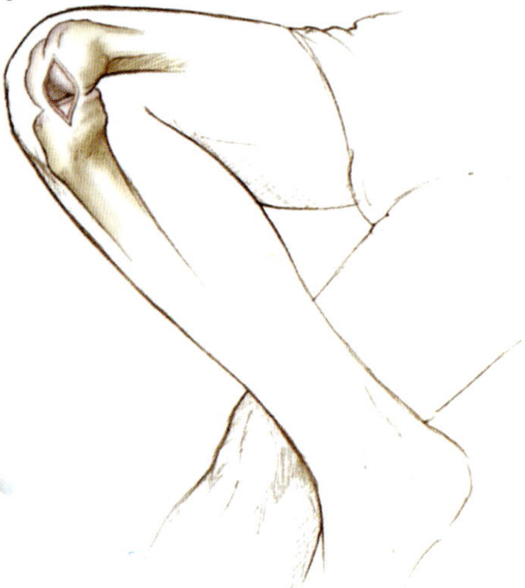

图 5.7

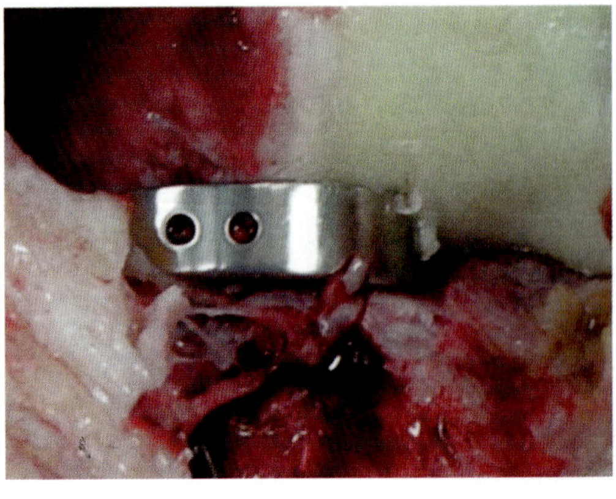

图 5.9

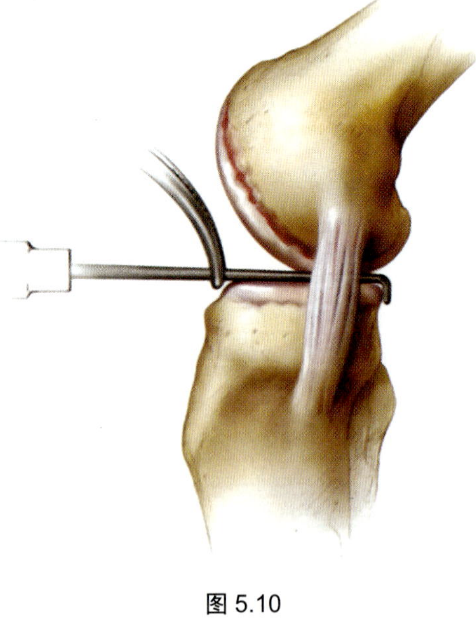

图 5.10

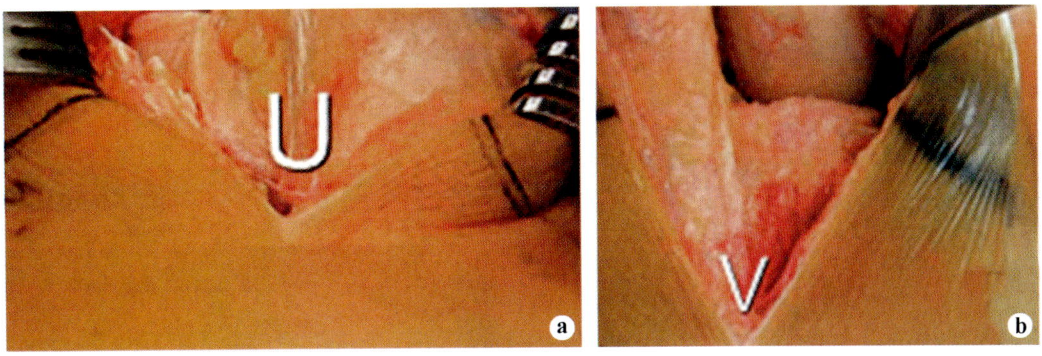

图 6.1

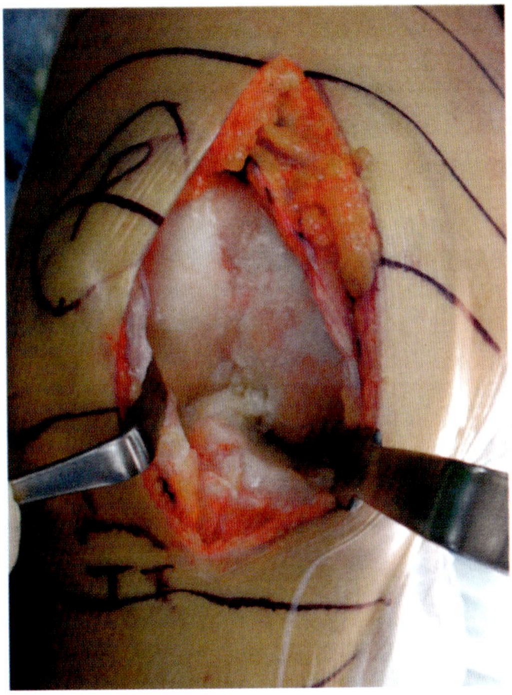

图 6.2

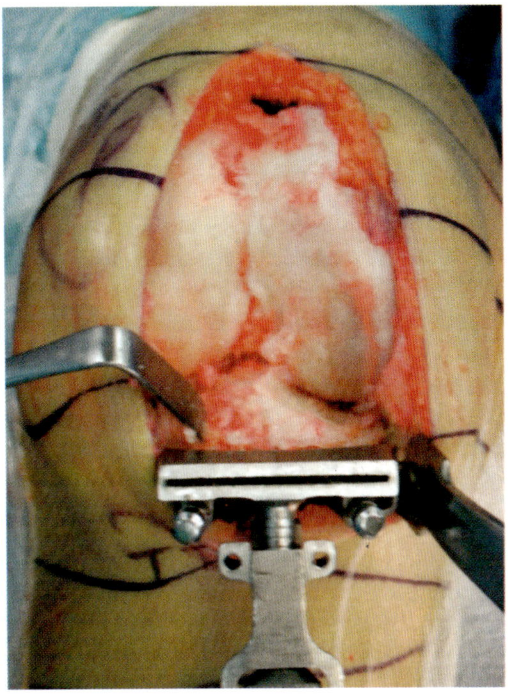

图 6.3

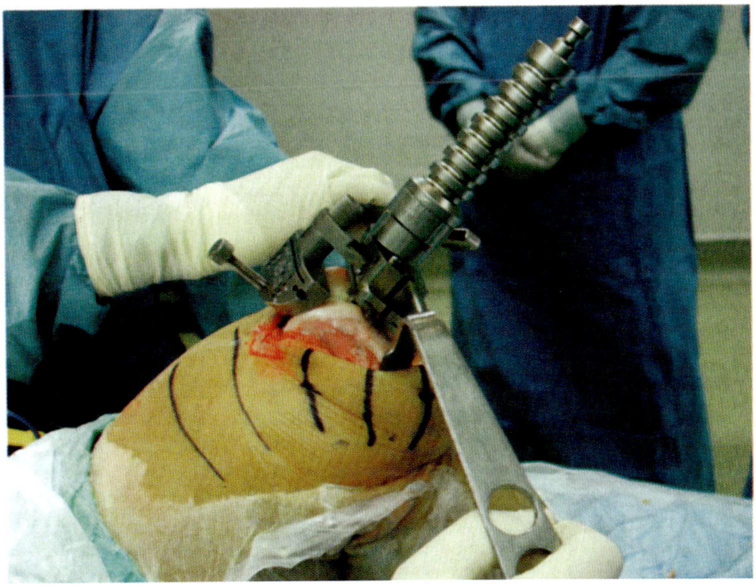

图 6.4

图 6.5

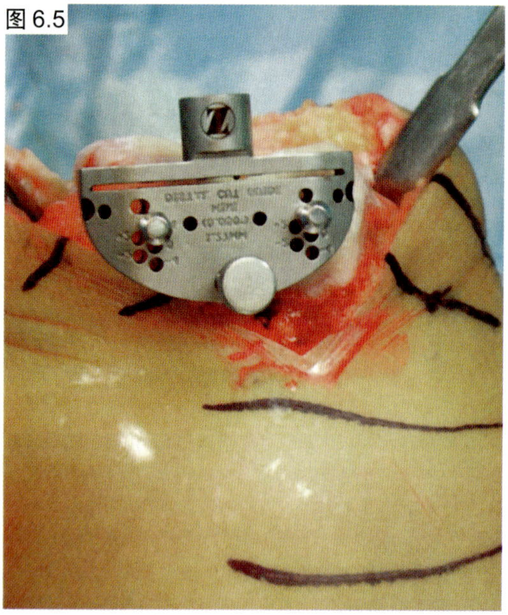

图 6.6

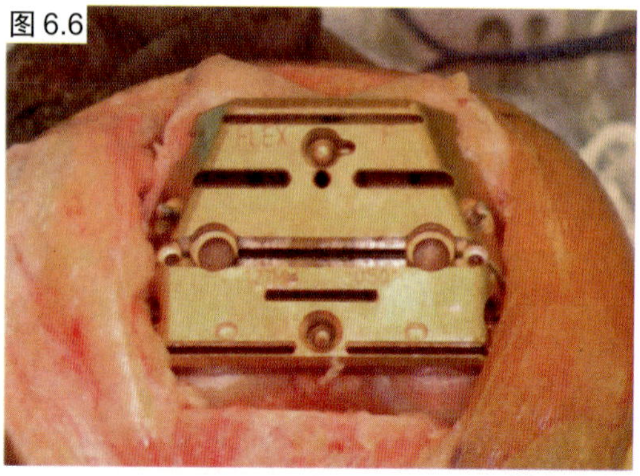

图 6.7

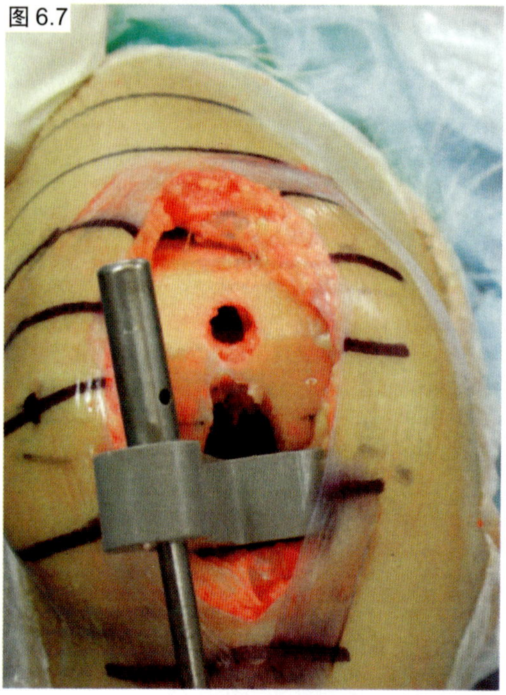

图 6.8

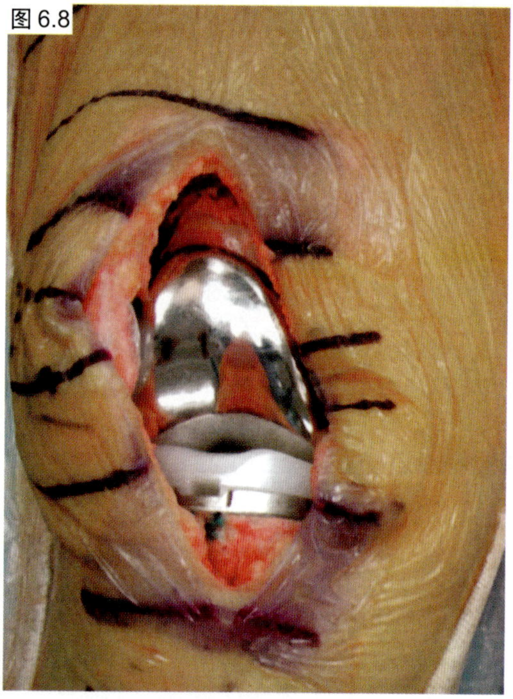

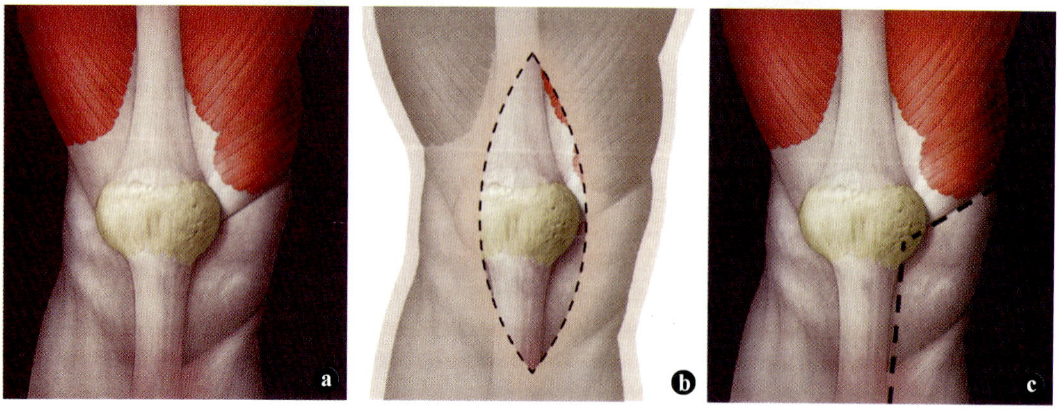

图 7.1

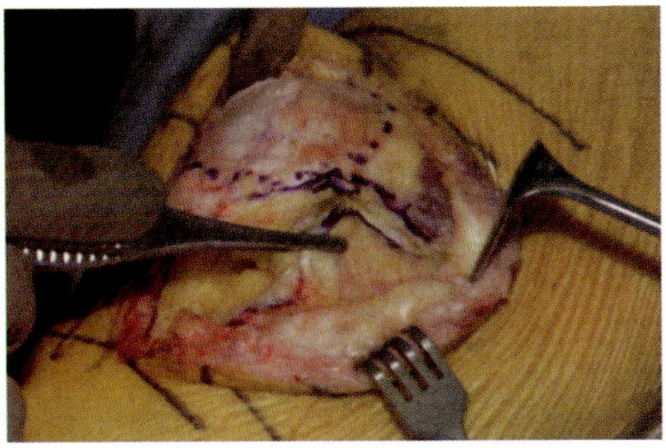

图 7.2

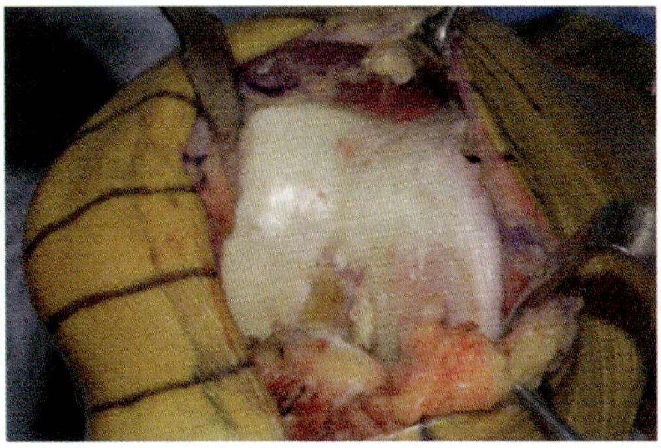

图 7.3

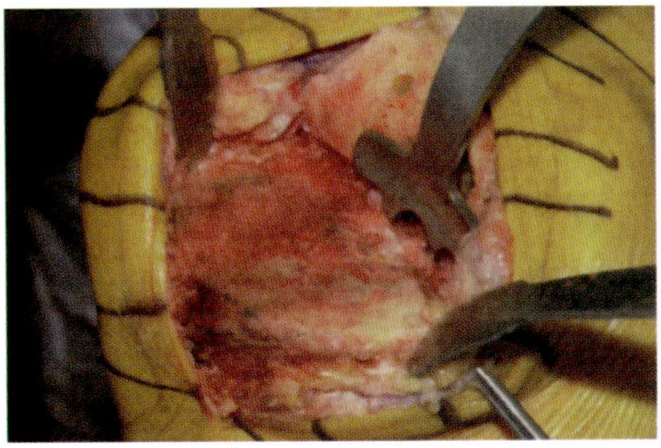

图 7.4

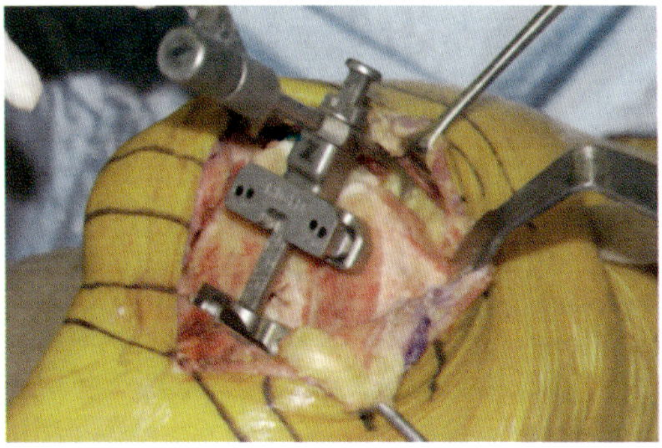

图 7.5

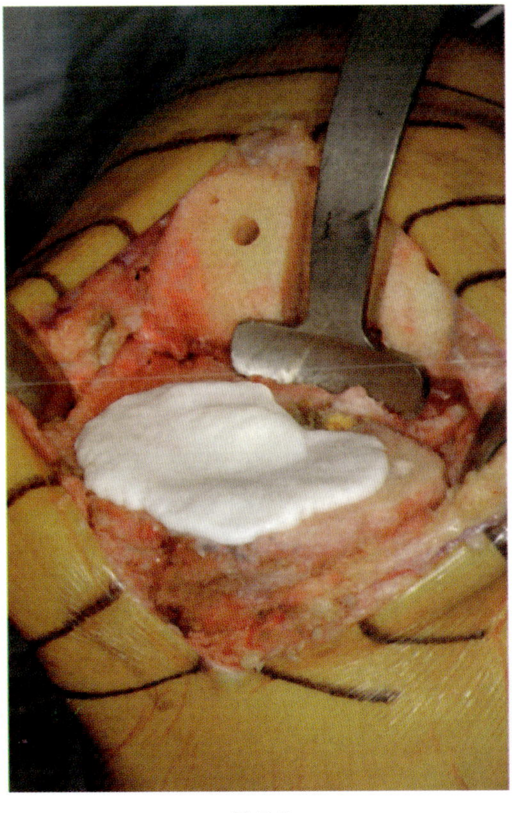

图 7.6

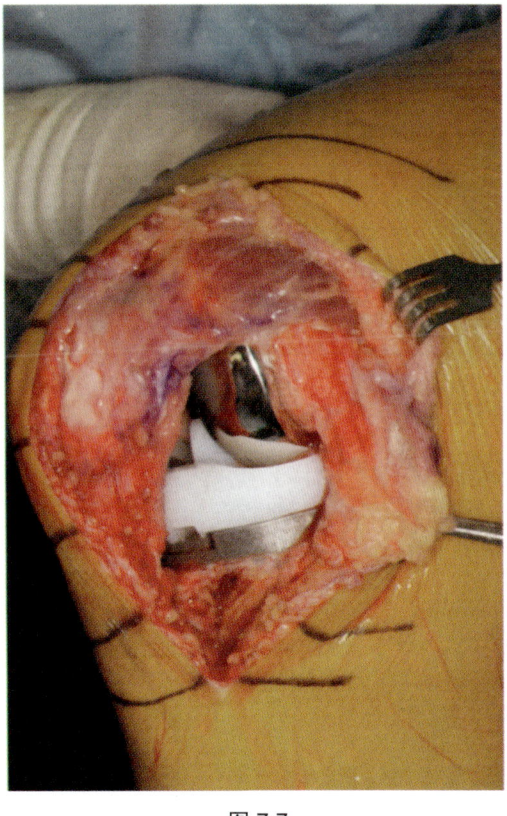

图 7.7

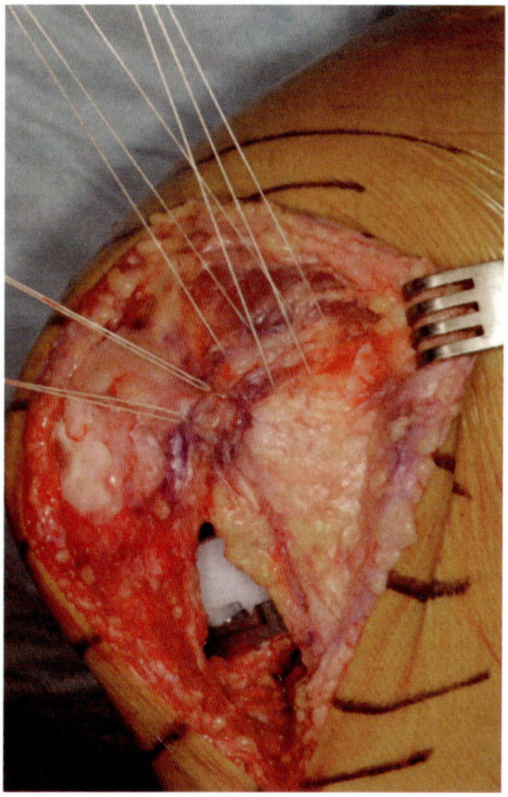

图 7.8

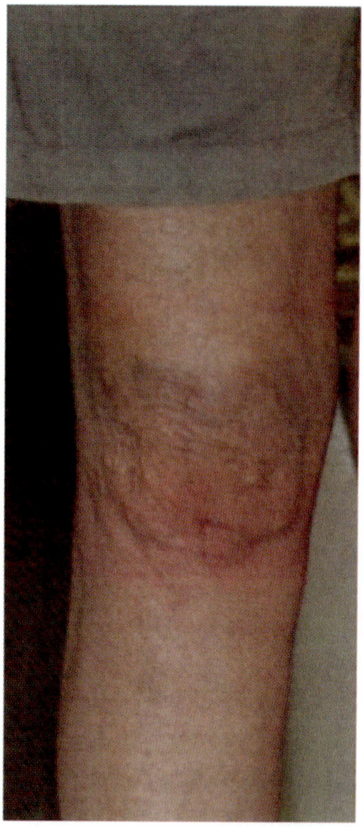

图 8.1

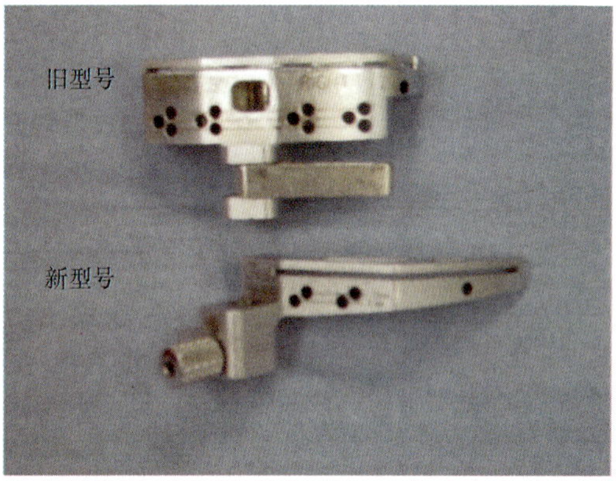

图 8.2

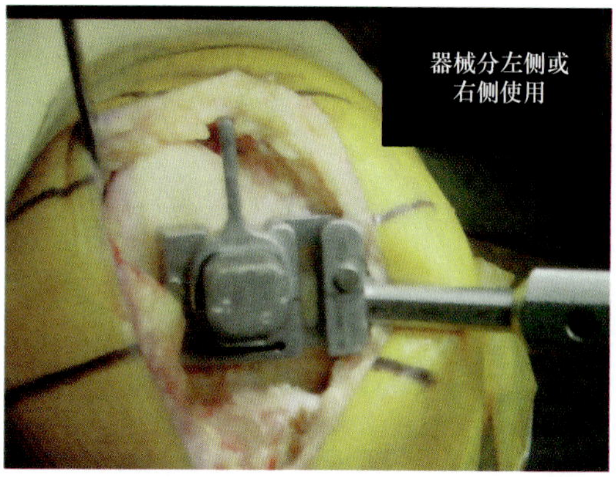

图 8.3

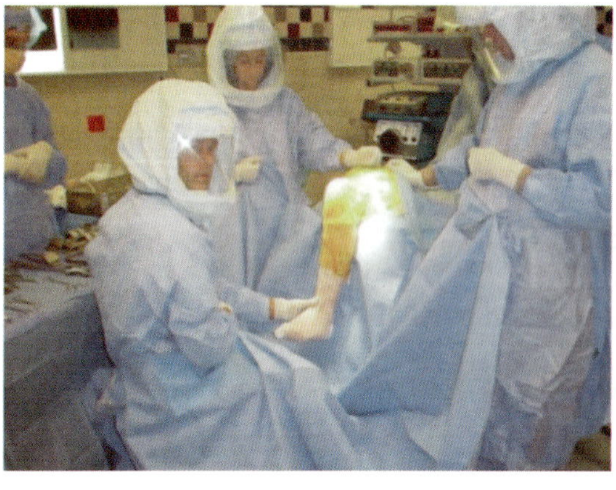

图 9.4

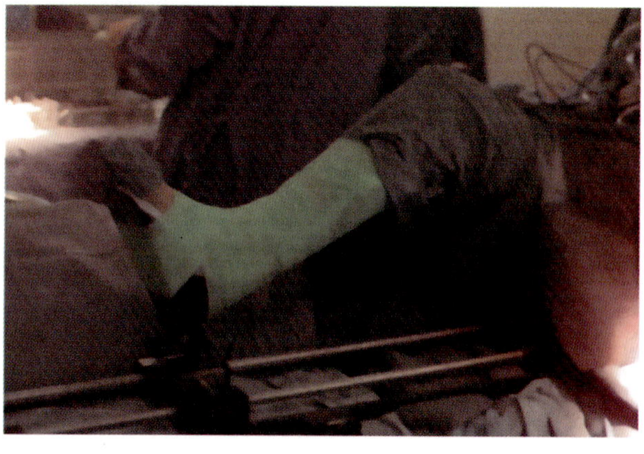

图 10.1

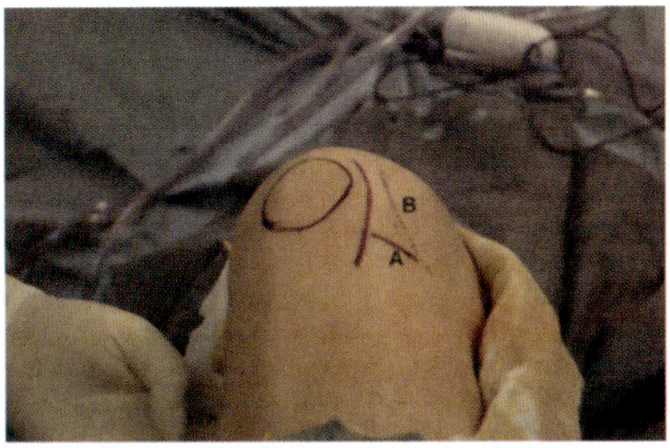

图 10.2

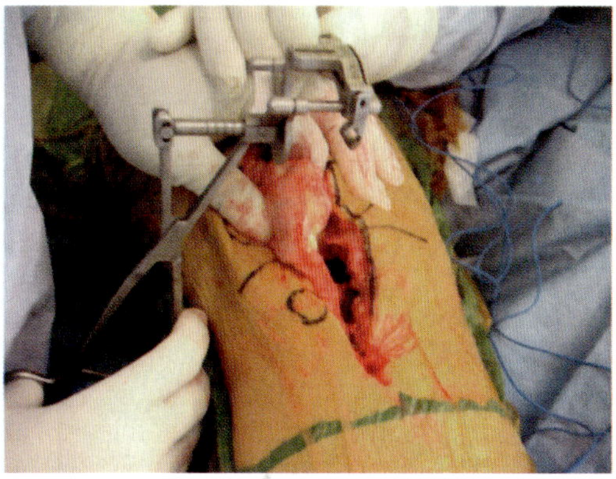

图 10.3

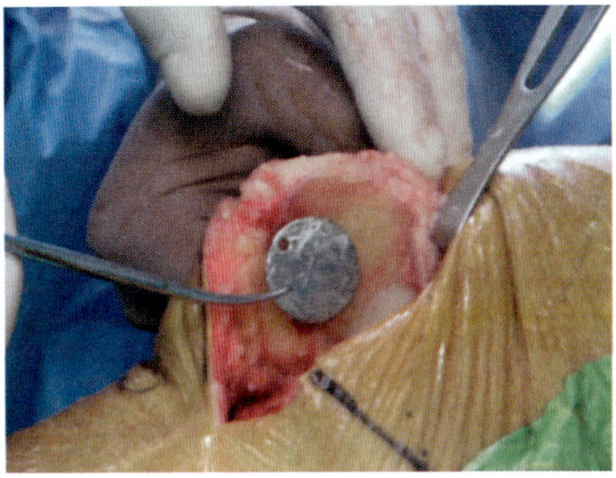

图 10.4

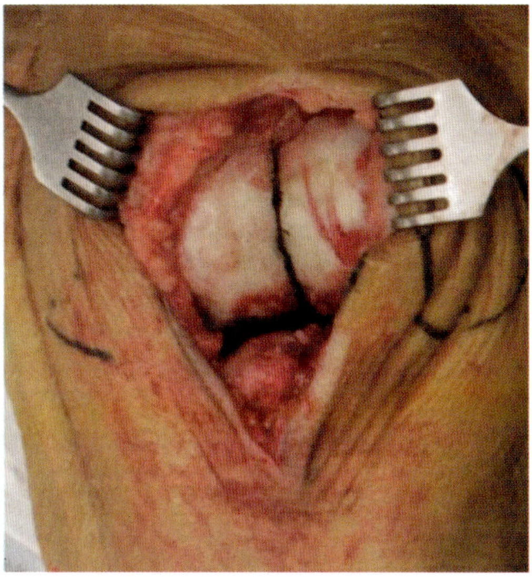

图 10.5

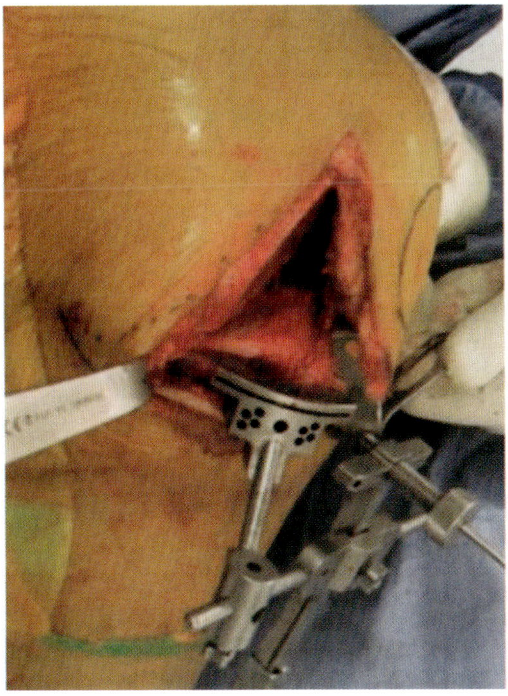

图 10.6

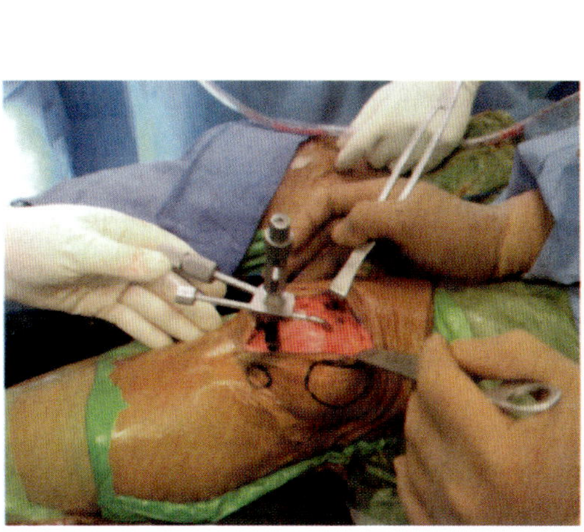

图 10.7

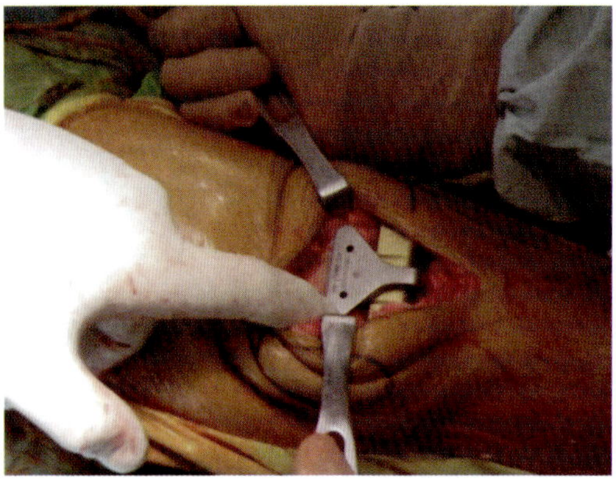

图 10.8

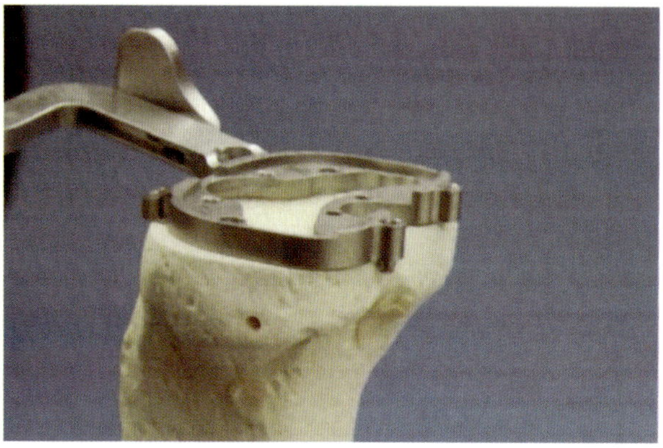

图 10.9

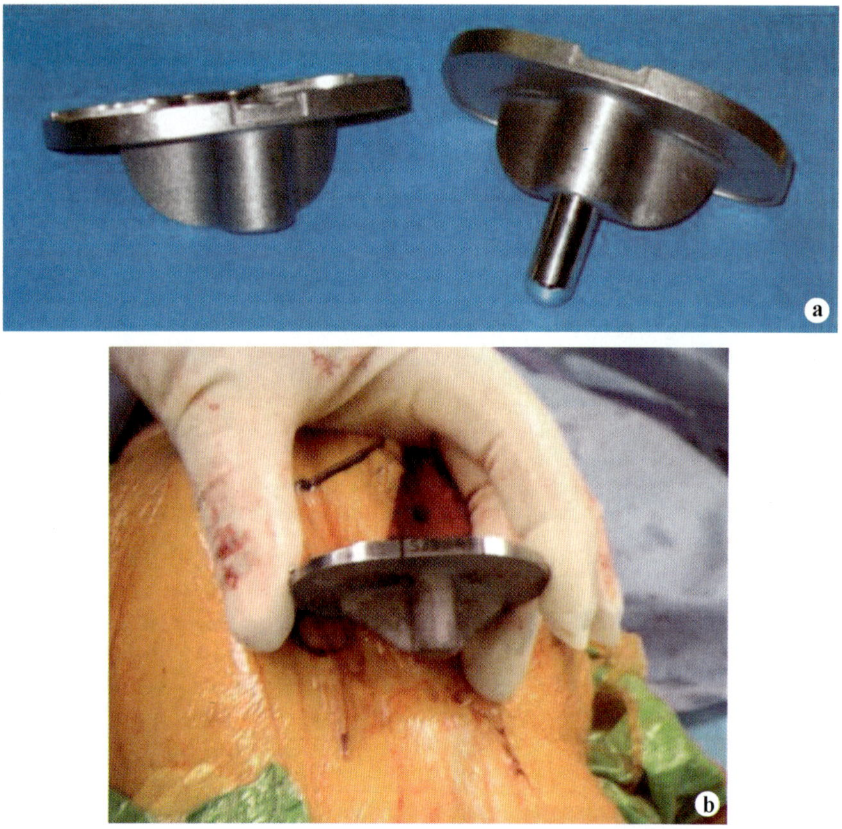

图 10.10

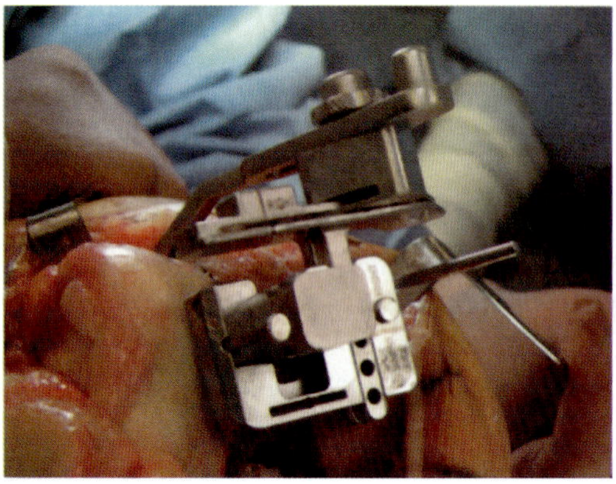

图 10.11

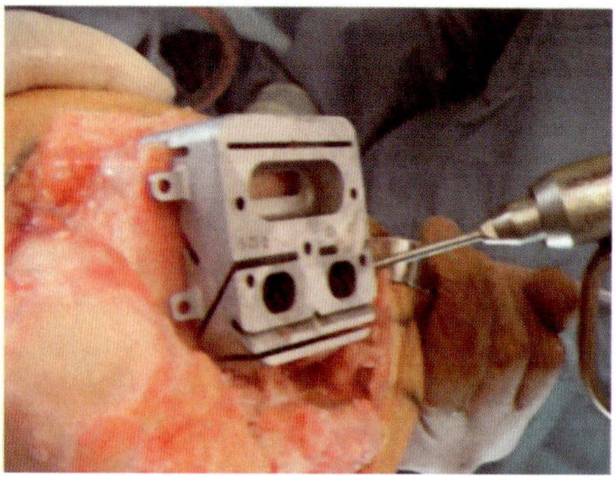

图 10.12

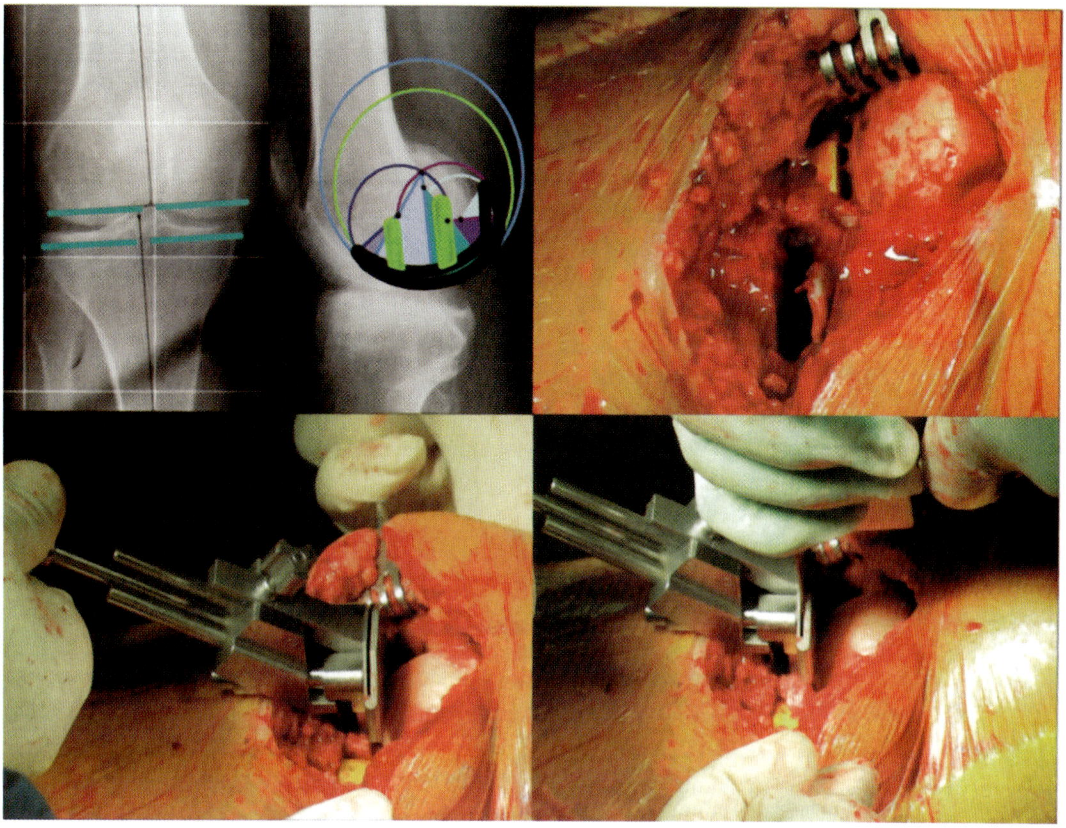

图 12.4

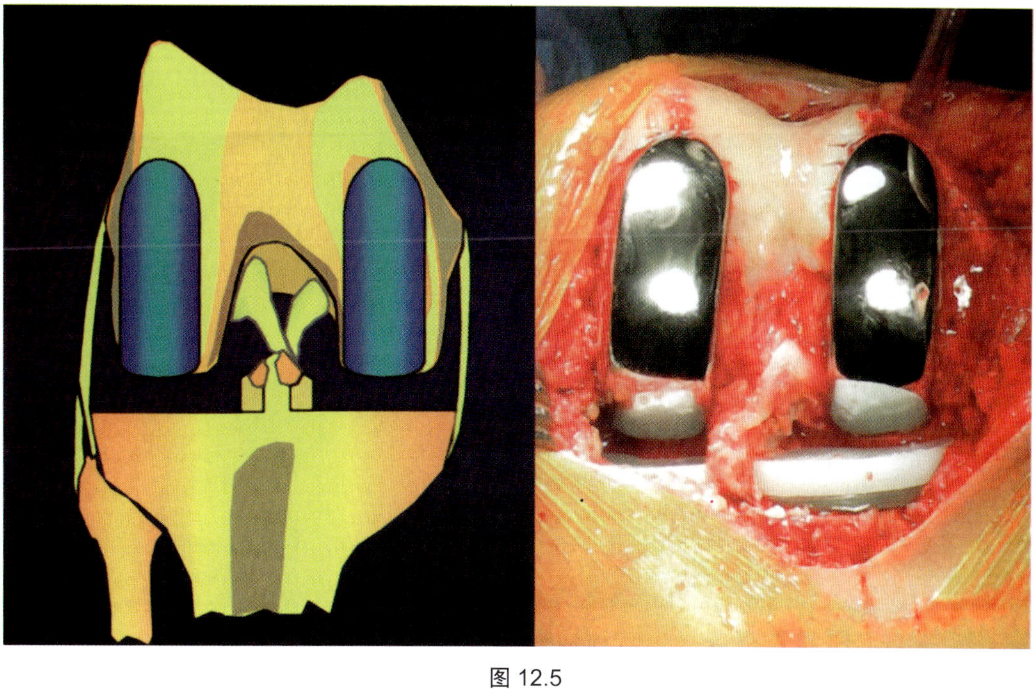

图 12.5

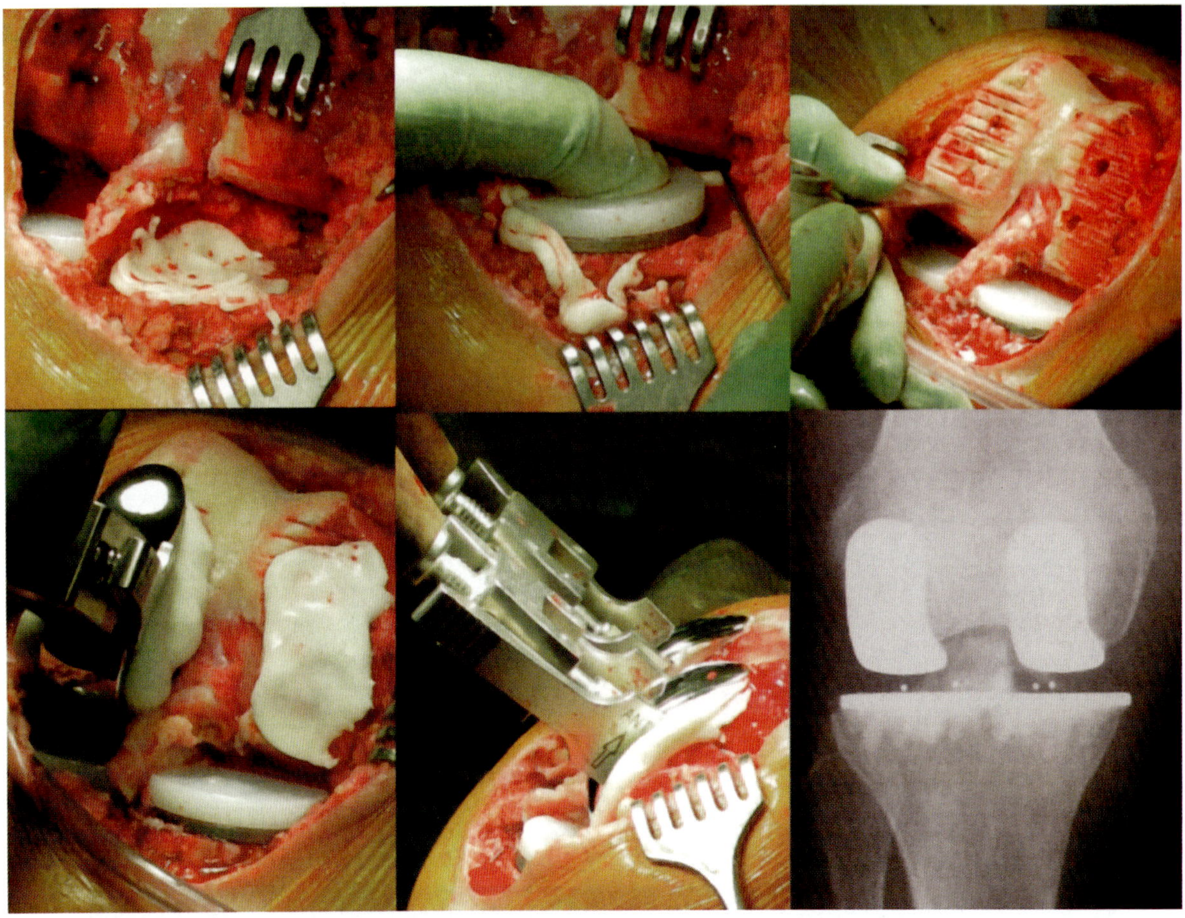

图 12.6

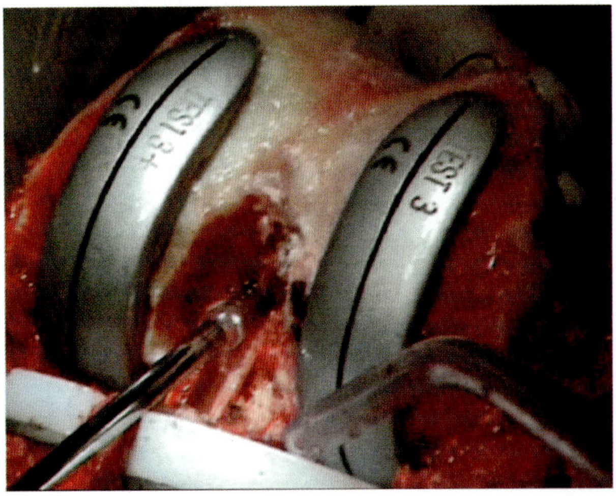

图 12.7

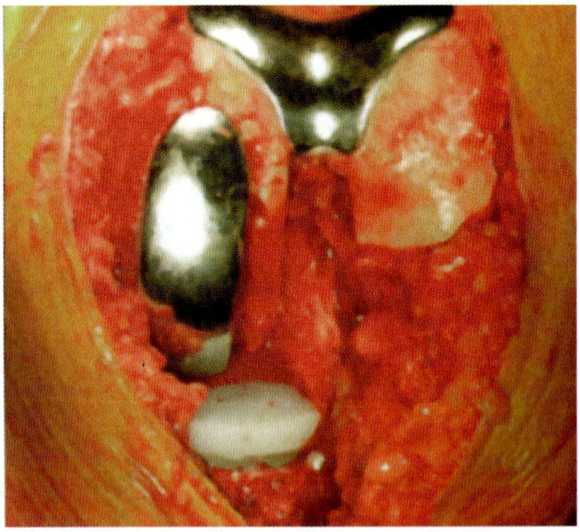

图 12.10

图 12.11

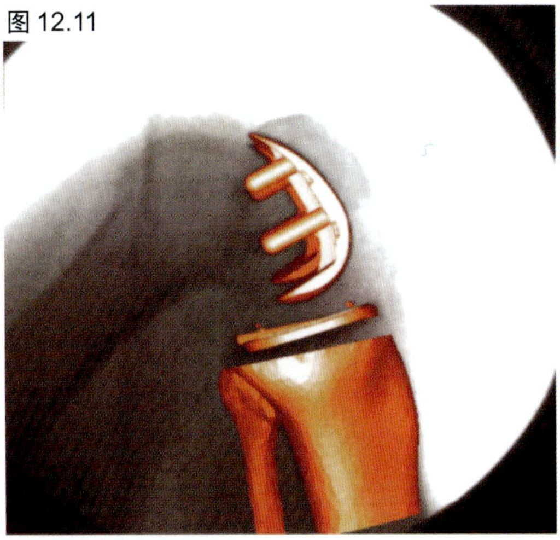

图 15.1

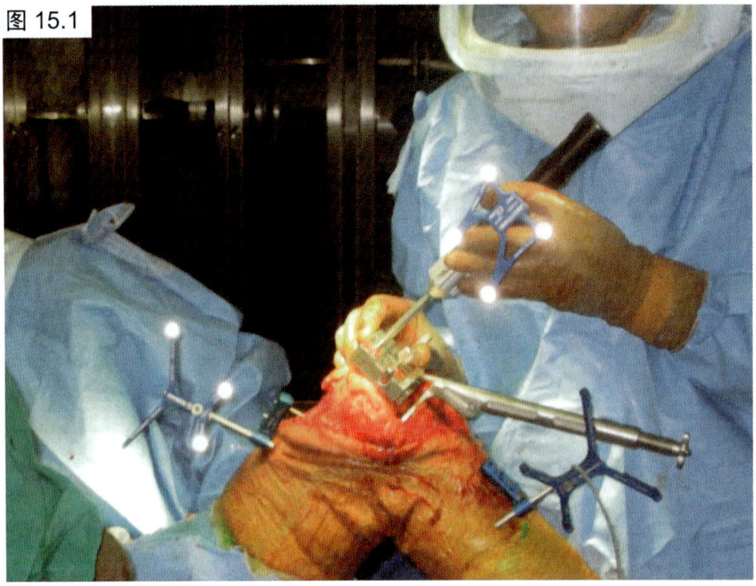

图 15.2

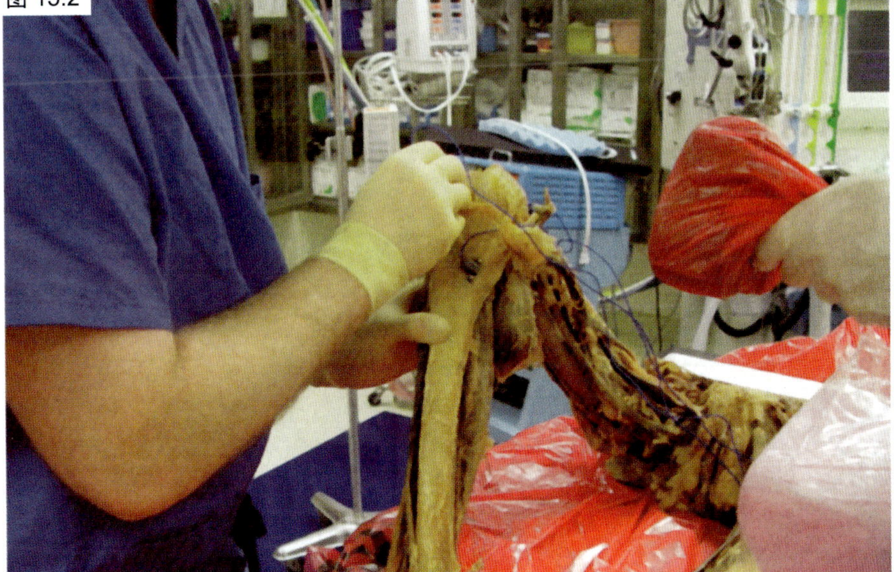

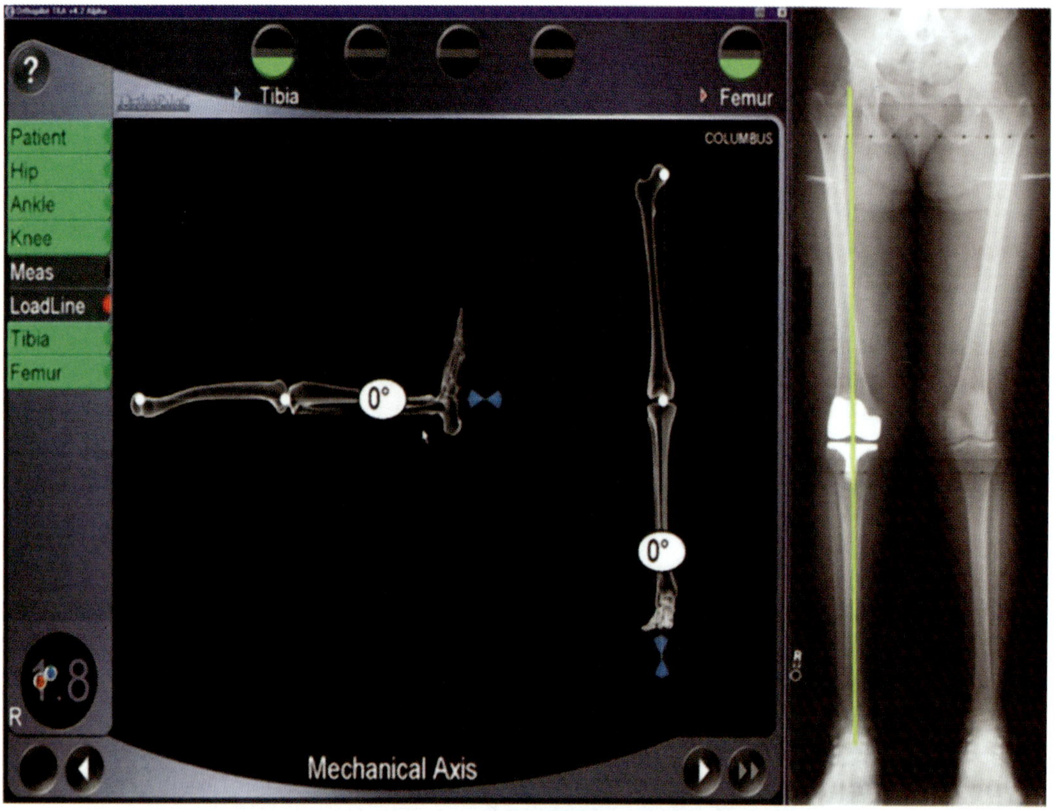

图 16.8

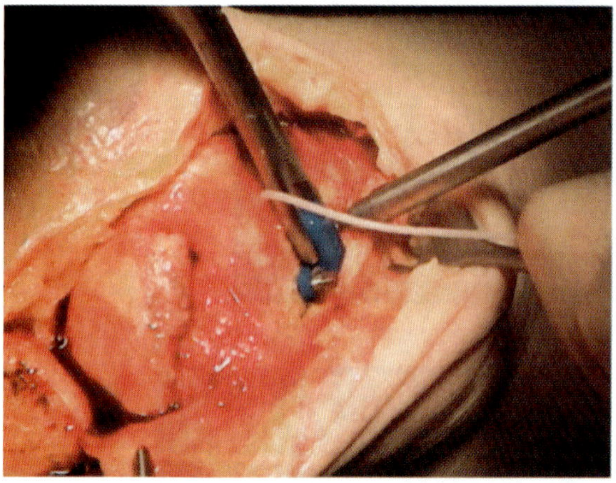

图 18.1

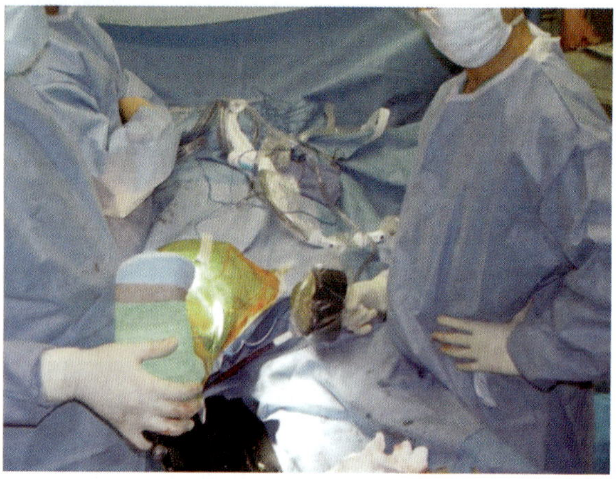

图 18.2

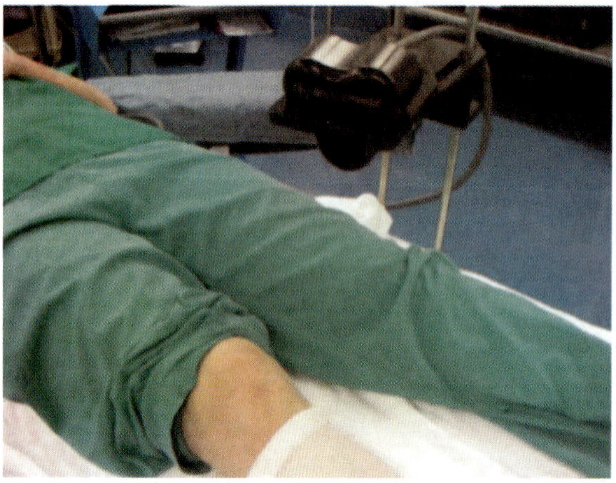

图 18.3

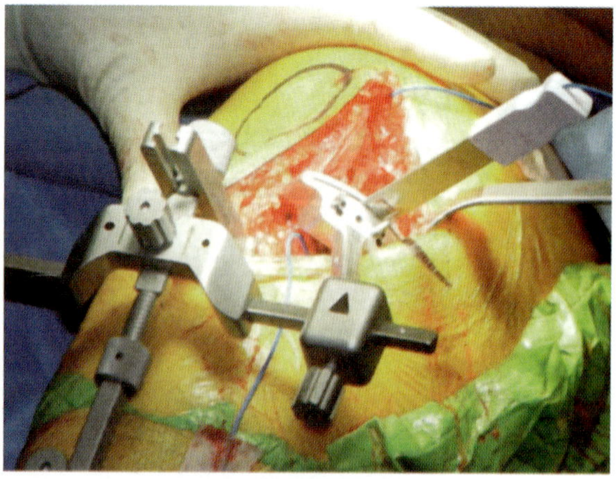

图 18.4

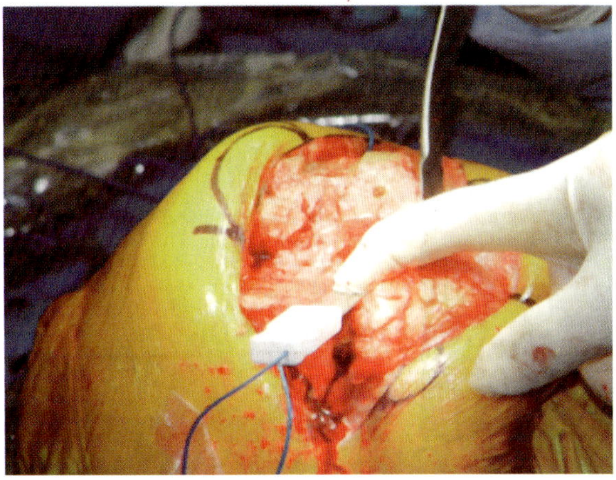

图 18.5

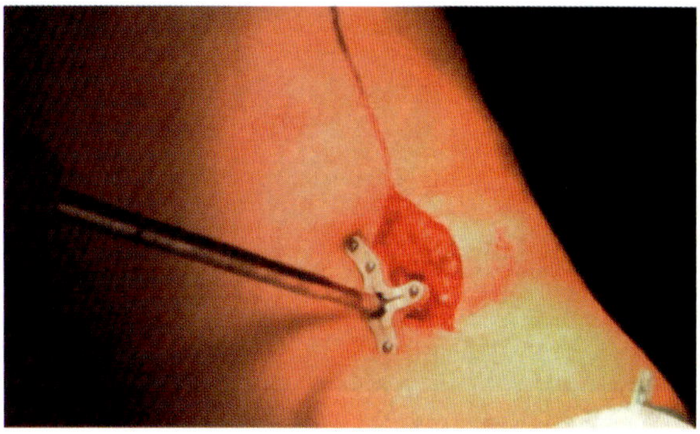

图 19.1

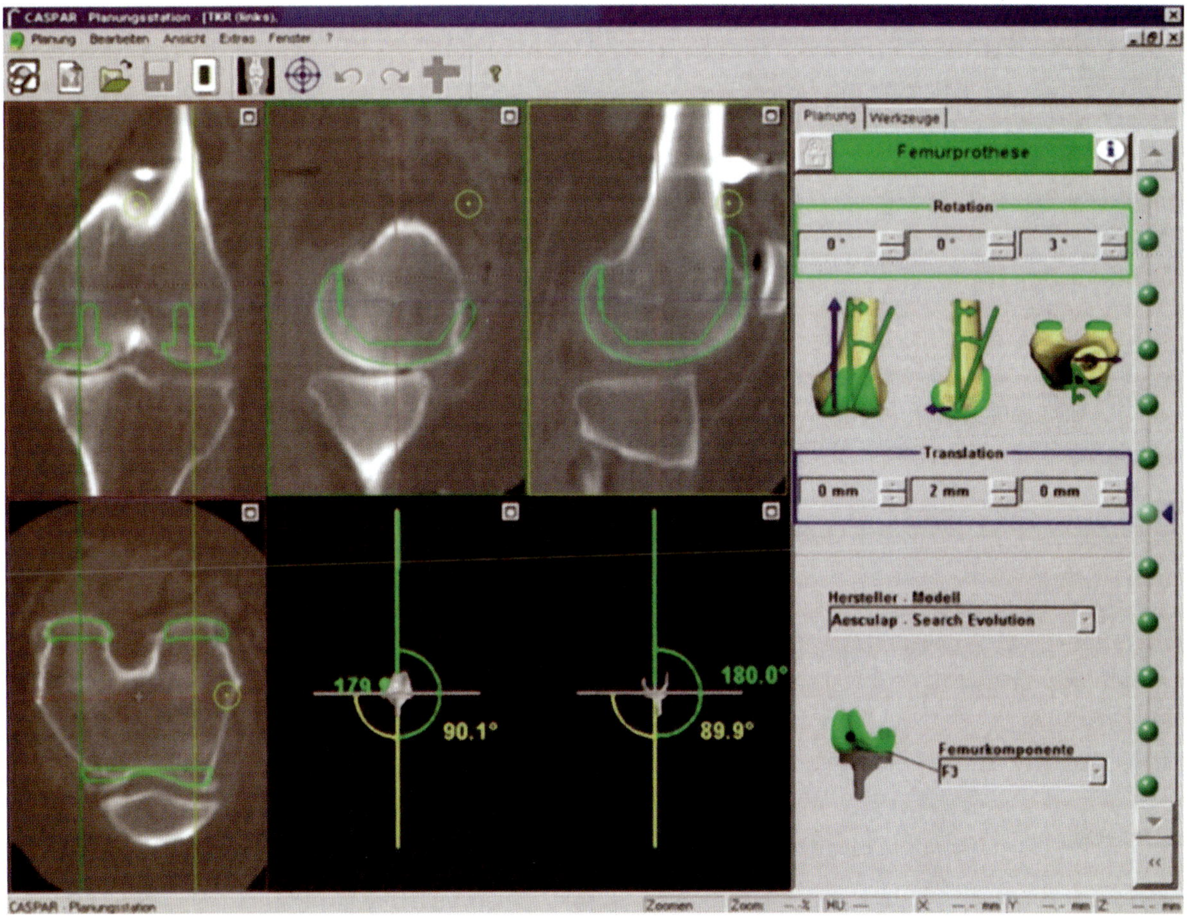

图 19.2

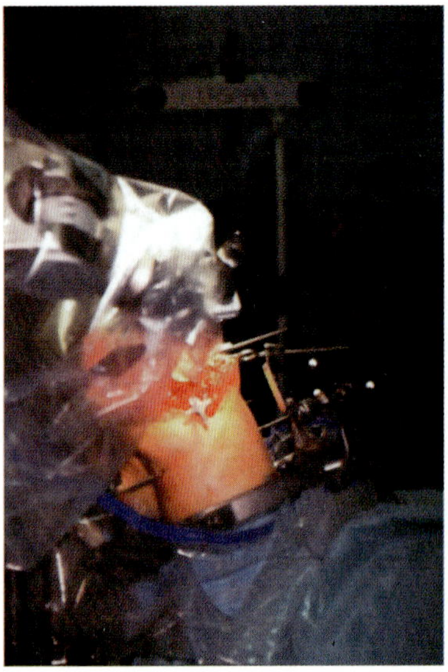
图 19.3

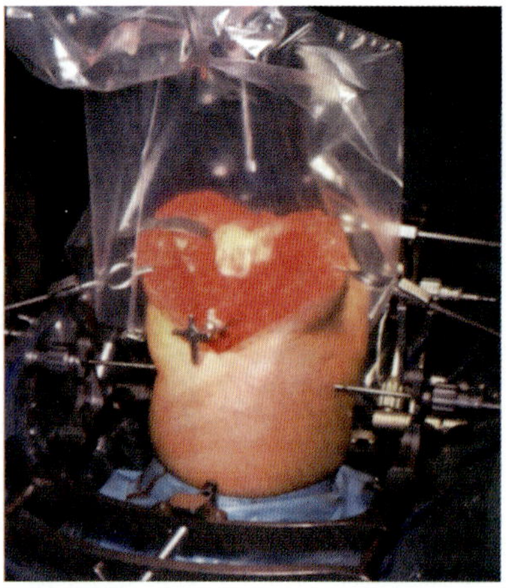
图 19.4

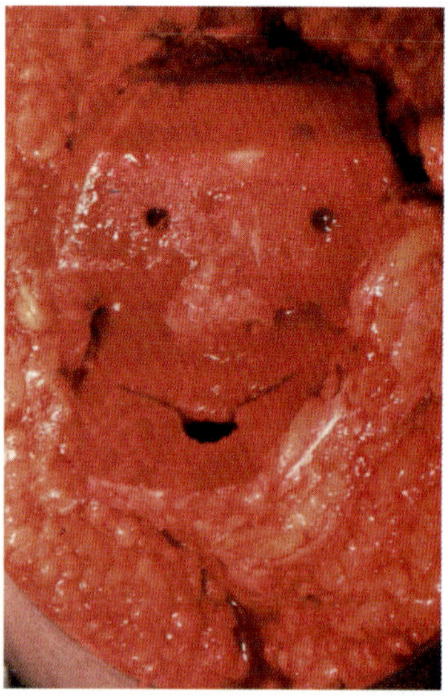
图 19.5